Generis

PUBLISHING

I0095965

Histoire de la Cardiologie au Cameroun

Prétexte pour un voyage au cœur d'une spécialité médicale

Dr JOSEPH PIERRE ABAH
Pr SAMUEL KINGUE

Title: **Histoire de la Cardiologie au Cameroun**

Prétexte pour un voyage au cœur d'une spécialité médicale

ISBN: 978-1-63902-841-2

Author: Dr JOSEPH PIERRE ABAH, Pr SAMUEL KINGUE

Cover image: https://pixabay.com/

Publisher: Generis Publishing
Online orders: www.generis-publishing.com
Contact email: info@generis-publishing.com

Dédicace

Nous dédions cet accomplissement à tous les pionniers de la cardiologie au Cameroun, tout en nourrissant l'espoir qu'ils acceptent notre humble marque de reconnaissance. Aux âmes de ceux qui nous ont précédés auprès des Ancêtres, les professeurs Walinjom Fombad Muna, Jean François Nguimbous, Pierre Ndobo et les docteurs Michel Menanga, Jean Jacques Pagbe, Emmanuel Lobe Ekande, Pierre Baombe et Rebecca Din Dziétaham: puisse l'Eternel vous accorder sa miséricorde et son salut afin qu'en paix, vous reposiez...

Remerciements

Nous tenons à remercier ceux que, après « pionniers » plus haut, nous appellons ici « phares », sans les lueurs desquels cet ouvrage n'aurait jamais vu le jour. En acceptant, aussi humblement et sans fioritures, de répondre favorablement à notre sollicitation et de témoigner, mesdames et messieurs, soyez honorés.

Notre égale reconnaissance va à l'adresse de ces grands esprits qui ont pris de leur temps pour lire attentivement notre manuscrit et nous faire leurs remarques pertinentes, nous avons nommé le docteur Ndjebet et mademoiselle Moluh Nadia.

Afin que nul n'en ignore, l'un des auteurs de cet ouvrage étant militaire, sa parution, aujourd'hui, n'a été possible que grâce à un accord du Haut-commandement. Monsieur le ministre délégué à la présidence, chargé de la défense: merci pour ce dynamisme intellectuel que vous ne cessez d'encourager au sein des forces de défense.

Il n'est pas courant que l'auteur d'un ouvrage s'autoremercie; mais, en rappelant qu'il s'agit d'un travail assoçiant un élève à son maître et, dans son initiation, il porte l'empreinte du maître qui a également usé de son entregent afin de vendre l'idée auprès des prestigieux acteurs de la première heure: monsieur le professeur Samuel Kingue, soyez remercié pour votre engagement de tous les instants.

Au très Haut, enfin, va notre plus grande reconnaissance. Grâce à Lui, nous avons toujours eu la santé et la force qui ont permis cet accomplissement.

Introduction

Une recherche dans le dictionnaire Larousse[1] nous a conduits à saisir la polysémie qui entoure le terme « histoire ». Renvoyant tantôt à une idée de mémoire, tantôt à une idée de socle, les deux se rapportant à la connaissance du passé de l'humanité et de l'évolution des sociétés humaines; elle peut aussi, dans un usage trivial, désigner une aventure que l'on raconte ou des propos mensongers.

Pour notre part, nous refusons de voir en l'histoire simplement une réalité passée, pétrifiée dans le silence grave qui enveloppe les lieux de mémoire ou une inscription figée sur du marbre et, encore moins, une exhibition d'une prouesse désuète ou inégalable. L'histoire, à notre entendement, est dynamique et généreuse. En s'offrant au présent et au futur comme principe fondateur des identités, comme inspiratrice et guide des choix de vie; pour les âmes de ses protagonistes, la mort devient une ouverture de portes donnant accès à la pérennité et à l'éternité. Par-là, notre rapport à l'histoire s'inscrit dans une perspective de bénéfice mutuel. Cette vision entre en droite ligne avec celle de *Ki Zerbo* qui pense que l'histoire est la résurrection du passé des hommes[2]. *Engelberg Mveng* ne dit pas le contraire lorsqu'il l'énonce en tant que discours de communication et de transmission de l'homme – africain – de ce qu'il a reçu à ses semblables[3].

On ne connaît bien une chose que si on en maîtrise l'histoire, énonce un apophtegme.

L'histoire de la cardiologie au Cameroun, dont le présent travail se veut une fresque, ne sera donc pas un voyage au cimetière des acteurs qui ont animé les premières heures de la spécialité; elle n'est ni une perquisition au musée des infrastructures et des équipements ni une consultation des archives de projets plus ou bien réalisés. Certes, nous n'allons pas rater l'occasion, une nouvelle fois, de consacrer à un devoir de mémoire envers les hommes d'exception qui ont élaboré les premiers plans de l'entreprise, et qui nous ont quitté, victime du temps qui passe, use, épuise avant d'anéantir: professeur *Pierre Ndobo*, docteur *Michel Menanga* et plus récemment, professeur *Wally Muna* et le docteur *Jean Jacques Pagbe:* dans votre repos éternel dans les douces prairies de

Njombé, Yaoundé, Nbengwi et Makak respectivement, messieurs, profonde et sincère est notre révérence.

L'histoire de la cardiologie, que nous allons relater, se présentera comme une revue de souvenirs, récits et chroniques, oraux ou écrits, collectée à la source; un retour aux racines d'une progéniture de plus en plus nombreuse et remuante, qui décide de marquer un arrêt pour réfléchir à son avenir à partir des enseignements tirés des succès et des infortunes enregistrés dans le passé.

A l'heure où les contemporanéités affichent sans vergogne leur révolte, leur arrogance et leur répugnance à l'égard des dispositifs préexistants qu'elles accusent d'être des codes d'astreinte qui musèlent les libertés et compromettent les destins, par les récits contenus dans cet ouvrage, nous voulons, nous, tournant le dos à pareille hérésie, ouvrir la porte, éclairer et viabiliser le pont qui nous lie à l'époque des pionniers. Notre projet, une historiographie illustrée pour l'essentiel, militante et lyrique par endroits, donne l'occasion au passé de nous parler de manière explicite. Son but ultime est de nous éviter de tomber dans le double piège dans lequel tombent ceux qui méprisent leur histoire: en répéter les erreurs ou se rendre coupables de plagiat.

Pour mieux cerner les contours de notre projet, nous avons structuré la tâche en trois grandes parties.

La première partie, intitulée « Cardiologie: le long voyage », va relater les grandes lignes du film des constructions sémantiques, épistémologiques et pratiques qui ont aidé à circonscrire et singulariser, au fil du temps et à travers les espaces, les activités de cette spécialité médicale. Il s'agit ici d'amener le sujet sur le développement de la cardiologie en Afrique et au Cameroun en l'intégrant comme la diffusion d'un mouvement planétaire, engagé pour endiguer les conséquences de la transition épidémiologique, la facture que l'humanité dut régler pour s'être investi pour un certain type de bonheur. En procédant à pareille réinstauration de la cardiologie en tant que œuvre humaine, nous ne manquons pas d'offrir quelques clichés de grands moments de triomphe, mais aussi de déception; de collaboration, d'encouragement et de congratulation, mais aussi de sarcasme et d'humiliation. Les exemples sont nombreux: dans leur rapport à la biologie, que les cliniciens n'ont-ils proféré comme injures contre

Pasteur en France, un « chimiste » qui, au 19ᵉ siècle, avait osé se mêler de la médecine; avant d'en faire aujourd'hui une des mascottes du savoir médical national? Comment oublier, dans la belle épopée de la cardiologie interventionnelle, que *Sauerbrush* se moqua outrageusement de la maladresse de *Sones*, pour applaudir longuement et porter en triomphe, cinq ans plus tard, *Grüntzig* qui, pourtant, venait de s'appuyer sur les travaux du moqué pour développer l'angioplastie coronaire? Dans l'inépuisable film qui raconte l'histoire de la médecine et de la cardiologie, il y eut ainsi autant de succès immédiats que de Prix Nobel attribués postérieurement pour se repentir.

La deuxième partie nous montre que c'est cette grouillante discipline qui vint, contenue dans les valises de la colonisation et de la médecine moderne, à la rencontre de l'Afrique. Animée par un courant d'évolutionnisme unilinéaire à penchant écologiste, et qui décrivait le continent noir comme un havre préservé des conséquences de la modernité, la cardiologie arriva avec en idée que les maladies cardiovasculaires graves qui faisaient de nombreuses victimes en Occident, comme les cardiopathies ischémiques ou encore les maladies veineuses thromboemboliques, y étaient inexistantes. Puis, chemin faisant, elle les décrivit comme des curiosités avant de se rendre à l'évidence que l'Afrique, en tant que partie intégrante du monde, en partageait pleinement les malheurs et les bonheurs. Venue par curiosité, la cardiologie trouva matière à s'occuper en sauvant, du mieux qu'elle put, les populations africaines des affres des maladies cardiovasculaires aussi réelles ici que partout ailleurs dans le monde.

Avec la séquence suivante de cette partie, enfin allons-nous arriver, à rebours, au prétexte qui nous a inspiré l'organisation de ce long pèlerinage à travers les itinéraires farouches de la cardiologie. L'histoire de la cardiologie au Cameroun va se lire comme un récit sur la germination et le développement d'une spécialité médicale au sein d'un système de santé lui-même naissant dans un jeune Etat engagé dans la mise en place des dispositifs de son autonomie. Au Cameroun, comment s'est construite la conscience des maladies cardiovasculaires? De quelle nature étaient les projets bâtis pour matérialiser cette conscience nationale et quels en ont été les animateurs? Quelles ont été les filières de formation aux métiers de la cardiologie? Quelle place les spécialistes de la cardiologie occupaient-ils dans la vie des hôpitaux? Telles sont quelques-unes des questions que nous soulevons ici.

Nous ne saurons nous détourner du devoir de coller des visages et des mots à ceux que nous avons nommé pionniers. A cet effet, des légendes, présentations et sages paroles consignées dans d'attrayants encadrés, essaiment des pages de l'ouvrage. Ici, les descriptions et les jugements, faits *a posteriori* par les premiers ouvriers de la cardiologie au Cameroun, sont retranscrits fidèlement, tels qu'ils nous les ont confiés. Les unes et les autres portent naturellement sur le chemin parcouru, évoquant entre autres les projets et les réalisations (personnels et collectifs), les écueils, les joies et les peines, les satisfactions, les déceptions et les attentes. Ces fragments, conçus autour de l'écoute et de l'observation, ont été un grand moment de partage d'affects et d'émotions qu'il nous est impossible de décrire avec des mots. Mais, même sans avoir eu la chance de vivre *de visu* leur enregistrement, certains passages, très émouvants, ne pourraient manquer de provoquer le rire, d'autres des pleurs; mais après avoir ainsi animé vos visages d'une manière ou d'une autre, nous vous exhortons à continuer le processus cognitif en suscitant des méditations sur ce que ces expériences exploratoires peuvent apporter à la vie présente et future de la corporation!

Pour donner l'exemple, c'est justement par une conclusion de ce travail de contemplation que nous refermerons l'ouvrage.

Première partie

Cardiologie: le long voyage

Veinards et chanceux, beaucoup plus que malins, ainsi eût-il été juste de qualifier William Harvey et Claude Bernard qui, au bénéfice de leur naissance après l'époque du théocentrisme conservateur, avaient échappé à la sentence du bûcher à laquelle l'un et l'autre eussent eu droit en osant, le premier (1578-1657), disséquer des corps humains pour élaborer les bases de la description de la physiologie de la circulation sanguine et le second (1813-1878), indiquer que malgré les belles poésies brodées autour de lui, le cœur n'était rien en dehors d'une pompe.

En effet, si le cœur d'El Pindal[4] n'est probablement qu'une représentation sur une peinture rupestre de l'endroit idéal où planter la lance pour tuer le mammouth, l'homme de la préhistoire n'ayant certainement pas eu de préoccupations autres que sa nutrition, la « conscience » du cœur apparut peu à peu ensuite; la plupart des civilisations qui suivirent firent diversement de l'organe: l'habitat de l'âme, la source de l'intelligence, de la mémoire et des émotions. On dit alors des personnes courageuses, besogneuses, vertueuses ou amoureuses qu'elles avaient du cœur; puis on opposa les expressions « avoir bon cœur » et « avoir mauvais cœur » pour discriminer entre les conduites honorables et la méchanceté.

C'est donc à partir de telles positions audacieuses que la dimension symbolique du cœur en tant qu'organe mythique et sacré commença à prendre des rides. Le discours sur la naissance de la cardiologie en tant que spécialité, c'est-à-dire corps de connaissances − théoriques et pratiques - de la médecine, pour être mieux saisi, nécessiterait donc qu'on rappelle les évènements préliminaires qui y ont conduit. En effet, comme s'est interrogé Thomas Carlyle: qu'est le savoir sinon une description analytique des expériences, elles-mêmes produits de l'histoire[5]?

A l'aurore de la cardiologie (ou le cœur avant la cardiologie)

A chaque grande période de l'histoire son cœur: ainsi pourrions-nous formuler d'emblée notre sentence en suivant l'évolution des perceptions sur cet organe. Cette évolution, elle-même, ne fut qu'un miroir des courants de pensées qui ont dominé chacune des époques.

Après que le cœur n'eut probablement représenté, pendant la Préhistoire (de l'apparition de l'Homme jusqu'à -3300), qu'une cible idéale que devait atteindre le bon chasseur pour tuer une proie, l'Antiquité (-3000 – J.C – 476), le Moyen-Age (476 - 1453) et la Renaissance (1453 - 1600) en offrent une grande diversité d'interprétations.

Le cœur dans la médecine égyptienne (-3300 à -332 avant J.C)[6]

Les sources écrites qui traitent de la médecine égyptienne antique (papyrus médicaux) sont très explicites au sujet du cœur et des vaisseaux. Le papyrus d'*Ebers* renferme le plus ancien traité d'anatomie et de physiologie cardiaque connu puisqu'il date de -1550. On y retrouve notamment un chapitre sur le « *Secret de la marche du cœur* »; un autre sur l'« *Anatomie des vaisseaux ou "metou"* » et un autre sur les « *maladies cardiovasculaires et leurs traitements* ». Le papyrus de *Smith*, remarquable traité de traumatologie, s'attache à souligner l'importance de l'examen cardiovasculaire du traumatisé « *dans le but de connaître ce qui se passe en lui* ». La *titulature d'Horus Qâ* et le *livre de mort d'Ani* donne des illustrations assez précises sur l'anatomie du cœur, montrant singulièrement le départ de 8 vaisseaux qui pourraient bien être l'aorte, l'artère pulmonaire, les 2 veines-caves et les 4 veines pulmonaires (*titulature d'Horus Qâ*). Le schéma corporel que donne les papyrus médicaux distinguent un contenant, le corps-*shet* ou enveloppe charnelle à préserver, après la mort, par la momification et un contenu intégrant les différentes conceptions du cœur:

- Le cœur-*haty* ou cœur anatomique, était le centre de commandement de l'organisme, en charge de la réception et de la redistribution des fluides du corps.

- Le cœur-*ib* ou intérieur-*ib*, regroupait l'ensemble de toutes les autres structures vitales inter-communiquant avec le cœur-*haty* grâce aux fluides et aux souffles véhiculés par les *metou*.
- Le cœur spirituel ou esprit-*ib* correspondait au centre de la pensée, de l'intelligence et de la mémoire. L'esprit-*ib* assurait le recueil des informations des organes sensoriels et étaient rendus responsables des bonnes ou mauvaises actions de l'homme, après la mort de ce dernier. C'est donc lui qui passait au jugement du Dieu *Osiris*.

Toujours pour souligner l'importance dont l'Egypte antique revêtit le cœur, signalons qu'il fut le seul organe interne laissé en place par les embaumeurs.

Le cœur dans la médecine mésopotamienne (-4000 à -600 avant J.C)[7]

Nos sources sont des documents des grandes bibliothèques assyriennes et babyloniennes. Quasiment contemporaine de l'Egypte ancienne, on a retrouvé juste un petit passage dans le « *concept physiologique* » mésopotamien. Celui-ci décrit le cœur comme l'organe du caractère et le centre de l'intelligence, de la mémoire et de la pensée intime. Plus valorisé, le foie y est fait siège de la vie et source des émotions sensibles. Cette pauvreté de la connaissance sur les organes internes dans ces territoires étendus entre le Tigre et l'Euphrate s'explique par le dédain et la peur que ces peuples eurent pour les cadavres même des animaux. La pratique des dissections n'était donc pas une activité concevable.

Le cœur et la médecine gréco-romaine[8]

La médecine, dans la civilisation romaine (146 – J.C – 476), est une perpétuation et une amélioration des idées et des pratiques médicales qui ont eu cours avant, dans la civilisation grecque (-1000 à -146 avant J.C) qui, elle-même, s'est largement abreuvée sur celles de sa devancière et victime, la civilisation égyptienne.

Dans l'Antiquité grecque, la médecine divinatoire, mythique et mystique occupe l'essentiel de l'espace des connaissances médicales jusqu'aux retours des « voyageurs grecques » d'Egypte. Elle est une construction d'*Asclépios* (fils adultérin du dieu *Apollon* et de la mortelle

Coronis) fait dieu de la médecine par *Zeus*, et de sa descendance (*Hygié, Panacée, Machaon et Podalire*). Longtemps avant la conquête de l'empire égyptien par *Alexandre le Grand* (roi de la Grèce), de nombreux savants grecs comme *Thalès de Millet* (625-547 avant J.C), *Pythagore* (570-480 avant J.C) ou *Hippocrate* (460-377 avant J.C) vont faire des voyages d'étude en Egypte. Leur retour marque l'essor du courant idéologique dit des savants philosophes. Dans le domaine médical, on enregistre une mutation majeure qui dérobe à la surnature la paternité des maladies; ces dernières trouvant alors leur explication sans faire appel ni à la magie ni à la religion. Cette vision de la maladie comme ayant une cause définie va conduire à la conception de la théorie des quatre humeurs, une modélisation générale du corps humain permettant de construire des thérapies.

On peut lire dans le tome 1 du traité hippocratique « *De la nature de l'homme* »: « *Le corps de l'homme renferme du sang, du flegme, de la bile jaune et de la bile noire. Voilà ce qui constitue la nature du corps; voilà ce qui est cause de la maladie et de la santé. Dans ces conditions, il y a santé parfaite quand ces humeurs sont dans une juste proportion entre elles, tant du point de vue de la qualité et de la quantité, et quand leur mélange est parfait. Il y a maladie, en revanche, quand l'une de ces humeurs, en trop petite ou en trop grande quantité, s'isole dans le corps au lieu de rester mêlée à toutes les autres. Car, nécessairement, quand l'une de ces humeurs s'isole et se tient à part soit, non seulement l'endroit qu'elle a quitté devient malade, mais aussi où elle va se fixer et s'amasser, par suite d'un engorgement excessif, provoque souffrance et douleur.* »

Mais à cette époque, *Aristote* (-384 à -322) apparaît comme l'un de ceux qui ont accordé au cœur une place centrale dans le corps humain (cardiocentrisme aristotélicien). En effet, il décrit l'organe comme la source de la chaleur vitale, issue de la production du sang à partir des « coctions » (aliments). Cette posture aristotélicienne, décrite comme empirique par opposition à la posture platonicienne dite dogmatique, trouve son origine dans une nouvelle orientation que ce savant a donné au savoir philosophique, inspiré des théories hippocratiques qui le conduisirent à développer la culture des dissections animales. Par-là, il s'est engagé à corriger la principale faiblesse de cette époque qui résidait dans ses graves insuffisances en anatomie. Ce paradigme empirique trouvera son aboutissement avec l'inauguration de l'école d'Alexandrie, une initiative conjointe d'*Hérophile* (-325 à -280) et d'*Erasistrate* (-300 à -240). Cet évènement marque le renforcement de l'anatomie et de la physiologie sur la scène médicale grecque.

Puis vint l'empire romain, né des cendres de la Grèce morte de la même épée qu'elle utilisa pour tuer l'Egypte pharaonique. Dans la nouvelle civilisation dominante, la pensée médicale parcourut trois périodes successives: la période de la médecine divinatoire, celle de la médecine des sectes et celle de la médecine galénique.

La médecine divinatoire est advenue à Rome à l'occasion d'une épidémie de peste qui aurait été jugulée, selon le récit d'une équipe de médecins envoyée en expédition à *Athènes*, grâce au secours d'*Asclépios*. Après que les mesures qu'ils rapportèrent et firent appliquer eurent été couronnées de succès, ils attribuèrent cette efficacité à un serpent qu'ils affirmèrent avoir vu sortir de la statue du dieu de la médecine logée dans le temple d'Epidaure.

La médecine des sectes est introduite par des médecins de l'école d'*Alexandrie* qui vont s'installer à Rome après l'annexion de la Grèce en -146. Aux débats théoriques entre empiristes et dogmatiques, ils vont ajouter d'autres entre les sectes (ou écoles) méthodiste, pneumatique, éclectique et celle dite du courant de pensée anonyme.

La médecine galénique: *Claude Galien* (131-201 après J.C) est considéré, avec *Hippocrate*, comme le plus grand médecin de l'Antiquité. Ce médecin des gladiateurs (+157), puis du palais royal romain sous l'empereur *Marc Aurèle* (+169), s'appuie sur les concepts d'*Hippocrate* pour bâtir sa réflexion. Il admet notamment la théorie des quatre humeurs qu'il enrichit cependant en privilégiant l'observation et les expérimentations tirées de la dissection des animaux. C'est cela même qui le conduit à intégrer dans le raisonnement médical les notions d'organes et de fonctions organiques. Par-là, il a effectué un ajout conceptuel sur la maladie en en faisant non plus uniquement un désordre général dû au déséquilibre des humeurs (théorie des humeurs), mais aussi, dans certains cas, un désordre dans un organe ou une fonction organique. En outre, il élargit la théorie des humeurs en lui enjoignant des tempéraments correspondant à l'influence de chaque humeur. Ainsi a-t-il défini le « sanguin » bon vivant et jovial, le « bilieux » anxieux et colérique, l'« atrabilaire » mélancolique et triste et le « flegmatique » lent et apathique. Il retient l'héritage de *Platon* et d'*Aristote* sur le concept des pneumas reposant sur l'idée de circulation de fluides vitaux.

En ce qui concerne le cœur, *Galien* en fit le point de départ des artères, le centre des pulsations et le siège du pneuma zootique ou esprit vital et, distinguant les artères (provenant du cœur) des veines (provenant du foie), il estima que les artères aspiraient l'air et les veines le sang. Sur l'anatomie de cet organe, il décrit des communications entre les oreillettes et entre les ventricules

Le cœur et la médecine médiévale (476-1453)[9]

Le déclin de l'empire romain et la désintégration généralisée des structures sociales occidentales qu'il a entraînée n'ont pas épargné la médecine. L'atomisation de l'empire a conduit à un morcellement de l'autorité politique autour de micro-états, à une récurrence des contestations de la notion même de l'état, à un cloisonnement de la société entre une noblesse possesseure de tous les biens et de tous les droits et une paysannerie esclavagisée, et au retour à un système de pensée théocentré. Entre guerres, famines et épidémies, l'Europe replonge dans ce que furent les premières années de son Antiquité.

La récurrence des invasions barbares s'est accompagnée d'une destruction et d'un pillage des outils du savoir; le nombre qui put en être sauvés se retrouva entre les mains des religieux, retranscrit par les moines copistes. Pour l'essentiel, on assista donc à une migration de l'ensemble des acquis de la civilisation vers le monde oriental; les traditions médicales helléniques et romaines y continuèrent alors leur développement et leur perfectionnement. C'est plus tard, à l'époque des Croisades (1095-1241), que les européens eurent à nouveau l'opportunité de redécouvrir leurs textes antiques analysés dans le détail et enrichis par les savants arabes.

Après l'incendie qui détruisit la grande bibliothèque d'*Alexandrie* en 529, *Constantinople* lui ravit la vedette comme centre de l'animation intellectuelle et culturelle du monde. Les médecins byzantins, puis arabes procédèrent donc à une traduction quasi-littérale des textes des auteurs gréco-romains (*Aristote, Hippocrate* et *Galien*). Leurs activités consistèrent surtout en une réflexion théorique sur ces textes et en la diffusion des connaissances. *Avicenne* (980-1037) et *Averroès* (1126-1198) se présentent comme les plus illustres parmi ces savants. A côté du renforcement du rôle de l'hygiène et de la prévention, du développement de l'hôpital; en plus des progrès enregistrés en ophtalmologie: on eut aussi une description remarquable de la circulation pulmonaire par *Ibn an-Nafis*. Il énonça, par exemple: « *quand le sang a été raffiné dans le ventricule droit, il lui faut passer dans le ventricule gauche où se forment les esprits vitaux. A ce niveau la substance du cœur est particulièrement solide et contrairement à ce qu'a cru Galien, il n'existe ni passage visible ni passage invisible pouvant permettre le transit du sang. Donc ce sang, après avoir été raffiné, doit nécessairement passer dans la veine artérieuse, aller ainsi jusqu'au poumon, se répandre dans sa substance et s'y mélanger avec l'air pour que sa portion la plus subtile soit purifiée et puisse passée dans l'artère veineuse pour arriver dans la cavité gauche du cœur, devenu apte à former les esprits vitaux.* »

Le cœur de la Renaissance au monde moderne[10]

Avec la chute de *Constantinople* (1453), Rome, entendue comme le monde occidental, retrouve son héritage antique: c'est la Renaissance (1453-1600), traduite comme un grand réveil culturel, intellectuel et scientifique de l'Europe occidentale après sa longue nuit dans la barbarie. Les masses investissent les positions monopolistiques de l'Eglise sur la connaissance et l'enseignement. La création des universités et leur laïcisation progressive permettent la diffusion des savoirs antiques, gréco-romains, redécouverts à l'occasion des contacts souvent sanglants avec le monde arabe.

A côté de l'impression de la bible par *Gutenberg* (1454), de l'audace punie de *Copernic* (1473), de la hâblerie de *Christophe Colomb* (1492), de la peinture de la *Joconde* (1503) ou encore de la *Réforme* luthérienne (1517): la pensée médicale s'affiche par une généralisation des regards critiques sur les savoirs médicaux d'alors. Sans être exhaustif, ainsi vont passer à la trappe: la préhension divinatoire de la maladie par l'Eglise (refus d'une intervention de la surnature), les textes de *Galien* sur l'anatomie et la physiologie (dissection des corps de criminels par *André Vésale*), la théorie des humeurs (*Paracelse*) ou encore la cautérisation des plaies au fer rouge (*Ambroise Paré*). Il se crée un nouveau rapport au corps que l'homme eut désormais le devoir de soigner, d'entretenir, de procurer du bonheur afin de favoriser les travaux de l'esprit.

Le cœur va bénéficier de la dépénalisation des dissections humaines.

Profitant de cette situation, *William Harvey*, au bout d'une quarantaine de dissection complète (y compris les corps de son père, de sa sœur et de nombreux amis), va exposer dans son livre « *De Motu Cordis* »[11] une démonstration détaillée de la circulation sanguine générale dans le corps humain. Il confirme l'existence d'une circulation pulmonaire antérieurement décrite par *Ibn an-Nafis*, la correspondance entre la systole et l'éjection du sang (hypothèse émise par *Jean Fernel*); il fournit les détails hémodynamiques sur la « révolution cardiaque », décrivant le cœur comme une « pompe aspirante et refoulante », mais il échoue à identifier des « anastomoses » entre les artères et les veines.

Cette déficience va être corrigée par *Marcello Malpighi* (1661) qui, aidé par la découverte du microscope par *Van Leeuwenhoek* (1632-1723), décrit lesdites « anastomoses » sous le nom de capillaires.

Les caractéristiques anatomiques et physiologiques du cœur et des vaisseaux sont donc bien établies depuis cette époque. Mais on peut s'étonner que ces avancées notables des connaissances en Anatomie et en Physiologie aient été, ainsi qu'on l'a constaté, curieusement associées à une stagnation de la prise en charge des maladies. C'est cela que décrit *Molière* dans « *Le malade imaginaire – 1673* »[12]: « *Les médecins savent parler beau latin, savent nommer en grec toutes les maladies, les définir, les diviser, mais pour ce qui est de guérir, c'est ce qu'ils ne savent point du tout.* »

Les clystères, les lancettes, les ventouses et les sangsues restaient toujours de mise pour administrer des lavements, les saignées et les aspirations du sang respectivement. Lisez ce qu'en dit Boileau dans une lettre qu'il adressa à Racine en 1687: « *Depuis ma dernière lettre, j'ai été saigné, purgé... et il ne manque plus aucune des formalités nécessaires pour perdre des eaux. La médecine que j'ai prise aujourd'hui m'a fait à ce qu'on dit tout le bien du monde, car elle m'a fait tomber quatre à cinq fois en faiblesse et m'a mis dans un tel état qu'à peine je puis me soutenir.* »

Naissance de la cardiologie

Les premiers jalons qui vont être décisifs pour la naissance de la cardiologie, en tant que préoccupation spécifique sur le cœur, les vaisseaux et leurs pathologies, sont mis en place dans la première moitié du 18ᵉ siècle; une période qui voit l'émergence du paradigme anatomo-clinique. Partant d'un postulat qui voulait que la maladie ait une localisation anatomique qui se traduisait par une présentation clinique singulière, des acteurs comme *Giovanni Batista Morgagni* (1682-1771) ou *Raymond Vieussens* (1641-1715) associèrent le renforcement et la systématisation de l'observation et de la surveillance des malades hospitalisés et la dissection des corps de ceux qui mouraient. Ce courant intellectuel se fit gloire de savoir saisir directement *intra vitam* l'altération organique en cause dans la pathologie qui affectait le malade à partir des symptômes et des signes cliniques perçus au moyen de la percussion et de l'auscultation médiate. C'est de cette manière que *Théophile Laennec* (1781-1826) a pu codifier une sémiologie cardio-pathologique inédite.

Le paradigme anatomo-clinique connaîtra son apogée au début du 19ᵉ siècle.

L'autre jalon a été le début de la classification des maladies cardiovasculaires. Les premières explications sont venues de deux physiologistes d'Oxford: *Thomas Willis* (1622-1675) et *Richard Lower* (1631-1691). Les deux se sont appuyés sur la description de la circulation sanguine de *William Harvey*. Considérant le cœur comme un simple muscle se contractant sous l'effet d'un processus d'explosions en chaîne se déroulant dans ses propres fibres, le premier fait dépendre les maladies de l'organe des variations de l'effervescence du sang et de l'afflux des esprits animaux; aussi les variations du pouls constituent-elles, pour lui, le signe principal des maladies du cœur. Causées donc par un vice affectant le sang et les esprits animaux, c'est en rétablissant la composition chimique normale de ces deux fluides grâce à l'action des cordiaux et des alexitères qu'on arriverait à les soigner. Contredisant ouvertement *Willis*, *Richard Lower*, lui, lie l'origine des maladies cardiaques à l'afflux tumultueux du sang dans les cavités cardiaques (en cas de passions de l'âme) ou la déviation du cours naturel de son trajet nuisant aux battements cardiaques (cas de l'apoplexie).

Lancisi (Italie), *Raymond Vieussens* et *Jean-Baptiste Sénac* (France) ont signé l'œuvre fondatrice de la cardiologie: « *Traité de la structure du cœur, de son action et de ses maladies* » parut en 1749[13].

Giovanni Maria Lancisi (1654-1720) a travaillé sur les anévrismes artériels et cardiaques et *Raymond Vieussens* identifié l'insuffisance aortique et l'insuffisance mitrale (1715); *Nicolas Rougnon de Magny* et *Heberden* décrivent la sémiologie de l'angine de poitrine; *Laennec* invente son stéthoscope tandis que *Sénac* et *Bellini* s'opposent sur la fonctionnalité des vaisseaux, le premier contestant la conception passive qui en fait des « tuyaux inertes »: se passant dans le cadre de la médecine interne, tant de remarquables développements et d'autres contribuèrent à la préparation du terreau qui permit l'éclosion de la spécialité au cours du 19ᵉ siècle; et *Christopher Laurence* d'utiliser alors le terme « Cardiologie » en 1847.

Nul ne peut dire avec exactitude quand eut lieu la reconnaissance de la cardiologie en tant que spécialité médicale. Les historiens de la médecine ont utilisé un certain nombre de critères pour identifier l'émergence de la cardiologie:

- les dates de parution des premières revues spécifiquement consacrées au cœur et aux vaisseaux;
- le nombre et les thèmes abordés par les articles dévolus à la cardiologie;
- les dates de fondation des premières sociétés savantes et de tenues des premiers congrès nationaux et internationaux consacrés à la cardiologie;
- les dates de l'introduction des enseignements spécialisés sur la cardiologie dans les facultés de médecine;
- les dates marquant la création des premières unités hospitalières publiques ou privées dédiées à la cardiologie et à la chirurgie cardiaque.

Bruce Fye, un de ces historiens, a situé la naissance de la spécialité dans les années 1920, correspondant au moment où des médecins surent interpréter couramment l'électrocardiogramme. *Michel Bertrand* et

Christian Regnier, pour leur part, distingue cinq temps principaux (parfois chevauchant) ayant marqué l'émergence de la cardiologie[14]:

- 1890 – 1910: le temps des pionniers qui s'acharnèrent à écrire et enseigner préférentiellement des thèmes traitant de la cardiologie. *Louis Gallavardin* en France, *Karel Wenckebach* en Hollande, *Arthur Weber* en Allemagne, *Alfred Cohn* aux Etats-Unis ou encore *Filiberto Mariani* en Italie: ils furent ainsi un certain nombre d'ouvriers de cette cause, de nationalités diverses, mais presque tous citoyens occidentaux.
- 1908 – 1938: le temps de la publication des premières revues scientifiques en cardiologie en France (*Archives des maladies du cœur des vaisseaux et du sang* piloté par *Henri Vaquez*), aux Royaumes Unis (*Heart: A Journal for the study of the Circulation et le British Heart Journal*), en Autruche, en Allemagne, l'Italie et l'Espagne.
- 1915 – 1937: le temps de la fondation des premières sociétés savantes dédiées à la cardiologie aux Etats-Unis (deux), aux Royaumes Unis (deux), en Allemagne (une), en Tchécoslovaquie (une), en Italie (une), aux Pays-Bas (une), au Mexique (une), en Belgique (une), au Japon (une), en France (une) et en Argentine (une).
- 1919 – 1930: le temps de la création des premières unités spécialisées dans les hôpitaux et les universités.
- 1944 – 1950: le temps des congrès internationaux en Amérique du nord et du Sud (1943), et en Europe (1949). L'*International Society of Cardiology* (ISC) fut créée en 1946 et organisa son premier congrès à Paris en 1950.

A la fin de la première Guerre Mondiale, on assiste, d'une part, à une migration du centre de la recherche, des investigations et des inventions en cardiologie de l'Europe vers l'Amérique du Nord et, d'autre part, à un accroissement de l'influence anglo-saxonne sur la médecine en général. Celle-ci s'est notamment manifestée lorsqu'il fallut que la communauté scientifique établisse une nouvelle nomenclature des électrodes (l'ancienne était en allemand).

Très vite, après être parvenue à tirer parti des avancées de la recherche fondamentale et appliquée au cours des trois premières décennies du 20e siècle, réussissant ainsi à peaufiner les connaissances sur le normal et le pathologique, la cardiologie s'affirma de plus en plus comme la sous-spécialité de la médecine interne la plus robuste et dynamique. Elle dut cette ascension, d'une part aux bouleversements épidémiologiques qu'induisirent les victoires enregistrées lorsque la médecine apprit à mieux prendre en charge les grandes épidémies (transition épidémiologique) et, d'autre part, aux évolutions dans le domaine des investigations, de la pharmacologie, de la chirurgie cardiaque, de la cardiologie interventionnelle et de l'engagement systématique sur les chantiers de la médecine basée sur les évidences.

Transition épidémiologique

Mis en exergue par les savants de l'Egypte pharaonique, puis repris par leurs collègues gréco-romains antiques – donc *Aristote, Hippocrate* et *Galien* -, le rôle de l'hygiène publique dans le discours médical d'alors trouva son application dans la mise en place des mesures de salubrité collective (alimentation en eau par système de viaduc, construction des fontaines publiques, évacuation des eaux usées loin des habitations, etc.) et l'érection des lieux spécifiques pour la prise en charge des victimes des épidémies (lazarets, quarantaines).

Les fruits de cette heureuse et efficace entreprise étaient encore au stade des fleurs lorsque tomba la longue nuit médiévale qui ramena l'Europe aux premières heures de son Antiquité. La maladie? Un châtiment divin pour sanctionner une faute ou une possession par un démon; le malade? Une personne que la souffrance aide à remettre sur la voie d'accès au salut ou dont elle évalue la force de la foi en Dieu; la médecine rationnelle? Un blasphème s'opposant à la volonté de Dieu: ils ont été nombreux de tels éléments du discours théocentrique du christianisme triomphant, œcuménique et totalitaire, qui ont permis la résurgence des grandes épidémies de peste, de variole, de syphilis, de tuberculose ou encore de choléra. La maladie était de survenue brutale, frappant de manière collective une population jeune (espérance de vie de 28 ans jusqu'en 1720), sous les yeux ahuris et les mains impuissantes d'un corps médical enchaîné à cette conception divinatoire et démoniaque de la maladie. A cet âge, l'occurrence des maladies chroniques était quasi-nulle.

A la Renaissance, le monde occidental renoue avec sa civilisation perdue au décours d'une revanche victorieuse sur le monde arabe. La Réforme remodèle le discours sur la santé, le bonheur et le rapport de l'individu à son corps et à son environnement physique. Elle accorde une juste place à l'entretien du corps et du milieu de vie, en faisant un préalable pour une activité vertueuse de l'âme (« *men sana in corpore sano.* »). Le protestantisme procède à une sanctification des soins au corps, de la médecine et des mesures préventives.

La médecine profite de ce changement de paradigme pour s'investir dans une activité de rationalisation de ses pratiques. Le courant hygiéniste (re)naît à la fin du 18ᵉ siècle et se développe de plus en plus au 19ᵉ siècle. Les hygiénistes sensibilisent et aident les gouvernements à prendre conscience de l'importance d'avoir des sujets sains. Ces derniers incorporent dans leurs cahiers des tâches, des politiques sanitaires élaborées visant la lutte contre les fléaux sociaux (alcoolisme, tuberculose, syphilis, insalubrité de l'environnement des habitats et autres épidémies diverses). Avec l'aménagement à grande échelle des habitats, les campagnes de vaccination ou encore la découverte des antibiotiques (pénicilline par *Fleming* en 1928, sulfamidés en 1935), les bons fruits de cette conjonction des efforts se traduisent, à partir des années 1950, par une modification marquante du visage des maladies en Europe et aux Etats-Unis: à la place des maladies infectieuses alors en net recul, vaincues par l'efficacité des mesures de lutte contre les « fléaux sociaux », on observe une émergence des affections chroniques au rang desquelles les maladies cardiovasculaires. Vivant plus vieux et, en récompense de la révolution industrielle, fournissant de moins en moins d'efforts physiques pour assurer son quotidien en même temps qu'il avait à disposition un menu riche, varié et abondant, le citoyen occidental s'est retrouvé « pris au piège » d'une transition en réalité triple: civilisationnelle, démographique et épidémiologique.

La cardiologie naissante au sein de la médecine interne bénéficia ainsi de la sollicitation des médecins par une fraction de plus en plus importante de la population victime des maladies cardiovasculaires.

Evolution de l'arsenal diagnostique en cardiologie

L'approche anatomo-clinique, fondée sur une mise en corrélation de l'examen physique avec les observations anatomiques et physiologiques, eut un très grand impact au début de la modernisation de la médecine à la Renaissance. Puis, pour coller aux évolutions idéologiques de son temps, la profession dut s'aligner aux thèses du positivisme développées par Auguste Comte au 19e siècle[15]. Celles-ci lui commandaient de soumettre l'ensemble de ses pratiques à l'expérimentation. Ce passage de la médecine, du statut de l'art à celui de la science, ne se fit pas sans heurts et l'on ne doit la paix qui noua ce conflit qu'au développement des instruments d'investigation qui convainquirent tout le monde tant ils améliorèrent la précision, la fiabilité, la reproductibilité et la commodité des gestes médicaux. Mieux évalués, les paramètres cliniques, anatomiques et biologiques purent plus facilement rentrer dans le moule des sciences expérimentales. La rationalisation des nosologies ainsi renforcée, la médecine put alors avoir droit aux honneurs et au prestige que procurait le statut de discipline scientifique.

Il est plutôt plaisant et surtout instructif de redécouvrir les circonstances qui ont entourées l'invention de certains de ces outils parmi les plus marquants.

Le stéthoscope

Dix-huit cent-seize, on est à l'« Hospice de charité des paroissiens » à Paris (actuel Hôpital Necker de Paris). *René-Théophile Laennec*, un médecin de l'établissement est confronté à une situation clinique difficile: il vient de recevoir en consultation une jeune fille obèse souffrant assurément d'une maladie du cœur. Non seulement la palpation et la percussion, les 2 seules modalités d'investigation en vigueur à l'époque, ne lui eussent pas fourni des renseignements fiables; mais aussi, il eût été même malvenu pour un médecin, en ces débuts du 18e siècle, de déshabiller une patiente de cet âge, et de « triturer » cette partie de son corps – les seins -. Par nature méthodique et intransigeant, cette préoccupation clinique ne tarde pas à se transformer en une obsession hantant en permanence son esprit.

Pendant qu'il se creusait les méninges, le regard scrutant le faux vide dessiné par une connaissance qui se dérobe, l'inspiration lui vint alors en observant un phénomène acoustique qu'exploitaient les enfants dans un jeu: tandis que l'un appliquait une oreille à l'extrémité d'une poutre, l'autre la grattait avec une épingle à l'autre bout; l'oreille percevait alors distinctement un son particulièrement amplifié. Aussitôt, *Laennec* courut auprès de la patiente et, à l'aide d'un cornet qu'il confectionna avec quelques pages de cahiers et qu'il posa sur sa poitrine, il entendit plus distinctement ses battements cardiaques.

Il nomma son instrument « pectoriloque ».

Le principe étant trouvé, il ne resta plus à l'inventeur qu'à améliorer le procédé et, en 1818, à la place du cornet de papier, il présente un instrument en bois démontable qu'il nomme *stéthoscope*. Désormais, il passa ses journées au chevet de ses patients, armé de son stéthoscope. Comme on fut alors à l'ère de l'anatomo-clinique régnante, il attendait « *le moment où le patient décédait pour aller en salle d'autopsie et noter tous les signes que l'on pouvait observer sur les organes du malade* ». Pour chaque patient décédé, le Dr *Laennec* travailla à relier les sons entendus aux constatations de l'autopsie. Ainsi, fit-il, en quelque sorte parler le cœur et les poumons des malades.

Un adaptateur en ivoire du côté auriculaire et un tube flexible (*Pierre Piorry*, 1830), le stéthoscope biauriculaire avec des tiges métalliques (1952) et bien d'autres modèles furent développés avant la création du Dr *David Littmann* en 1961, un modèle avec double pavillon réversible qui reste encore à l'usage contemporain.

Ce fut le début de la médecine moderne.

Grâce à son stéthoscope (figure 1), *Laennec* révolutionne le diagnostic des maladies cardiaques et pulmonaires. Son énorme travail de modélisation de l'ensemble des pathologies du cœur et des poumons est couronné par un manuel de l'auscultation d'un millier de pages réparties en deux tomes: « *De l'auscultation médiate ou traité du diagnostic des maladies des poumons ou du cœur fondé principalement sur ce nouveau moyen d'exploration*[16]. » Se trouve-t-il de clinicien qui ne se soit émerveillé devant, par exemple, la musicalité et la poésie stéthacoustiques qui entourent la composition de Durozier: le « Rouffpan-tata », célèbre triade de notes que reprennent tous nos bons vieux livres de sémiologie pour décrire la sténose mitrale? Cette œuvre connaît un retentissement immédiat dans le monde entier.

Laennec meurt le 13 août 1826 en son manoir de Kerlouarnec en Ploaré. Le jeune adulte de 45 ans a succombé à une tuberculose pulmonaire. On devine aisément dans quelles conditions il a contractée la terrible infection.

Aujourd'hui, le *stéthoscope* est devenu le signe extérieur paraphant l'appartenance au corps de métier des médecins. Appendu à leurs cous, l'utilité du bel emblème n'a pas pris une ride malgré les assauts de la manufacture acoustique greffée à certains appareils plus sophistiqués comme l'échographie-Doppler. Le glorieux atour est là pour rappeler à leur conscience la place centrale qu'occupe toujours, au-delà des évolutions technologiques, l'examen clinique dans ces transactions singulières que constituent la consultation médicale – le médecin face à son patient - et le traitement de la maladie.

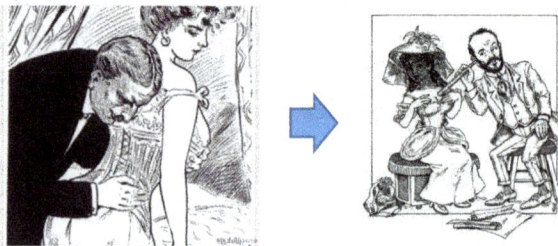

Figure 1.-Le stéthoscope: une invention qui, peut-être, ôta quelques avantages aux médecins ou les sauva de la hargne des conjoints jaloux.

En dehors des médecins, les démineurs, les plombiers et les serruriers, d'autres mandants du repérage et de l'analyse des bruits, trouvèrent aussi en le stéthoscope un outil fort commode.

Le tensiomètre

L'idée d'une tension artérielle naît des travaux de *William Harvey* (nommé plus haut) qui, en 1628, décrit le cœur comme une pompe qui fait circuler un volume de sang constant pour un individu donné[11]. C'est elle qui inspire son concitoyen *Stephen Hales* (1677-1761) lorsqu'il conçoit et réalise la première technique de mesure de ce paramètre clinique (figure 2).

Ce jour-là, à travers une incision qu'il fit dans une artère de jument vivante, le physiologiste monta un tube de cuivre et de verre. Aussitôt, il observa des variations cycliques de la hauteur de la colonne sanguine et conclut que c'était là un moyen d'évaluation objective de ce qu'il nomma la « force du sang ».

Reprenant cette expérience de *Hales* un siècle plus tard, vers 1828, le Français *Jean-Léonard-Marie Poiseuille* remplaça le tube droit par un tube en U. Il fut le premier à exprimer ses mesures en millimètre de mercure (mm Hg).

Vers 1850, l'Allemand *Karl Von Vierordt*, développa un appareil muni d'un brassard gonflable qui se plaçait autour du bras et comprimait l'artère pour mesurer la tension. Bien que fort encombrant et peu fiable, ce montage dénommé « sphygmographe » constitua, toutefois, une grande avancée car il proposait une méthode de mesure non-invasive. Il ne fut d'ailleurs pas long avant qu'il serve d'inspiration, tour à tour, au Français *Etienne-Jules Marey* (1860), à l'allemand *Samuel Siegfried Karl Von Basch* (1881), puis à un autre français *Pierre Carl Édouard Potain*.

Dans les versions successives qu'ils présentent, ces chercheurs s'attelaient à résoudre progressivement les problèmes inhérents à la maniabilité des appareils et à la précision des mesures lorsqu'en 1896, l'italien *Scipione Riva-Rocci* développe le tout premier tensiomètre à mercure. Le piémontois dota son sphygmomanomètre d'un brassard que l'on plaçait sur le bras et, à l'aide d'une poire, gonflait avec de l'air pour comprimer l'artère brachiale. Le brassard était connecté à un manomètre à mercure sur lequel on lisait la pression exercée sur le brassard: c'est l'ancêtre des tensiomètres actuels.

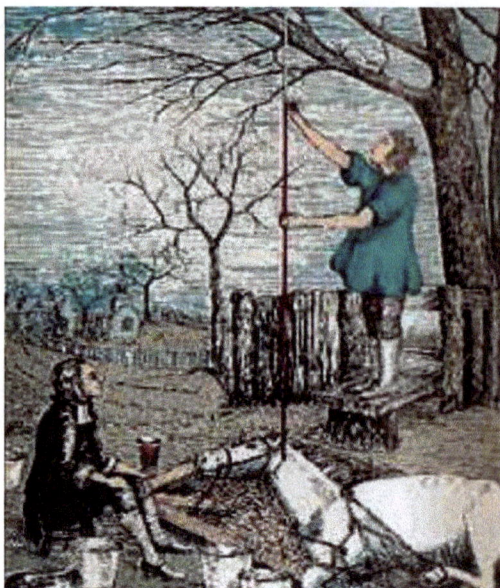

Figure 2-Technique de mesure de la « force du sang » par Stephen Hales en 1733.

Le dispositif de *Scipione*, tout révolutionnaire qu'il était, présente encore le handicap de ne mesurer que la pression artérielle systolique. Mais il est remarquable de relever qu'à cette époque, l'inventeur recommande déjà que ses patients, avant toute mesure de leur pression artérielle, soient calmes et complètement au repos. Son appareil connaît un franc succès en Italie, en Allemagne, aux Royaume-Unis et aux États-Unis.

Décembre 1905 est un autre tournant décisif dans cette escalade de recherche d'un moyen performant pour mesurer un signe clinique central dans la pathologie cardiovasculaire. On est à Saint-Pétersbourg. Un chirurgien russe, *Nikolaï Sergueïevitch Korotkoff*, présente ses travaux sur le traitement des traumatismes artério-veineux. Il révèle qu'en combinant l'appareil de *Riva-Rocci* avec un stéthoscope posé sur l'artère brachiale et, en se basant sur les bruits du flux sanguin, il est parvenu à déterminer avec précision et fiabilité les pressions systolique et diastolique.

Le principe de la technique auscultatoire de *Korotkoff* est le suivant:

- le brassard est gonflé à une pression supérieure à la pression systolique; le sang ne s'écoule plus dans l'artère comprimée et aucun bruit n'est audible. Le brassard est ensuite dégonflé lentement jusqu'à ce que, la pression du brassard diminuant jusqu'à égaler la pression systolique, le sang se remette à passer brusquement en émettant un bruit audible au stéthoscope (premier bruit de *Korotkoff*).
- La pression du brassard poursuivant sa diminution, en restant supérieure à la pression diastolique, le sang continue de s'écouler avec des sons caractéristiques (2e, 3e et 4e bruits de *Korotkoff*). Quand la pression du brassard atteint la pression diastolique, l'artère a retrouvé son calibre normal, plus aucun bruit n'est audible.

C'est cette même méthode que continuent d'exploiter les tensiomètres manuels modernes.

En 1919, les cardiologues français *Charles Laubry* et *Henri Vaquez* signent un contrat de commercialisation du premier tensiomètre manobrassard. La transaction se noue avec la société Spengler et le produit reçoit la dénomination de Vaquez-Laubry®.

Vers 1950, *Maurice Sokolow* développe des appareils semi-automatiques à San Francisco; ce fut avant le développement, en 2012, des modèles « connectés » permettant une transmission des mesures à distance.

Les professionnels de la santé ne rendront jamais assez d'honneurs aux inventeurs du tensiomètre et du stéthoscope, deux instruments majeurs en médecine et plus particulièrement en cardiologie. Sans la disponibilité extensive de ces outils devenus banals dans les structures sanitaires, comment le monde eût-il fait pour simplifier et faciliter le dépistage d'un tueur silencieux ubiquitaire parmi les plus meurtriers: l'hypertension artérielle?

L'électrocardiogramme

L'apparition de l'électrocardiogramme (ECG) est l'une des révolutions majeures de la médecine à la fin du 19e siècle et au début du siècle qui suivit. Marque de l'introduction des investigations complémentaires dans un univers médical où régnait, jusque-là en maîtresse, la sémiologie, l'ECG fait aussi entrer de plein pied la médecine dans un cycle de technicisation et de spécialisation qui n'a pas cessé de s'amplifier jusqu'à nos jours.

La découverte de l'ECG est intimement liée à l'évolution des connaissances sur l'activité électrophysiologique du muscle cardiaque. En effet, c'est en exploitant les résultats des travaux de *Carlo Matteucci* sur la génération d'un courant électrique pendant la contraction (1842), d'*Emil Dubois-Reymond* sur le potentiel d'action (1843), de *Rudolph Von Kolliker et Heinrich Muller* (1856) sur l'existence d'un courant électrique dans un cœur de grenouille et d'*Augustus Désiré Waller* (1887) sur l'électromètre capillaire de Lippmann que *Willem Einthoven* développe le galvanomètre à ficelle (1901).

Une très fine ficelle de quartz recouverte de platinium ou d'argent est tendue entre les 2 pôles d'un champ magnétique. Lorsqu'un courant électrique traverse la ficelle, le champ magnétique varie proportionnellement à l'intensité du courant. Les déflections de la ficelle sont enregistrés sur une plaque photographique. Les oscillations obtenues s'inscrivent alors sur un papier en mouvement sous la forme de lignes montantes et descendantes.

Le nouvel instrument (figure 3), plus sensible que l'appareil de *Waller*, se montre capable de capter une activité électrique de faible intensité (microcourants électriques de l'ordre de 2 millivolts). Ces résultats pulvérisent l'explication des esprits animaux en tant que générateurs des contractions musculaires et aménagent la voie vers l'établissement des mécanismes électrophysiologiques du potentiel d'action.

Par la suite, *Einthoven* apporte de nombreuses modifications à son appareil, visant principalement à peaufiner la qualité des enregistrements. Il exprime cette préoccupation dans un article (« *Un nouveau galvanomètre* »): « *En construisant le galvanomètre à ficelle, nous espérions combiner une sensibilité électrophysiologique suffisante à une haute amplitude de déviation.* » C'est aussi lui qui, le premier en 1894, désigne ses tracés sous le nom d'élektrocardiogramme (EKG) et nomme les déflections P, Q, R, S et T. Aidé par *George J. Burch*, l'allemand développe une méthode de correction mathématique de la courbe du potentiel d'action pour diminuer l'effet de l'inertie du mercure. En 1903, il définit les dérivations standards; 3 ans plus tard, il publie la première classification des EKG normaux et pathologiques en décrivant notamment les hypertrophies ventriculaires et atriales, les extrasystoles ventriculaires, les flutters et les blocs auriculo-ventriculaires. Dans ce travail, il expose sa vision de l'EKG, la déclinant sans ambages comme l'ouverture d'une aire nouvelle dans le travail de fiabilisation du diagnostic des maladies cardiaques.

Son enthousiasme va être douché pendant un certain temps comme, de l'avis de la plupart des têtes couronnées de l'époque, son appareil n'était aucunement utilisable en pratique courante.

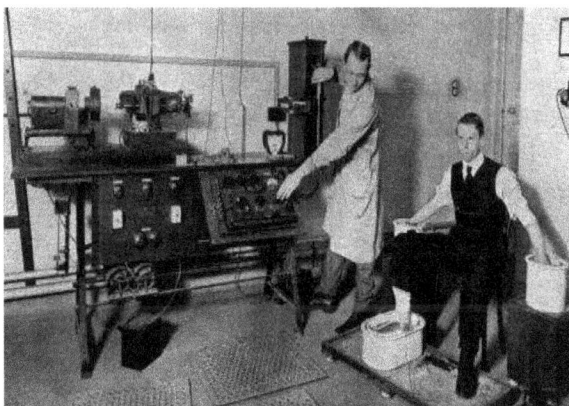

Figure 3.-Le galvanomètre à ficelle d'Einthoven: un appareil gigantesque de 280 kg et nécessitant, pour le faire fonctionner, la contribution de 5 manipulateurs. Le patient est fermement attaché à son siège avec un pied et une main plongés dans des seaux de liquide salé contenant des électrodes.

C'est ainsi qu'on peut observer que, bien que le galvanomètre ait fait son entrée aux Royaume-Unis en 1908, sa commercialisation proprement dite, assurée par *Horace Darwin* (fondateur du *Cambridge Scientific Instruments*), ne commence qu'en 1911. Ce contrat vient d'ailleurs après une brouille dans un premier conclu avec *Edelmann*. Ce dernier, estimant avoir opéré des changements qui avaient donné un visage tout à fait différent au galvanomètre de départ, refuse d'honorer les clauses sur les royalties à reverser à *Einthoven*.

La suite de l'histoire s'échelonne comme une conjonction de petites rencontres favorables. *Karel Frederik Wenckebach* (clinicien viennois) en dit du bien après qu'il se fût appuyé sur l'EKG pour démontrer la réduction de la fibrillation atriale par la quinidine; *Edward Sharpey-Schafer* (professeur de physiologie à Edinburg) ne cache pas son excitation après quelques essais et *Thomas Lewis* (éminent cardiologue) de vanter, dans un article publié dans le *British Medical Journal*, « la contribution diagnostique décisive de l'EKG. » C'est donc un *Alfred E. Cohn* complètement séduit et convaincu qui emporte l'appareil dans ses bagages lorsqu'il rentre aux Etats-Unis après sa formation en Europe, auprès d'*Aschoff* et de *Mackenzie*. Installé et valorisé au *Mount Sinai Hospital* où l'américain s'établit pour exercer son art, cette implantation outre-Atlantique boostera l'invention au point où en 1912, après une multiplication d'articles élogieux, la décision va être prise de produire des appareils sur place. La même année, après une invitation de *Lewis* à la conférence de la *Chelsea Clinical Society* de Londres, *Einthoven,* publie un article dans le *Lancet* dans lequel il rend compte des résolutions de la conférence et annonce que l'EKG est devenu l'ECG[17,18].

De 1894 à 1913, environ deux décennies se sont écoulées, au cours desquelles *Einthoven,* non seulement monta un excellent appareil de mesure, mais aussi réussit le pari d'introduire l'ECG en tant qu'outil fondamental dans la pratique médicale courante. Après ce dur labeur, l'inventeur se consacra à l'enseignement et à l'animation des conférences. Il fut le gagnant du Prix Nobel de Physiologie et de Médecine en 1924 pour sa « découverte sur les mécanismes de l'électrocardiogramme[19, 20]. »

Il s'éteint le 29 septembre 1927 à Leyde aux Pays-Bas.

Des dates marquantes, il s'en suivra encore pour l'ECG:

- 1930: *Frank Saborn's American Company* commercialise une version portable de 25 kg équipée d'une pile de 6 volts;
- 1932: *Charles Wolferth* et *Francis Wood*, 2 américains, proposent les dérivations précordiales (V1 à V6);
- 1934: des électrodes plates remplacent les seaux d'eau salée;
- 1942: *Emmanuel Goldberger* invente l'ECG à 12 pistes en incluant les dérivations aVr, aVl et aVf;

- 1945: le *Larousse Médical* énonce que « l'électrocardiogramme est couramment considéré comme la technique la plus étonnante de la médecine moderne[14]. »
- 1957: *Hubert V. Pipberger* et son équipe développe un programme informatique intégré dans l'enregistrement des dérivations standards. Cela ouvre la porte, avec l'avènement des microprocesseurs, au développement de programmes d'analyse des ECG à 12 dérivations, puis de stockage et de transmission des données.
- Années 1960: les ECG portables sont équipés de transistor et pèsent désormais moins de 3 kg[17].
- L'ECG d'effort: le premier est enregistré en 1919 par un cardiologue français de l'Hôpital Tenon: le docteur *Camille Lian*. Puis, en 1929, *Arthur Master* et *Enid Oppenheimer* établissent des tableaux de standardisation de l'exercice dit de « *Master two-step* » en fonction de l'âge, du sexe et du poids. L'épreuve se fait sur tapis roulant dès 1966, peu avant l'introduction de la bicyclette ergométrique en 1971 par le suédois *Carl G. Blomqvist*.
- Le Holter-ECG: il est l'œuvre d'un biophysicien américain - *Norman J. Holter* (figure 4) - qui, en 1947, assemble un équipement capable d'enregistrer de manière continue des ECG sur une personne en mouvement.

La contribution de l'ECG dans la démarche diagnostique en cardiologie est immense, notamment dans la recherche des arythmies cardiaques (tachycardies, extrasystoles, fibrillations, flutters), des troubles conductifs (blocs sino-auriculaires, blocs atrio-ventriculaires, blocs de branches), de la maladie ischémique du myocarde (ischémie, lésions, nécrose), etc.

La maîtrise des techniques de réalisation de cet examen est une compétence impérative dans tous les services de cardiologie, inspirant parfois des mnémoniques fort drôles que se transmettent, depuis des décennies, des générations successives d'infirmiers, d'étudiants et de résidents: *Roméo Nique Vigoureusement Juliette; Jeune Voyou Non Recommandable; le soleil Jaune au-dessus de la prairie Verte, le Rouge et le Noir de Stendhal; etc.* ...des formules célèbres que récitent les apprenants pour se souvenir du positionnement exacte des électrodes.

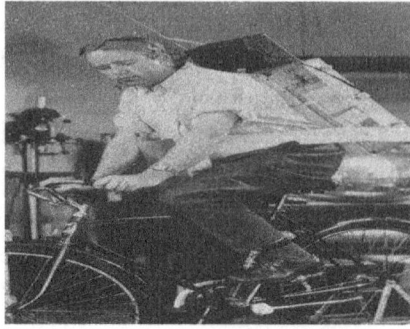

Figure 4.-Holter-ECG modèle 1961: le test est fait par Norman lui-même. Flânant à bord de sa bicyclette, l'inventeur porte sur son dos un appareil de 38 kg.

La radiographie

Un tube cathodique placé dans une boîte en carton noir: combien de mois de conception fallut-il à *Wilhelm Conrad Röntgen,* un physicien allemand qu'intéressait la pénétration des rayons dans le verre, pour aboutir à ce montage ? Lorsque vint le moment des tests, une interposition fortuite d'un écran de platino-cyanure de baryum l'amena à constater l'émission d'une surprenante fluorescence à chaque décharge. La scène se déroule en novembre 1895 et marque la découverte des rayons X: un type de rayonnements invisibles à l'œil nu et jusque-là inconnu[21].

L'inventeur se consacre ensuite à la manipulation en solitaire et à la consignation des caractéristiques des rayons X. Il établit par exemple qu'ils traversent la matière en étant partiellement absorbés en fonction de la densité de celle-ci et de l'énergie du rayonnement, ou encore qu'une fine couche de plomb suffit à les stopper.

Poursuivant ses travaux, quelques semaines plus tard, le 22 décembre, *Röntgen* réalisa la première radiographie de l'histoire, sur la main de son épouse *Berta*, qu'il exposa aux rayonnements pendant près de 20 minutes (figure 5).

Très vite, cette découverte trouve de nombreuses applications dans la médecine. Ainsi ne tardent pas à lui faire suite la commercialisation des radioscopes, la formation des premiers « radiologues » et la création des premiers services d'imagerie médicale (début 1896)[22].

C'est le 15 janvier 1896 que la première radiographie du thorax est réalisée par *Toussaint Barthelemy* et *Paul Oudin*.

Contrairement à ce que fut l'évolution de l'ECG, la découverte de *Röntgen* fut une révolution instantanée qui valut au physicien de gagner le Prix Nobel de cette discipline en 1901[20].

L'inventeur pose un acte remarquablement vertueux et élégant: il renonce à déposer un brevet d'invention, « pour le bien de la médecine », se justifiera-t-il.

En 1897, *Antoine Baclère*, fondateur du premier programme de formation en radiologie au monde, imagine le terme « radiodiagnostic ». Il indique comment, grâce à la radioscopie, les anomalies cardiovasculaires telles que les épanchements péricardiques, les dilatations cavitaires et les anévrismes de l'aorte peuvent être détectées[23]. Grâce aux contributions de *Francis H. Williams, Henri Vaquez* et *E. Bordet* et de bien d'autres acteurs, au bout de 10 ans de manipulation de cet outil, la plupart des maladies du cœur détectables par la radiographie sont systématiquement caractérisées.

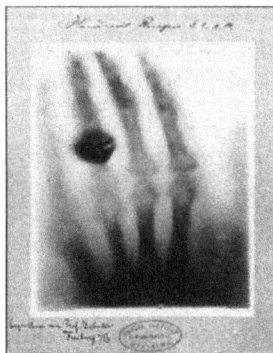

Figure 5.-La main de Berta: la première radiographie de l'histoire. Devinez de quoi est morte cette femme que son amour perdit, ayant accepté le rôle de cobaye que lui proposa son chercheur d'époux. Après les 20 minutes d'exposition aux rayons X qui furent son lot dans la réalisation de ce cliché, nous pouvons parier qu'il y eut d'autres expositions qu'elle dut encore subir.

De l'artériographie à l'angiographie

C'est en exploitant les travaux préliminaires d'*Etienne-Jules Marey* et d'*Auguste Chauveau* sur les phases de la contraction du myocarde équin à l'aide d'enregistrements sphygmographiques, et les expériences tirées de l'opacification du cœur et des vaisseaux d'animaux morts que *Joseph Berberich* et *Samson Hirsch* réalisent une injection intraveineuse du bromure de strontium et, par le même coup, la toute première artériographie sur l'humain vivant de l'histoire. Dans leur sillage des deux médecins allemands, le chirurgien *Barney Brooks* utilise l'iodure de sodium comme agent opacifiant[24].

Le 25 novembre 1929, ne résistant plus à la tentation de tester une hypothèse, un jeune et turbulent médecin berlinois que rien n'arrête, le docteur *Werner Theodor Otto Forssmann* (figure 6), s'empare d'un cathéter d'urologie et l'introduit dans ses propres vaisseaux. Si le premier essai, à travers la veine céphalique moyenne, est foireux, lorsqu'il effectue la même manœuvre dans sa veine basilaire médiane et qu'il perçoit des « palpitations » de l'objet, il fait faire des images radiographiques qui lui confirment qu'il a bien atteint le cœur. Dieu merci ! l'impertinent praticien réalisa de telles expériences, unanimement jugées dangereuses à l'époque, sur lui-même. Lorsqu'il rapporte les constats de son initiative, son audace lui vaut d'abord le sarcasme de *Sauerbruch* qui le déclare « *juste capable d'enseigner dans un cirque et non dans la respectable université allemande* ». Celui-ci, aussi suffisant du haut de sa chaire, ravala-t-il sa sentence lorsqu'un an après, *Otto Klein*, utilisant les résultats de *Forssmann*, arriva à effectuer les premières mesures du débit cardiaque?

Plus tard, d'autres acteurs développeront, tour à tour, le cathétérisme du cœur droit (*André Cournand* et *Dickinson Richards*), l'étude de la circulation pulmonaire (*Lenegre* et *Maurice*) et le cathétérisme du cœur gauche (*Henry A. Zimmerman, Roy W. Scott* et *Norman O. Becker*).

Toujours en 1929, utilisant une autre technique, une ponction translombaire de l'aorte suivie d'une injection d'iode, un chirurgien lisbonnais – *Reynaldo Dos Santos* – présente une angiographie de l'aorte et de ses branches abdominales; c'était deux ans avant que son concitoyen *Egas Moniz* ne réalise l'angiographie complète du cœur droit et de la circulation pulmonaire.

C'est bien à cet essor de l'angiographie que la chirurgie cardiaque doit son empire.

En 1956, *W. Forssmann, A. Cournand* et *D. Richards* reçurent le Prix Nobel de la Médecine[24,25].

En 1953, *Sven Ivar Seldinger* développe une technique de cathétérisme éponyme (technique de Seldinger) plus simple. Grâce à un montage commode - tout juste avec une aiguille, un guide et un cathéter -, le radiologue suédois a réussi un abord percutané de l'artère fémorale qui est resté la technique qui offre le plus de stabilité et de sécurité pour atteindre facilement n'importe quel territoire artériel.

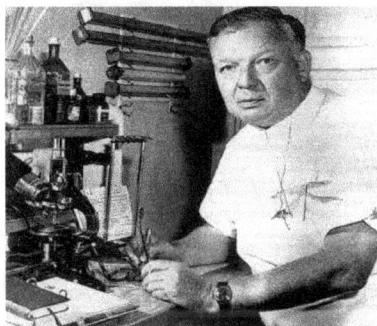

Figure 6.-Le docteur Werner Theodor Otto Forssmann, convaincu de la justesse et de l'efficacité de son idée, se fit cobaye de son dispositif et demanda à son infirmière de lui introduire un cathéter d'urologie dans la veine basilaire moyenne.

Avec la mise à disposition et l'utilisation courante du stéthoscope, du tensiomètre, de l'électrocardiogramme et de la radiographie, la cardiologie ne venait-elle pas de se lancer plus en avant dans la voie de sa modernisation?

La coronarographie

La particularité de cette technique est que, dès le départ, elle fut conçue avec un objectif dual: avoir accès et identifier un vaisseau siège d'une turbulence de la circulation sanguine (rôle diagnostique), avant d'intervenir pour libérer sa lumière (rôle thérapeutique).

Origine de l'angioplastie artérielle: la première coronarographie sélective est une « toute heureuse » erreur médicale de *Frank Mason Sones* (figure 7).

Le 30 octobre 1958, on est à la *Cleveland Heart Clinic* lorsque le cardiopédiatre, en voulant opacifier l'aorte d'un patient de 26 ans et candidat à une réparation chirurgicale d'une insuffisance aortique post-rhumatismale, s'égara au niveau du sinus de Vasalva et positionna sa sonde dans l'artère coronaire droite. Il y injecta un bolus de produit de contraste et fut étonné, en se rendant compte de sa maladresse, qu'il n'y ait pas de conséquences fâcheuses.

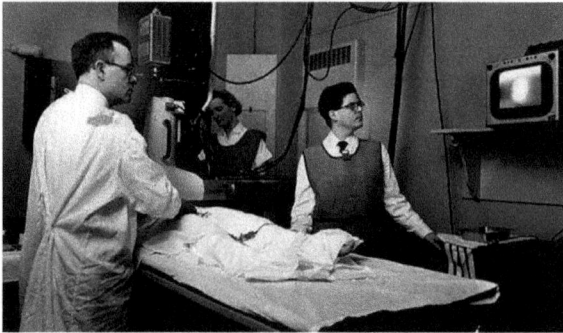

Figure 7.-Mason Sones (à gauche) observe son « heureuse erreur » sur un écran TV relié à une source de rayons X.

Il chuchota son constat à d'autres collègues et, comme le dit l'apophtegme, confier un secret à autrui c'est l'inviter à l'indiscrétion; si certains, comme *Sauerbruch* – encore lui -, se plurent à lui décocher des flèches, d'autres eurent la prudence de vérifier l'erreur. C'est cela qui permit à la technique de s'améliorer, plus rapidement encore avec les apports remarquables des cathéters préformés de *Melvin Judkins*, un radiologue américain travaillant avec son brillant concitoyen *Charles Dotter*. Justement, en 1964, voilà que ce dernier réalisa le premier cathétérisme thérapeutique sur une femme de 82 ans ayant refusé l'amputation.

Contrairement aux américains qui raillèrent la technique de *Dotter*, *Eberhard Zeitler* (radiologue allemand) y eut recours en 1968 pour effectuer la première angioplastie périphérique en Europe.

Concept du cathéter à ballonnet: Andreas Grüntzig, après s'être fait la main à la technique de *Dotter* qu'enseignait alors *Eberhard Zeitler,* eut l'idée de combiner le cathéter à téflon de *Dotter* au ballon de *Forgarty*. Pendant longtemps, l'« artisan » zurichois fabriqua ce matériel de ses propres mains dans sa cuisine. En 2 ans d'exercice à l'hôpital de *Zurich*, il réalise une quarantaine de dilatations périphériques. Puis, profitant d'une initiation à l'utilisation du polychlorure de vinyle grâce à un chimiste retraité du nom d'*Heinrich Hopff*, il a recours à ce « polymère à mémoire de forme après traitement thermique » pour fabriquer un ballon flexible, de petite taille, non élastique, qu'il utilisa pour la première fois le 12 février 1974 pour dilater une artère fémorale superficielle.

Naissance de l'angioplastie coronaire: Andreas Grüntzig, après sept années de préparation intensive, avec le soutien d'*Ake Senning*, se sent prêt pour le grand essai et, le 16 septembre 1977, il réalise la première angioplastie coronaire percutanée chez l'homme. L'inflation du ballon dans la sténose de l'interventriculaire antérieure (IVA) proximale est parfaitement supportée. C'est sous une pluie d'applaudissements qu'en novembre 1977, au Congrès de l'*American Heart Association*, il présente les résultats de ses 4 premiers patients. M. *Mason Sones*, présent en chair et en os, est ému jusqu'aux larmes: *Andreas* venait de lui rendre justice. Et de la plus belle des manières.

Comme si leur œuvre les eût attachés à un sort commun, *Mason Sones, Charles Dotter, Melvin Judkins* et *Andreas Grüntzig*, les 4 pionniers de l'angioplastie coronaire, décédèrent la même année en 1985.

Un peu honteux parce que pris en grippe par *Andreas Grüntzig* qui les accusait de « récolter là où d'autres avaient eu de la peine à défricher », *John Simpson* et *Geoffroy Hartzler* poursuivirent le développement de la technique aux Etats-Unis. Le dernier notamment, partisan de l'angioplastie coronaire agressive, défendit l'idée qu'on pouvait dilater les patients pluritronculaires en un seul temps. C'est en 1979 que les premières angioplasties coronaires ont été réalisées en France, œuvres de *Jean-Léon Guermonprez* à Versailles, puis de *Jean Marco* à Toulouse.

Le concept de stenting coronaire: le principe du stenting coronaire est un « étayage intraluminal exerçant une force radiale permanente ».

L'objectif est de contrecarrer les 2 complications relevées avec l'angioplastie que sont la dissection et la resténose. L'idée est encore tirée du chapeau des audaces de *Charles Dotter* qui avait placé trois ressorts métalliques nus dans les artères poplités de chiens. Un contrôle effectué 2 ans plus tard, en 1971, permit de noter que 2 de ces dispositifs étaient encore perméables.

La première endoprothèse coronaire a été posée par *Jacques Puel* à Toulouse le 28 mars 1986 pour traiter une resténose d'une angioplastie au ballonnet: il s'agissait d'un *Wallstent,* un dispositif métallique auto-expansible conçue par *Ake Senning, Hans Wallsten* et *Christian Imbert*. Le *Palmaz-Schatz,* le 2e stent à arriver sur le marché, fut fabriqué par *Julio Palmaz* (radiologue argentin), avec l'appui de *Richard Schatz* (cardiologue américain) et de *Philip Romano* (investisseur).

Dix bonnes années se sont écoulées avant que le stent ne dévoile tous les avantages qu'il apportait, en comparaison de l'angioplastie coronaire: ce fut-là, assurément, la 2e révolution dans l'histoire de la coronarographie coronaire (après l'angioplastie thérapeutique). Au fil du temps, la technique n'a pas cessé de se peaufiner. Ainsi, on a eu l'introduction du stent actif (libérant des substances luttant contre la resténose), posé pour la première fois en décembre 1999 par *Edouardo de Souza* à *Sao Paulo;* on a eu les stents de 3e et de 4e générations (biodégradables) dont la structure associe un support métallique, un agent antiprolifératif et un polymère transporteur (inactif dans la 3e génération), les stents de 5e génération (bioactifs) et maintenant les stents biorésorbables offrant au patient de profiter, tour à tour, des propriétés mécaniques initiales, de l'effet médicamenteux contre la resténose et enfin de la résorption complète permettant ainsi de laisser un vaisseau libre de tout corps étranger.

La coronarographie avec son système thérapeutique corollaire, le stent, sont des inventions fabuleuses qui ont assuré un pronostic formidable aux victimes des maladies coronariennes. Malheureusement, leur réalisation relève encore d'une pratique élitiste, du point de vue aussi bien de l'offre que de la demande.

L'échographie-Doppler cardiaque

Il était une fois *Edler* !

L'écho-reflection en tant que réponse à la question de savoir comment des chauve-souris à qui *Lazzaro Spallanzani* (1729-1799) avait détérioré la vue parvenaient toujours à se déplacer avec autant d'aisance; la piézoélectricité en tant que source des ondes ultrasoniques (*Pierre* et *Jacques Curie* en 1880) et le développement des SONAR et des RADAR (idée de *Lewis Richardson* en 1912 et ses réalisations respectives par *Langevin* en 1915 et l'*US Navy* en 1941): tels se présentent les principes qui fondèrent la conception de l'échographie (ou encore ultrasonographie), un procédé d'imagerie formant des images grâce à des ultrasons.

Interrogée par *Christiane Bruel*, le professeur *Colette Veyrat*, chercheure au CNRS et première femme à avoir introduit, étudié et appliqué le Doppler des flux cardiaques, raconte l'histoire de l'échographie-Doppler ainsi qu'il suit: « *...Certes, le cathétérisme et l'angiographie, introduits par les deux Prix Nobel Forssmann et Cournand représentaient une grande avancée de l'après-guerre. Venons-en aux méthodes non traumatiques développées à cette période. L'ECG, indispensable à l'analyse du rythme cardiaque et de ses anomalies par l'analyse globale de l'activité électrique du cœur, ne s'adressait pas aux problèmes liés à la fonction cardiaque. L'auscultation, objectivée par la phonocardiographie, était quant à elle, une méthode purement descriptive*[26]. » Pour elle, l'avènement de l'ultrasonographie en cardiologie doit s'analyser comme une réponse magistrale à cette préoccupation.

L'usage médical des ultrasons, déjà commencé quelques années avant (*George Ludwig* en 1940 et *John Wild* en 1949), s'invita en cardiologie le 29 octobre 1953. Cela se passe à l'*Université de Lund* en Suède: le cardiologue *Inge Edler* et le physicien *Carl Hellmuth Hertz* (fils de *Gustav Ludwig Hertz*, Prix Nobel de physique 1925) réussissent la première mesure de l'activité cardiaque grâce aux ultrasons. Ils utilisent le « réflectoscope de Siemens », un appareil prêté à *Hertz*, pour détecter des anomalies sur la valve mitrale antérieure chez une patiente présentant une sténose mitrale.

Pour la petite histoire: *Edler*, responsable de l'évaluation préopératoire des malades souffrant de sténose mitrale, que devaient opérer, par la suite, les docteurs *Helge Wulff* et *Phillip Sandblom* (pionniers de la chirurgie cardiaque), était confronté aux insuffisances qualitatives des images que lui fournissait le cathétérisme à l'époque. Or il était primordial de discriminer entre les sténoses mitrales pures, qui s'accompagnaient de suites opératoires avantageuses et les maladies mitrales associant sténose et régurgitation, présentant régulièrement des suites opératoires fâcheuses.

Il soumit cette préoccupation à *Hertz* (figure 8), un jeune physicien que lui avait présenté le mari de son infirmière. En tant que fils d'un ancien du laboratoire de recherche de Siemens, celui-ci utilisa cette prérogative pour obtenir l'accord de prêt de l'appareil qui conduira à une fabuleuse découverte: « *l'une des innovations les plus remarquables du 20ᵉ siècle* » selon *Pamela S. Douglas*, alors présidente de l'*American Society of Echocardiography*.

Les conclusions d'*Edler*, présentées au 3ᵉ Congrès mondial de cardiologie à Rome en 1960, reçoivent un accueil tout juste poli. L'auteur, désarçonné et démobilisé par cet échec, sombre presque dans la dépression; ses publications et sa thèse de doctorat en pâtissent. Son acolyte *Hertz*, lui, fait le choix de s'éloigner de la recherche médicale pour se lancer dans le secteur porteur des imprimantes à jet d'encre. Il se passe bien 10 ans avant qu'*Edler*, finalement réhabilité et promu patron de la cardiologie à l'université de *Lund*, ne voit son œuvre reprise dans un film projeté au 3ᵉ Congrès Européen de Cardiologie (Rome 1960). Par la suite, il est invité par *Gellenik*, le directeur de Siemens qui leurs avait prêté son reflectoscope, à donner des cours aux praticiens allemands pour les intéresser à l'échocardiographie.

L'intérêt des praticiens naît au cours de déjeuners d'échanges interdisciplinaires à Lund, au cours desquels les neurochirurgiens et les obstétriciens vont être séduits par l'enthousiasme retrouvé d'*Edler*. Puis les chinois, les japonais et les américains, prétendant mener leurs propres recherches, entrent aussi dans la danse. C'est à ce moment que *Kaneko*, *Nimura* et *Satomura*, des médecins japonais, publient les tous premiers travaux sur l'exploration Doppler des vaisseaux.

Et comme on le vit avec bien d'autres inventions, c'est encore le « voyage vers le nouveau monde » qui fut le vrai déclencheur du succès de l'échocardiographie. Le « rêve américain » commence lorsque deux seattlois, *John M. Reid* (physicien) et *Claude R. Joyner* (cardiologue) reprennent un article d'*Edler* sur les sténoses mitrales. Ensuite, *Harvey Feigenbaum, Harold Dodge* et leur équipe (1968) utilisent le mode M pour mesurer les dimensions du ventricule gauche (épaisseurs et diamètres), la fraction d'éjection, le volume d'éjection et les régurgitations. Après quelques années de démonstrations, voici que l'inexplicable défiance de départ s'estompa ! Et les cardiologues, définitivement conquis, s'inclinèrent devant de tant de performances avérées.

Feigenbaum est le premier à utiliser le terme « Echocardiography » pour désigner l'examen.

Pour regretter ces appréhensions initiales, *Max Planck* lance cette boutade sarcastique: « *A new scientific truth does not triumph by convincing its opponents and making them see the light, but rather because its opponents eventually die, and a new generation grows up that is familiar with it.* »

Les modes TM, 2D, 3D et 4D, avant les Dopplers pulsé et continu et les différentes combinaisons qui furent rendues possibles: le monde scientifique, particulièrement médical, comme beaucoup de fois dans son histoire, ne reconnut les contributions décisives d'*Edler* qu'à sa retraite, lorsque ses odieux adversaires avaient perdus de leur influence et de leur instinct de dérision. L'inventeur, vaincu par les outrages, avait déjà raccroché sa curiosité de chercheur pour se résoudre à regarder le monde aller comme il va. Et les prix abondèrent, thérapeutique illusoire de la mauvaise conscience qui accable les coupables qui répugnent à présenter des excuses ouvertement.

La conclusion du professeur *Colette Veyrat* serait difficilement attaquable: « *Aujourd'hui, l'écho-Doppler a pris la première place en cardiologie, ... Véritable détonateur, bouleversant la routine des examens cardiologiques, il a créé un « avant » et un « après »; d'où son entrée dans l'histoire de la médecine aujourd'hui!* »

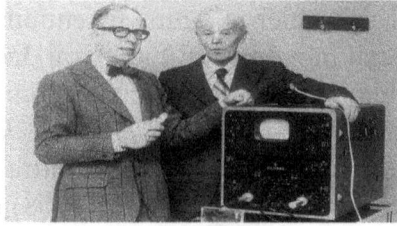

Figure 8.-Hertz (à gauche) et Edler posant avec le réflectoscope de Siemens qu'ils ont optimisé.

La Cardiologie nucléaire

L'histoire de la médecine nucléaire est étroitement liée à *George de Hevesy*, un chimiste hongrois, Prix Nobel de Chimie en 1943, qui a eu l'idée d'utiliser les isotopes radioactifs comme traceur pour étudier la physiologie végétale et animale. Il utilisa le Radium D, l'élément radioactif majeur de l'époque, dont la technique d'extraction avait été codifiée en 1898 par *Pierre et Marie Curie*. Baptisée « Médecine nucléaire » en 1899, cette découverte permit d'explorer le corps humain grâce à une technique d'imagerie singulière.

L'introduction en cardiologie a lieu en 1925 par *Herman Blumgart* et *Soma Weiss*. Les 2 médecins, en exercice au *Beth Israel Hospital* à Boston, arrivèrent à mesurer, chez des sujets sains et chez des sujets malades, la vitesse de circulation du sang dans l'organisme en évaluant le temps écoulé pour que du bismuth 214 injecté par voie veineuse dans un bras apparaisse dans l'autre.

Elle connut d'énormes progrès dans les années 1950, en rapport avec l'isolement de nouveaux traceurs (moins toxiques pour l'homme, plus stables et ayant des vitesses de diffusion et d'élimination variables) et de nouveaux capteurs (gamma caméras, photo-détecteurs, collimateurs, etc.). En dehors de la voie intraveineuse, on put aussi administrer le produit radioactif par ingestion ou par inhalation. C'est en utilisant le krypton 85 qu'*Eugène Braunwald* identifie les shunts cardiaques en 1959. Douze ans plus tard, le cardiologue américain revient à la charge en dévoilant le réseau précapillaire et le réseau coronaire après une injection de microsphères de sérum-albumine marquée.

En 1962, *E. A. Carr, B.J. Walker, J. Bartlett Jr* et *al* effectuent la première scintigraphie de perfusion myocardique au cours d'une démarche diagnostique de la maladie coronarienne. Le radiotraceur utilisé, le rubidium 82, injecté par voie intraveineuse, fort de ses propriétés décrites plus haut, s'est distribué dans le myocarde en proportion avec la quantité de sang nourrissant celui-ci. L'examen s'est fait en deux phases: une injection du traceur avec prise d'images au repos et une injection avec prise d'images lors de l'augmentation de la perfusion myocardique suite à un effort ou une stimulation pharmacologique. La comparaison des deux séries d'images a permis de différencier les zones normalement perfusées de celles qui étaient en souffrance pour cause d'ischémie ou d'infarctus.

Après les analogues du potassium (rubidium 86, 84 ou 81, césium 131, potassium 42 ou 43), le thallium 201, utilisé en 1973 par *E. Lebowitz et al*, s'est affirmé comme le traceur donnant le plus de satisfaction en raison de sa facilité d'élimination et de la qualité énergétique de ses photons d'émission. A la fin des années 1970, la supériorité de la scintigraphie au thallium sur l'ECG de repos et d'effort, pour l'évaluation de l'ischémie myocardique et du retentissement fonctionnel des sténoses coronaires, est démontrée[27].

A l'heure actuelle, la plupart des centres réalisant des examens de médecine nucléaire cardiaque utilise la technologie SPECT (tomographie par émission de positon) avec ou sans TDM et des agents technétiés (Sestamibi-^{99m}Tc, Tétrofosmine-^{99m}Tc).

La Tomodensitométrie et l'Imagerie par résonance magnétique en cardiologie

La tomodensitométrie

Nous sommes en 1963.

Utilisant les résultats des travaux d'*Allan MacLeod Cormack* (1924-1998) sur la reconstruction tridimensionnelle d'images radiologiques, *Godfrey Newbold Hounsfield* (1919-2004), un ingénieur anglais, construit une technique d'imagerie médicale dont le principe consiste à mesurer l'absorption des rayons X par les tissus puis, par traitement informatique, à numériser et enfin reconstruire des images 2D ou 3D des structures anatomiques. Ses premières manipulations l'amènent à réaliser des images en coupes à partir des mesures du rayonnement résiduel produit par un tube à rayons X se déplaçant autour d'un crâne.

En 1972, il dépose le brevet du prototype de sa conception sous le nom de « Computerized Transversal Axial Tomography ». Lorsqu'ils suivent sa démonstration à Chicago, les deux mille radiologues présents ne mettent pas long pour comprendre qu'il venait d'assister à la naissance d'un outil révolutionnaire en imagerie médicale.

Le duo *Allan MacLeod Cormack* et *Godfrey Newbold Hounsfield* reçoit le Prix Nobel de Médecine en 1979.

Au début des années 1980, des appareils à acquisition ultra-rapide (moins de 100 millisecondes) sont introduits en cardiologie. L'arrivée, en 1999, du scanner multibarrettes vint remédier aux insuffisances de résolution que ces appareils présentèrent pour l'exploration des artères coronaires. Ce dernier permit, en effet, d'avoir des images comparables à celles de la coronarographie. Ainsi, depuis 2001, il est même admis que les scanners hélicoïdaux offrent des images vasculaires des coronaires de bien meilleure qualité que celles de l'angiographie. Aujourd'hui, elles sont si nombreuses les études qui ont démontré qu'il n'était plus indiqué de faire la coronarographie – un examen invasif -, comparée au coroscanner, pour évaluer le pourcentage des lésions coronaires significatives (c'est-à-dire de sténoses supérieures ou égales à 50 %) chez les patients atteints d'angor stable et de syndrome coronaire aigu avec un risque faible[28,29,30].

L'Imagerie par Résonance Magnétique (IRM)

Isidore Isaac Rabi, un chercheur américano-hongrois, a gagné le prix Nobel de Physique en 1944 pour un travail, effectué six ans plus tôt, sur la nature des forces liant les protons dans le noyau atomique, qui a abouti à la création de la méthode de détection dans les faisceaux moléculaires par résonance magnétique. A sa suite, en 1946, deux de ses concitoyens, *Félix Bloch* et *Edward Mills Purcell*, découvrent séparément la Résonance Magnétique Nucléaire (RMN).

Ils furent aussi faits prix Nobel de Physique en 1952.

Il s'agit d'une technique nucléaire qui, en soumettant les protons à un champ magnétique, les met en résonance. La RMN est une technique non-invasive et n'implique pas l'utilisation de rayons ionisants, contrairement au scanner et à la radiologie conventionnelle. En 1978, l'IRM est née par application à la RMN des logiciels appliqués pour la reconstruction dans le scanner aux rayons X. Elle est considérée comme le plus grand événement en radiologie depuis la découverte des rayons X en 1895.

Comment s'étonner que l'examen, une investigation dite des « tissus mous », ait trouvé un terrain fertile en cardiologie dès les années 90? En cardiologie, l'IRM trouve son application dans les cardiopathies ischémiques aussi bien en situation chroniques (quantification plus précise de la fonction ventriculaire gauche, recherche d'une ischémie myocardique et analyse de la viabilité myocardique en cas de dysfonction VG chronique d'origine ischémique ou après un infarctus), que dans les occurrences aiguës (quantification des zones d'infarctus, évaluation des zones à risque correspondant à la zone d'œdème, recherche des complications mécaniques, etc.). Les myocardites, les cardiomyopathies dilatées (réfutation de l'origine ischémique), la non compaction du ventricule gauche (détection de la fibrose, mise en évidence de thrombus), la cardiomyopathie hypertrophique, les cardiomyopathies restrictives et de surcharge ou encore la cardiomyopathie ventriculaire droite arythmogène: elles sont nombreuses les anomalies cardiaques et vasculaires que l'IRM permet maintenant d'évaluer avec un peu plus de célérité et de précision.

Les analyses biologiques en cardiologie

Au commencement était une rencontre – houleuse - entre deux disciplines: la médecine et la biologie.

La première insistait sur le caractère dual de sa préhension, associant un savoir clairement distinct d'un savoir-faire; dit autrement: la science médicale à différencier de l'art médical, sa mise en application pour la restauration et le maintien de la santé humaine.

La seconde, une fois dégagée de sa synonymie initiale avec la nature – et qui la liait aussi bien à la physique, qu'à la géologie, l'écologie ou encore l'histoire -, se voulait alors, dans cette forme toilettée, une science dont la démarche était d'expliquer le fonctionnement de la vie au niveau cellulaire.

C'est précisément à partir de ces principes que les 2 disciplines trouvèrent matière à s'opposer. La médecine appréhendait les effets néfastes d'une pratique biologisée sur ses bases établis autour du contact interhumain et de la collecte des faits observés sur l'homme (données cliniques): telle est la question qui préoccupa le Dr *Gilbert-Dreyfus* (1902-1989) lorsque, faisant le constat de l'entrée en agonie de la clinique devant la biologie, il se demanda s'il fallait « *que notre médecine française finisse par perdre son caractère de médecine individuelle d'inspiration humaniste, qu'elle cesse d'être ce colloque singulier entre un malade et son médecin...* ». De leur côté, les biologistes, dans une attitude de condescendance parfois outrageusement pédante, raillaient l'incompétence des médecins dans l'explication des mécanismes vitaux.

La biologie, un peu plus que tous les autres outils qui se proposèrent d'octroyer de la scientificité à la médecine après le Moyen-âge, fut donc l'objet d'un grand scepticisme alimenté, d'une part par sa démarche « incongrue » de transposer à l'homme des expérimentations orchestrées chez l'animal – Le Dr *Dreyfus* n'hésite pas à affubler les chercheurs du nom de « vétérinaires qui ignorent le langage du psychisme humain » - et, d'autre part, par des conflits d'intérêts corporatistes entre les instituts de recherche (promoteurs de la biologie) et les hôpitaux (générateurs de la médecine clinique). Aussi bien les laboratoires de recherche biologique que les facultés de médecine, tous les cadres de formation théoriques furent longtemps coupés de l'hôpital. Jamais critiques de *Claude-Bernard* et *Pasteur* ne furent plus acerbes que celles exprimées par les médecins français! Quelle injure pour dépasser cette description qu'ils firent de la microbiologie développée par *Pasteur*: « une théorie échappée des cornues d'un chimiste! Une microbiatrie d'importation germanique! Un véritable choléra intellectuel! »?

Les conciliations furent nombreuses et difficiles. Voici comment le Pr *Jean Bernard* (médecin hématologue et cancérologue; 1907-2006) célébra un colloque organisé à Paris en 1968, qui réunit les deux camps autour du thème « Politique scientifique et recherche biomédicale »: « *Il ne paraît pas indispensable de remplacer le terme honorable et classique de recherche médicale par celui récemment formé de recherche biomédicale qui a l'inconvénient d'être un barbarisme étymologique avec sa tête grecque et sa queue latine, et qui n'a aucun avantage car on ne peut concevoir une recherche médicale sans la vie.* » L'orateur poursuivit en s'étonnant que l'orgueil conduise les uns et les autres, comme si la science eût été une création *sui generis*, à ignorer le rôle fécondant des faits d'observation sur la recherche fondamentale.

La biologie médicale (ou biologie clinique), composante importante du 2e grand paradigme - après l'anatomoclinique - dans le processus de révolution des idées et des modes opératoires de la médecine, consista en l'exécution d'analyses sur les liquides biologiques (ou des extraits/broyats de tissus) et en l'interprétation médicale des résultats dans un but diagnostique, thérapeutique et pronostique. L'Allemagne, une fois de plus, fut à l'avant-garde de cette mutation intellectuelle qui permit à la médecine de bénéficier des progrès de la biologie à l'aube du 20e siècle. Le monde entier envoya ses médecins se former dans ce grand pays des innovations. C'est ainsi que plus de 15000 étudiants américains se ruèrent à l'école allemande entre 1874 et 1914. Une fois rentrés chez eux, ils instaurèrent la toute première disposition spatiale qui regroupa, au même endroit, l'hôpital, le laboratoire et la faculté de médecine.

Avec l'appui majeur des grandes fondations scientifiques – surtout américaines comme la Fondation Rockefeller ou encore la Fondation Carnegie -, cette sédentarisation des enseignants-chercheurs s'étendit peu à peu, d'abord en Amérique du nord, puis en Europe. La recherche médicale hospitalière, jusque-là réduite à l'épidémiologie et à la modélisation des signes cliniques, s'élargit aux expérimentations des résultats de la recherche fondamentale.

En cardiologie, l'histoire des biomarqueurs cardiaques, évolution majeure dans la spécialité, mérite qu'on s'y attarde.

La notion de biomarqueur, énoncé en biologie médicale au 19e siècle, fait référence à des paramètres biologiques permettant de caractériser un état physiologique ou pathologique, l'évolution d'une maladie ou le suivi d'un traitement[31]. Selon la *National Institute of Health*, un biomarqueur doit être mesuré objectivement, c'est-à-dire avec une précision et une reproductibilité suffisantes.

Le premier biomarqueur médical est la protéine de *Bence Jones* découverte en 1848 (diagnostic du myélome); d'autres qui suivirent animèrent encore essentiellement la recherche diagnostique en oncologie (*alpha-fœto protéine* et *antigène carcino-embryonnaire* en 1960 et la *CA-125* et l'*antigène prostatique spécifique* en 1980).

En cardiologie, la problématique se posa au sujet d'une situation clinique qui se montrait particulièrement dramatique lorsque son identification et sa prise en charge n'étaient pas rapides: l'infarctus du myocarde. Il a fallu que des années s'écoulent, des publications scientifiques se multiplient et les révisions des consensus se succèdent (1971, 2000 et 2012) pour que les cardiologues s'entendent sur la définition et la physiopathologie de l'infarctus du myocarde[32,33,34]. Le souci majeur, dans cette escalade, était justement d'aboutir à une approche pratique qui permette le diagnostic le plus précis, rapide et reproductible possible comme l'histoire naturelle de cette maladie avait clairement démontré que le pronostic des patients en dépendait étroitement. Diverses molécules constitutives ou produites par les cellules myocardiques ont plus ou moins répondu aux critères de biomarqueurs.

Les transaminases

Elles furent les premières à passer cette épreuve. Leur importance clinique fut établie en 1955 grâce aux travaux de *Ferdinand de Ritis, Mario Coltorti* et *Giuseppe Giusti* (université de Naples).

Normalement retrouvées dans tous les tissus, la présence de ces enzymes dans le sang à une concentration élevée est souvent corrélée avec des maladies du myocarde (aspartate amino-transférase) ou du foie (alanine amino-transférase). Au cours de l'infarctus du myocarde, on observe une augmentation de l'ASAT dans les 6 à 12h qui suivent l'infarctus; le pic de concentration se situe entre 24 et 36h avec un taux d'ASAT atteignant alors 10 fois la limite supérieur de la normale. La normalisation s'opère à J4-J5 après l'IDM.

La myoglobine

Longtemps aussi dénommée « hémoglobine du muscle », à sa découverte en 1897 par *Mörner*, on la considère comme étant la substance responsable de la couleur rouge du muscle. Elle a été la première protéine dont la structure tridimensionnelle a pu être décrite par *John Kendrew* et *al* en 1957. De par ses liaisons musculaires, elle s'est révélée comme un indicateur de l'infarctus du myocarde chez les patients présentant des douleurs thoraciques. Sa concentration sanguine s'élève une à trois heures après un infarctus du myocarde et tend à se normaliser en moins de 24 heures.

La créatinine kinase

L'avènement de cette substance est parti du principe qui apparut que le muscle, pour sa contraction, tire son énergie en catabolisant l'adénosine triphosphate (ATP), une réaction catalysée par la créatinine kinase (CK). On isola trois isoenzymes de la CK dans le muscle squelettique (CK-MM), le cerveau (CK-BB) et dans le myocarde (CK-MB). En 1966, malgré un essai de *Van der Ween* et *Willebrands* qui montra en premier que la CK-MB était un marqueur spécifique de l'infarctus du myocarde, on continua de travailler avec la CK, peu spécifique mais dont la concentration sanguine avait prouvé une bonne corrélation avec l'extension de la nécrose. Il fallut attendre la publication du travail de *Roberts R.* en 1974 pour que le dosage de la CK-MB prenne plus solidement pied dans la démarche diagnostique de l'infarctus du myocarde[35]. La maladie put alors être identifiée en 6 à 12 heures.

Dans les années 1970 et 1980, le dosage de la CK-MB permit aux services de soins intensifs de faire le diagnostic de l'infarctus du myocarde en 6 heures, de réduire les délais d'hospitalisation des douleurs thoraciques de 72 à 24 heures et ainsi de baisser le coût de leur prise en charge.

L'extension du dosage de la CK-MB desservit pourtant cette enzyme comme elle conduisit à mettre en évidence une sensibilité et une spécificité moins rutilantes que celles que les études pionnières avaient proclamées. On enregistra par exemple plus de 20% de faux-positifs chez les patients insuffisants rénaux. La chirurgie non-cardiaque, les traumatismes thoraciques, l'asthme, l'embolie pulmonaire, les myopathies, l'hypothyroïdie: il foisonna des signalements de situations cliniques non coronariennes qui entraînaient une élévation de la CK-MB et l'enregistrement de « trop » nombreux faux-positifs.

Justement, c'est parce qu'on accusa les biomarqueurs de manquer de spécificité et de reproductibilité qu'on peut observer que la première définition consensuelle de l'infarctus du myocarde, publiée par l'OMS en 1971, n'a fait aucune référence à ces substances pourtant déjà largement utilisées à l'époque[36].

ccc		Caractéristiques	Mécanismes
Type 1		IDM spontané	Complication sur une plaque d'athérome (rupture, fissuration, érosion, dissection, ulcération) avec formation d'un thrombus occlusif
Type 2		Secondaire	Déséquilibre entre apports et besoins en oxygène dû à une pathologie autre: anémie, embolie coronaire, spasme, dysfonction endothéliale, arythmie, insuffisance respiratoire, hypertension, hypotension
Type 3		IDM avec décès alors que les biomarqueurs ne sont encore disponibles	Arrêt cardiaque précédé d'une clinique suggestive d'une ischémie myocardique (ST – ou +, BBG complet de novo): confirmation autopsique
Type 4	4a	IDM associé à une angioplastie	Elévation de troponine > 5 fois le 99ème percentile d'une population de sujets sains, ou élévation de troponine > 20% si valeurs initiales hautes et stables ou en diminution. Mais sont également requis: signes cliniques et électriques d'une ischémie myocardique, ou BBG complet *de novo*, ou occlusion d'une artère coronaire, ou ralentissement du flux, ou détection d'altérations de la cinétique segmentaire, ou perte de viabilité d'apparition récente.
	4b	IDM associé à une thrombose de stent	Thrombose de stent détectée par la coronarographie ou à l'autopsie dans le cadre d'une ischémie myocardique, et par l'augmentation et/ou la baisse des valeurs de troponine, avec au moins une valeur au-dessus du 99ème percentile d'une population de sujets sains
Type 5		IDM associé à un pontage coronarien	Elévation de troponine de plus de 10 fois le 99ème percentile d'une population de sujets sains. Mais, en plus, de nouvelles ondes Q pathologiques, un BBG complet *de novo*, une occlusion visible à l'angiographie ou une perte de viabilité d'apparition récente doivent être détectés

Tableau 1.-Munich, Allemagne - La nouvelle définition universelle de l'infarctus du myocarde (ESC, ACC, AHA, WHF) a été présentée au congrès de l'ESC 2012 par le Pr Kristian Thygesen (Danemark). Dans celle-ci, le concept d'infarctus du myocarde n'a pas changé mais le diagnostic s'appuie désormais sur les symptômes des patients, les

données ECG, les marqueurs biochimiques hautement sensibles et les données glanées à partir des différentes techniques d'imagerie », a indiqué le Pr Thygesen dans un communiqué de l'ESC.

La troponine

Heureusement, lorsque de nombreux praticiens accentuèrent leur défiance vis-à-vis de la CK-MB, la troponine advint.

Intimement liées au calcium, les troponines cardiaques T et I sont impliquées dans l'interaction entre l'actine et la myosine[37]. La troponine T est une découverte d'*Hugo A. Katus*, un médecin allemand de l'*Université d'Hedelberg*. Dans la quasi-totalité des multiples essais qui suivirent cette publication, la troponine remplit si bien les critères de sensibilité et de spécificité qu'elle devint très vite le biomarqueur idéal de la lésion du myocarde. C'est ce qui lui valut de figurer dans les recommandations de l'ESC et de l'ACC. Aussi ne fut-on pas étonné que dans la définition conjointe que les deux sociétés savantes publièrent en 2000[33], elles aient insisté sur la place d'un dosage précoce de la troponine, au même titre que la réalisation d'un ECG (qu'il supplanta même en termes de précision) pour établir la nature coronarienne d'une douleur thoracique.

Ensuite, une grande confusion régna sur l'interprétation que les uns et les autres firent de l'élévation de la troponine et, partant, de l'infarctus du myocarde. A nouveau, l'ESC et l'ACC durent engager un autre travail collaboratif dont les résultats furent présentés à Munich (Allemagne) en 2012[34].

La nouvelle définition, plus scientifique mais plus complexe, offrait comme apports principaux une meilleure délimitation pathologique du « syndrome » (cinq types physiopathologiques) et une détermination plus précise des niveaux de troponine à partir desquels un infarctus du myocarde est diagnostiqué suite à une angioplastie, un pontage coronarien ou d'autres procédures cardiaques ou non cardiaques (Tableau 1). Ainsi put-on discriminer plus nettement entre des situations de lésion myocardique sans ischémie manifeste (infarctus du myocarde de type 2, dit secondaire) et les complications de maladie coronarienne vraie (type 1, 4 et 5 correspondant respectivement à des infarctus du myocarde spontané, associé à une angioplastie/thrombose de stent et à un pontage coronaire).

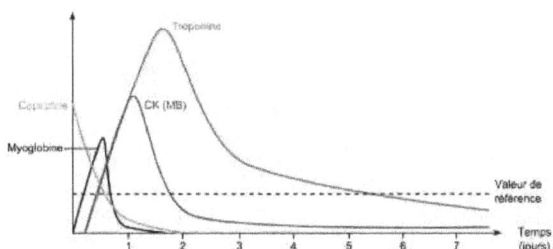

*Figure 9.-Marqueurs biologiques de l'infarctus du myocarde. La **troponine** est un marqueur spécifique de l'infarctus; mais le délai d'augmentation est trop important pour l'utilisation de ce marqueur dans le diagnostic de l'IDM aigu (4-6ème heure après un IDM, retour à la normale entre les 9-14ème jours, pic vers la 12ème heure). La clinique et l'ECG posent généralement le diagnostic et permettent une revascularisation précoce (SCA ST+). Dans les autres cas, ses dosages servent de base pour évaluer la cinétique, confirmer a postériori le diagnostic et participer à l'évaluation pronostique. Le **copeptide**, à cause d'une plus grande précocité de sécrétion, se propose comme un excellent appoint au dosage de la troponine pour éliminer un diagnostic d'infarctus aigu. La **Myoglobine** est le marqueur le plus précoce de nécrose (2-3ème heure). Malgré son manque de spécificité, elle a une bonne valeur prédictive négative et aide à évaluer l'efficacité de la reperfusion coronaire ou à dépister une récidive précoce. La **CK-MB** est un marqueur spécifique du myocarde. Son dosage est de plus en plus délaissé parce que n'apportant pas d'informations supplémentaires au dosage de la troponine. Les autres (ASAT, LDH, CK totales) sont des marqueurs de cytolyse peu spécifiques du cœur et de cinétique retardée. Ils ne sont pas utilisés dans le diagnostic de l'IDM. La quantification de la taille de l'infarctus se fait principalement par des techniques d'imagerie: les marqueurs biologiques ont peu d'intérêt dans cette application.*

Bien plus, ce consensus, en soulignant la place primordiale de la convergence du contexte clinique, des données électrocardiographiques et des biomarqueurs dans la prise de décision du clinicien, renforça la pertinence des différents scores de risque dont les critères étaient justement d'ordre cliniques, électriques et biologiques[38,39,40, 41]. Ainsi, débuter le traitement de douleurs thoraciques associées à un aspect de ST sus-décalé à l'ECG continua à ne pas s'encombrer de l'exigence d'un dosage de la troponine (thrombolyse ou angioplastie primaire); dans les autres cas, cette décision fut conditionnée par l'évaluation de scores de risque au sein desquels le niveau de la troponine sanguine était un critère central.

Aujourd'hui, devant les avantages qu'offre la troponine, très cardiosensible et cardiospécifique, certains comme *Rachel Hajar,* n'hésitent pas à suggérer que l'on range la CK-MB, le premier véritable porte-drapeau de l'infarctus du myocarde, au musée de la cardiologie.

Ainsi devenue un outil diagnostique et pronostique capital, la troponine n'échappe pour autant pas à des critiques qui trouve encore « trop longs », dans un contexte de « course contre la montre », son délai de positivité (entre la 3e et la 6e heure) et la nécessité, dans certains cas, d'enregistrer une hausse ou une baisse dans un 2e dosage.

Le *copeptide*

Le fragment C-terminal de la vasopressine, une hormone sécrétée par la neurohypophyse, se présente actuellement comme le meilleur candidat, non pour pousser à la sortie la troponine, mais pour bonifier son rendement. Ses sensibilité et spécificité étant assez médiocres en comparaison de la troponine, la précocité de sa sécrétion et la stabilité de sa concentration sanguine en font, selon de nombreux résultats d'études, un appoint de choix pour la troponine autorisant une classification du risque plus rapide et un raccourcissement encore plus poussé des séjours en soins intensifs (moins de six heures au lieu des vingt-quatre heures avec la troponine seule)[42,43,44].

La figure 9 résume les utilisations actuelles des biomarqueurs dans l'IDM.

A côté de ces biomarqueurs de la nécrose myocardique, on a aussi enregistré l'arrivée des biomarqueurs de l'inflammation (C-reactive protein ultrasensible, CRP_{us}), de l'activation neuro-hormonale (peptides natriurétiques), de la maladie veineuse thromboembolique

(D-dimères) ou encore de l'ischémie (Ischemia modofied albumin, IMA) – encore en étude -.

Les peptides natriurétiques

Ils regroupent un ensemble de protéines synthétisées à partir d'une même prohormone. Ce sont des neuro-hormones produites et sécrétées par l'oreillette (ANP), le ventricule (BNP), l'endothélium vasculaire (CNP), le rein (urodilatine) et l'intestin (guanyline). Elles ont en commun de s'opposer à la rétention hydrosodée par des actions rénales, vasodilatatrices et inhibitrices hormonales agissant sur l'aldostérone, la vasopressine et le cortisol.

C'est en 1988 que des chercheurs japonais *Sudoh T, Kangawa K* et *al* publient dans la revue *Nature*, leur découverte de la *BNP* (peptide natriurétique de type B) dans le cerveau du porc[45].

Cette découverte fut le point de départ d'une longue série de travaux qui a établi le peptide, d'une part comme un critère fondamental pour discriminer entre une dyspnée d'origine cardiaque (BNP élevée) et une dyspnée non cardiaque (BNP normale), et d'autre part comme un facteur pronostique de l'insuffisance cardiaque, des syndromes coronaires aigus ou encore des embolies pulmonaires (stratification du risque)[46,47,48,49].

Les D-dimères

Le récit sur les *D-dimères* débute en 1973 lorsque deux groupes de chercheurs rapportent quasi-concomitamment leur découverte, un produit de la dégradation de la fibrine par la plasmine. Possiblement élevées dans un nombre considérable de situations cliniques (CIVD, cancer, insuffisance rénale, obésité, infarctus du myocarde, etc.), l'utilité diagnostique des *D-dimères* dans la maladie veineuse thromboembolique repose sur leur forte valeur prédictive négative (sensibilité grande pour une spécificité médiocre) qui en font un puissant critère d'exclusion de ce diagnostic[50,51].

Evolution de la pathologie et de la pharmacologie

Le développement des outils diagnostiques a eu pour conséquence une constitution progressive et un affinage du glossaire des pathologies cardiovasculaires. Avec une enquête des systèmes et un examen physique mieux conduits, des investigations ayant gagné en fiabilité, commodité et reproductibilité et des confrontations anatomo-cliniques plus larges: ce furent là autant d'éléments pertinents qui permirent une compréhension et une interprétation crédibles des causes, des mécanismes et des lésions. A la clé, peu à peu, on évolua vers une véritable modélisation de la démarche diagnostique.

Concomitamment à l'amélioration des outils du diagnostic, la cardiologie doit aussi son essor à la révolution thérapeutique (pharmacologique, interventionnelle et chirurgicale).

Avant d'entrer à l'ère moderne, la pharmacologie, à l'instar de l'ensemble des dispositifs idéologiques qui encadraient les comportements et les activités humains, dut rompre ses liens encombrants avec la philosophie et la religion, tourner le dos à une préhension divinatoire et mystique des phénomènes de vie et s'engager résolument dans la voie de l'empirisme et de l'expérimentation.

Un faisceau d'arguments nous permet de croire que des effets psychopharmacologiques de drogues hallucinogènes ont aidé les mages et les prophètes à asseoir la notoriété autour de leurs séances de mysticisme, mais aussi participé à la construction d'un certain nombre de légendes et de mythes: ainsi serait-on parvenu à alimenter, des siècles durant, de fausses mais solides prétentions de communication avec les dieux.

Une rupture antithétique fut opérée, quelques temps, par *Hippocrate*, *Heraclide* et surtout *Galien*. Après une vive imprégnation aux thèses égyptiennes, ces médecins grecques et romains lièrent désormais la maladie à un déséquilibre entre les humeurs, et fondèrent alors sa thérapie sur le rétablissement de l'équilibre à l'aide des « remèdes » ayant des effets inverses aux symptômes observés. En lieu et place des prières de pénitence et des autodafés, la saignée, les purgatifs, les sudorifiques et les émétiques, utilisés pour évacuer l'excès de l'une des humeurs et purifier le corps, constituèrent les premiers pas de la pharmacologie.

Ce bel élan, qu'on eût pu marquer comme le début de l'empirisme et de l'expérimentation, fut stoppé au Moyen-âge au cours duquel l'Occident replongea, redisons-le, dans un obscurantisme encore plus féroce qu'aux époques préhippocratiques. La « longue nuit » occidentale connut la résurgence, dans le domaine sanitaire, d'odieuses et débilitantes pratiques proposées aux malades pour les délivrer de la possession des démons, punir leurs transgressions ou quêter le pardon d'un Dieu ubiquitaire. A côté, les méthodes évacuatrices et purificatrices continuèrent d'être appliquées mais on observa la multiplication des compositions - la plus célèbre étant la Thériaque - se targuant d'avoir des propriétés de guérison miraculeuses. L'occasion faisant le larron, on assista à la naissance du métier d'apothicaire.

La pilule fut amère pour les médecins mais il y eut des mains de souverains pour applaudir et signer des agréments à de fieffés charlatans.

Paracelse, au XVIᵉ siècle, est considéré comme le père de la pharmacologie et de la toxicologie[52]. Faisant de la maladie, non plus un déséquilibre des humeurs, mais un désordre chimique enregistré sur des organes spécifiques à l'intérieur du corps, ainsi provoqua-t-il l'écroulement des théories galiennes et des pratiques qui en avaient découlées. La thérapie, désormais, consista à donner au malade une « quintessence » extraite pour chaque maladie.

Le *Codex Medicamentarius Parisiensis,* publié en 1638, figure parmi les premiers recueils officiels de médicaments.

Dans le domaine des maladies cardiovasculaires, les égyptiens exploitèrent bien les effets diurétiques de la scille; la saignée ou encore les médicaments de la Thériaque, affublés de propriétés omni-compétentes, aidèrent aussi à soigner les maladies du cœur; il y eut le vin et le vinaigre pour acidifier ou fluidifier le sang, les cordiaux et les alexitères pour « rétablir la composition du sang et des esprits animaux », un peu avant la « poudre de momie » très appréciée par les rois de France pour leurs effets bienfaisants sur les douleurs et les caillots sanguins.

Nous tenant assez loin de l'exhaustivité, dès à présent, parmi les grands groupes syndromiques qui ont progressivement enrichi la nosologie cardiovasculaire, nous allons nous intéresser à l'athérosclérose, à la thrombose, à l'hypertension artérielle et à l'insuffisance cardiaque du point de vue des évolutions épistémologiques qui ont accompagné leur intellection et leur prise en charge. Malgré les liens évidents qui existent entre l'athérosclérose et la thrombose (du moins au niveau des artères), nous avons choisi de les raconter séparément car cela nous aidera à mieux introduire deux familles pharmacologiques différentes: les anticholestérolémiants et les antithrombotiques (anticoagulants et antiagrégants plaquettaires).

L'athérosclérose

Des études paléopathologiques sur des momies égyptiennes ont clairement montré que les lésions athérosclérotiques constituaient déjà, en ces temps anciens, une préoccupation sanitaire. Qu'il s'agisse des examens radiographiques effectués dès 1897 par *W. M. Flinders Petrie*[53], puis, à plus grande échelle par *P. H. K. Gray*[54], ou encore des dissections faites par *Marc Armand Riffer* (1910)[55] et *A. T. Sandison* (1964)[56], toutes ces investigations ont mis en évidence d'importantes calcifications artérielles et des lésions athéro-thrombotiques étendues et précoces. Sur vingt momies d'adultes du musée de Leyde, quatre avaient des calcifications extensives des artères des membres inférieurs. La plus célèbre de ces radiographies est sans conteste celle de la momie de *Ramsès II* (mort à 92 ans), transportée en France en 1976, à la demande de l'Égypte, pour y subir un traitement antimycotique contre un champignon qui la détruisait. Elle montra, en effet, d'importantes lésions d'athérome calcifiées au niveau des carotides et des fémorales (figure 10).

C'est encore de cette civilisation que nous tenons la première description de ce qui semble bien être un infarctus du myocarde. Un passage du papyrus *Ebers* (-1550) s'énonce comme suit:

> « *Si tu examines un patient qui se plaint de la région cardiale (ro-ib), tandis qu'il souffre dans son bras, dans sa poitrine, sur le côté de la région cardiale, et qu'on dit à son propos: c'est la maladie-ouadj; tu devras dire à son sujet: c'est quelque chose qui est entré par sa bouche et c'est la mort qui le menace. Tu prépareras pour* »

lui une médication bienfaisante de plantes... qui sera cuite dans de la graisse et bue par le patient. Tu étendras ta main sur lui jusqu'à ce que sa douleur disparaisse. Tu diras: cette douleur est descendue dans les intestins jusqu'à l'anus et il est hors de question que je renouvelle le traitement » (Ebers n° 191).

Par sa localisation et ses irradiations, comment ne pas rattacher cette douleur à un infarctus du myocarde en voie de constitution? Même cette symptomatologie digestive ne saurait remettre en cause cette hypothèse car son intrication à des infarctus du myocarde par occlusion de l'artère coronaire droite est assez fréquemment décrite.

Comment ne pas le reconnaître: plus de 30 siècles avant lui, un ancêtre de *William Heberden* avait donc bel et bien décrit un tableau d'infarctus du myocarde!

Dans le rapport médico-légal qu'il fait en 1931, après avoir examiné la momie de la princesse *Teye* (-1000), *A. R. Long* décrit, sur le cœur de la cinquantenaire, la présence de zones compatibles à une nécrose myocardique; *Horemkenesi*, prêtre funéraire du temple de *Ramsès III*, mort vers -1050, semble aussi avoir été foudroyé par un infarctus du myocarde au cours de l'une de ces tournées d'inspection que lui imposait sa stressante fonction de contrôleur des travaux dans les chantiers royaux: il y a ainsi un certain nombre de récits antiques, qu'il s'agisse de l'Antiquité égyptienne, grecque ou romaine, pour attester de la réalité de la pathologie liée à l'athérosclérose et à la thrombose à cette époque.

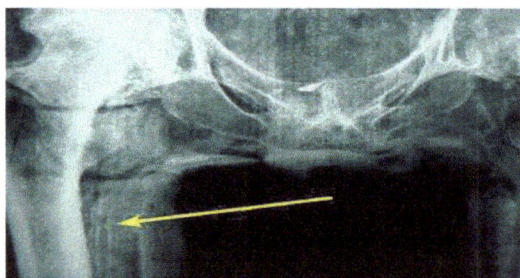

Figure 10.-Radiographie du bassin de Ramsès II: calcifications des artères fémorales. Radiographie de Marcel Bucaille (Bucaille M. Les Momies des pharaons et la médecine. Paris: Séguier Éd. 1987).

Happée par la longue amnésie qui enveloppa les cerveaux fous du Moyen-âge occidental, il faudra attendre le XVIIIe siècle pour voir ressusciter cette description. Inspirés, comme qui dirait, par des esprits égyptiens, *Giovanni Maria Lancisi, Nicolas-François Rougon* et surtout *William Heberden,* rivalisèrent de précision dans leurs récits respectifs sur le ressenti des victimes de l'angine de poitrine. Le dernier, *William Heberden,* est considéré comme le père de la maladie angineuse et crédité d'en avoir fait la description la plus complète à partir d'une vingtaine de cas. Et ce fut bien lui qui donna le nom d'angine de poitrine à ce tableau. Sa publication, parue le 21 juillet 1768, s'est faite sous le nom d'*Angina pectoris*[57].

L'origine coronaire de l'affection fut l'œuvre d'*Edward Jenner* qui, autopsiant des personnes décédées au décours de douleurs angineuses, observa que leurs cœurs présentaient des coronaires calcifiées.

Ainsi donc indiscutablement établie comme une lésion ubiquitaire aussi bien dans le temps que l'espace, avec l'appui des pathologistes, certains ont intégré l'athérosclérose comme une partie irréductible de l'«histoire naturelle » de la paroi artérielle. Comme dans beaucoup de phénomènes, ce qui est fait cause n'est plus souvent qu'un facteur – intrinsèque ou extrinsèque – doté d'une capacité d'influer sur un accomplissement soit en le ralentissant, soit en l'accélérant. L'histoire nous enseigne donc que l'athérosclérose n'est point, *stricto sensu*, comme l'ont hâtivement supposé certains, une maladie du monde moderne. Ce dernier, en permettant aux hommes de vieillir et en leurs donnant accès à de nombreuses largesses sur le choix du mode de vie, ne peut avoir été, tout au plus, qu'un simple accélérateur. Par ailleurs, plus présente en tant que préoccupation de la conscience humaine, aussi celle-ci eut-elle à cœur de se doter d'outils assez précis pour traquer l'athérosclérose jusque dans ses stades précliniques.

Histoire de la physiopathologie de l'athérosclérose

Ici, nous allons davantage nous attarder sur l'évolution des idées sur l'implication du cholestérol dans la physiopathologie de l'athérosclérose.

Les premières idées sur l'existence d'un système de transport des graisses dans la circulation des animaux émergent en 1665 avec *Boyle* qui observe qu'après un repas riche en graisse, le contenu des conduits chylifères prend un aspect d'émulsion lacté et que lesdits conduits rejoignent la circulation sanguine après un trajet thoracique. En 1774, *Hensen* confirme la nature graisseuse de cette émulsion et un peu plus d'un siècle plus tard, en 1914, *Gage* et *Fish* décrivent les chylomicrons, de petites particules d'environ 1μm de diamètre retrouvées en abondance dans le sang dans les heures qui suivent un repas riche en graisse.

La saga du cholestérol commence véritablement en 1758 avec *François Poulletier de la Salle*. Travaillant sur les calculs biliaires, le médecin chimiste y décèle une substance organique dont les caractéristiques physico-chimiques vont être précisées plus tard, en 1815, par *Chevreuil*. Ce faisant, ce dernier lui donne le nom de « cholesterine » (de deux dérivés grecques *chole* qui veut dire bile et *stereos* qui veut dire solide).

En 1833, *Baudet* retrouve la « cholestérine » dans le sang. Cholestérol, l'appellation actuelle, fut donnée par *Marcellin Berthelot* en 1859 après qu'il ait mis en évidence des groupes hydroxyl (-OH) sur la « cholestérine ».

Jusqu'aux premières décennies du 19e siècle, la croyance demeure que le sang d'un animal à jeun était composé uniquement d'albumine, ignorant les résultats de *Kauder* qui, en 1886, au cours d'une expérience avec du sulfate d'ammonium saturé à 50%, était parvenu à isoler dans le sang, en plus de l'albumine, des globulines. On ne prêta pas plus d'attention aux travaux de *Nerking* (Allemagne, 1901), de *Haslam* et *Chick* (Grande-Bretagne, 1913) qui annonçaient qu'une bonne fraction des protéines sanguines était liée à des lipides. Il fallut attendre 1929 pour que *Michel Machebœuf*, reprenant le procédé de *Kauder* à l'Institut Pasteur de Paris, arrive à isoler du sérum de cheval une substance stable et hydrosoluble dont l'analyse lui révèle qu'elle était composée de 59% de protéines, de 18% de cholestérol et de 23% de phospholipides (41% de lipides!). Nommée « lecithalbumine », puis « α-globulines », la composition de cette substance se montre plus tard similaire à celle des HDL que nous connaissons aujourd'hui.

Voici que le champ de recherche eut le coup de pouce d'un programme sanitaire mis en place au *Havard Medical School* pour fournir les services de santé des armées en produits sanguins pendant la 2e guerre mondiale! En dehors de l'albumine et des γ-globulines, essentielles à la prise en charge des blessés, l'équipe dirigée par *Cohn* isola aussi les autres protéines constitutives des différentes fractions de l'électrophorèse des protéines plasmatiques; il se révéla que certaines, comme les fractions III et IV, contenaient des lipides.

Dans les travaux qui suivirent cette découverte, *Gofman* et *al* (*University of Berkeley*, 1949), *Oncley* et *al* (1950) et *Kare Berg* (1963) vont décrire les caractéristiques des VLDL, HDL, LDL et Lp(a).

Ensuite, il fallut entreprendre la tâche d'identification des apopeptides, ces protéines qui étaient attachées aux lipoprotéines. De 1967 jusqu'au milieu des années 1970, *Fredrickson* et *al* décrivent clairement quatre peptides: les apopeptides A, B, C et E (tableau 2). La plupart de ceux-ci étaient synthétisés par le foie ou l'intestin. Par leur implication dans le métabolisme des VLDL et des LDL, les apopeptides B100 et E ne tardèrent pas à se révéler particulièrement importants en clinique.

Apolipoprotéine	Distribution	Fonction
A-1	HDL et chylomicrons	Structurale, active LCAT, efflux du cholestérol
A-II	HDL, chylomicrons, VLDL	Structurale, efflux du cholestérol
B-100	VLDL, IDL, LDL	Structurale, ligand du récepteur
B-48	Chylomicrons	Structurale
C-I	Chylomicrons, VLDL, IDL, LDL	Inhibe CETP, active LCAT
C-II	Chylomicrons, VLDL, HDL	Active LPL
C-III	Chylomicrons, VLDL, HDL	Inhibe LPL
E	Chylomicrons, VLDL, HDL	Ligand récepteur

Tableau 2.-Les apolipoprotéines du plasma humain: distribution et fonctions (VLDL: lipoprotéines de très faible densité; LDL: lipoprotéines de faible densité; HDL: lipoprotéines de forte densité; IDL: lipoprotéines de densité intermédiaire; LPL: lipoprotéine lipase; CETP: protéine de transfert des esters de cholestérol; LCAT: lécithine-cholestérol ester transférase.

En 1974, *Michael Brown* et *Joseph Goldstein* isolèrent les récepteurs du LDL en charge de l'endocytose de ce composant.

Des travaux de synthèse commencés par *Fredrickson* et *Gordon* (1958), et *Olson* et *Vester* (1960), conduisent, en 1970, à l'élaboration du schéma d'ensemble du transport des lipides dans l'organisme des mammifères. Ses grandes lignes s'énoncent comme suit[58,59]:

- Les chylomicrons, forme de transport des triglycérides d'origine intestinale, empruntent le système lymphatique pour rejoindre la circulation sanguine. Au niveau des tissus adipeux et musculaire, sous l'action de la lipoprotéine lipase attachée à l'endothélium des capillaires, ils sont réduits par hydrolyse en acides gras libres et en remnants des chylomicrons. Les premiers pénètrent dans les tissus sous-jacents qui les réestérifient sous forme de triglycérides de réserve (tissu adipeux) ou les utilisent comme substrats énergétiques (tissu musculaire). Grâce à des récepteurs reconnaissant les apopeptides E, les remnants des chylomicrons ou β-VLDL (édifices résiduels enrichis en apopeptides B48 et E) sont captés par le foie; celui-ci les dégrade en acides aminés et cholestérol. Le cholestérol, contenu dans les lysosomes des hépatocytes, connaît un destin variable entre la sécrétion dans la bile (composant des sels biliaires), l'incorporation aux VLDL qui sont sécrétés dans le sang via l'appareil de Golgi ou la réestérification en triglycérides de stockage.
- Les VLDL, la forme de transport des lipoprotéines d'origine hépatique, sont composés de cholestérol, de phospholipide, de triglycéride, d'apopeptide B100 et d'une fraction marginale d'apopeptide E. Au niveau du tissu adipeux et du muscle, ils connaissent le même sort que les chylomicrons. L'hydrolyse par la lipoprotéine lipase produit tout aussi des remnants des VLDL ou β-VLDL hépatiques appelés IDL (édifices résiduels enrichis en apopeptides B100 et E). Deux voies métaboliques s'ouvrent aux IDL: soit une capture par le foie via les récepteurs B/E ou récepteurs LDL (plus grande partie), soit une dégradation sanguine par la lipase hépatique (petite partie). C'est la dégradation des IDL qui conduit aux LDL.
- Les LDL circulants sont captés principalement par le foie, mais aussi par l'ensemble des tissus grâce aux récepteurs B/E.

- Les HDL naissantes, des structures discoïdales composées de molécules de phospholipides, de cholestérol et d'apopeptides, ont une double origine hépatique (rattachées à l'apopeptide E) et sanguine (rattachées aux apopeptides A-1 et C). Les HDL doivent être considérés comme des « éboueurs » en charge de la soustraction du cholestérol des cellules périphériques. Grâce à l'action de la Lecithine Cholesterol Acyl-Transférase (LCAT), les HDL, s'enrichissant en esters de cholestérol, se transforment en HDL3, puis HDL2. Ces conversions qu'on nomme aussi transport « reverse » du cholestérol retournent le cholestérol dans le foie en vue de son élimination dans la bile et les sels biliaires. Les HDL2 sont principalement reconnus par les hépatocytes via le récepteur A-I.

Avec cet énoncé, le cholestérol finissait donc, pour ainsi dire, de dévoiler sa double origine hépatique et intestinale (digestive). La synthèse endogène était déclenchée en période jeun et ralentie en période d'apport par le biais d'une modification de l'activité de l'HMG-CoA réductase. Chez l'homme, il fut démontré que la production endogène excède toujours l'apport digestif du cholestérol: ce qui présageait de l'efficacité des molécules inhibitrices de l'HMG-CoA réductase lorsque viendrait l'ambition de baisser la cholestérolémie.

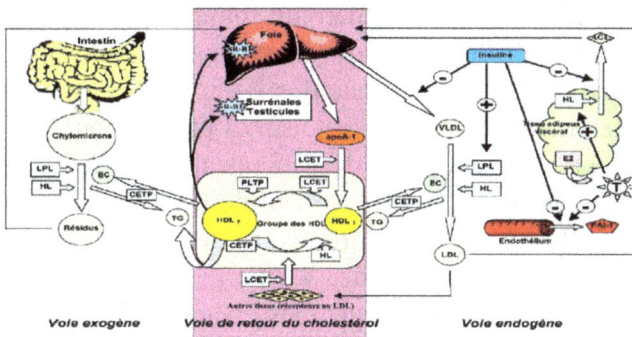

Figure 11.-Représentation schématique du métabolisme des lipides (VLDL: lipoprotéines de très faible densité; LDL: lipoprotéines de faible densité; HDL: lipoprotéines de forte densité; TG: triglycérides; EC: esters de cholestérol; AGL: acides gras libres; LPL: lipoprotéine lipase; HL: lipase hépatique; CETP: protéine de transfert des esters de cholestérol; LCET: lécithine-cholestérol ester transférase, PLTP: protéine de transfert des phospholipides).

Pourquoi avoir marqué un arrêt aussi prolongé sur l'évolution des connaissances sur le métabolisme du cholestérol? Pourraient se demander certains. *Adolf Windaus* (1928), *Konrad Emil Bloch* et *Feodor Lynen* (1964), *Robert Burns Woodward* (1965), *Derek H. Barton* et *Odd Hassel* (1969) et six autres Prix Nobel de Chimie et de Médecine, au cours du 20ᵉ siècle, n'avaient-ils pas pour domaine de recherche le cholestérol? Un tel dynamisme en même temps que sa valorisation trouvent peut-être leur explication autour des apports décisifs qu'eurent ces résultats sur la résolution d'une préoccupation angoissante de la « vraie vie » du point de vue de sa compréhension et de sa prise en charge.

Avant celle des thérapeutiques que l'homme trouva pour la traiter, permettez-nous de relater l'histoire de l'érection de l'athérosclérose au rang de maladie.

Trois maladies principales découlent d'un désordre dans le métabolisme des lipoprotéines: l'athérosclérose, la xanthomatose et la maladie d'Alzheimer.

Bien que désigné par ce terme seulement en 1904, à Leipzig par le Dr *Felix Jacob Marchand*, l'athérosclérose connaît en réalité sa première description au 15ᵉ siècle par *Leonardo da Vinci*. Puis, en 1856, *Adolf Virchow* identifie la plaque d'athérome comme sa lésion fondamentale, construite par la « prolifération des fibres musculaires lisses, associée à une accumulation de tissu conjonctif et de lipides[60] ». A la fin du 19ᵉ siècle, deux théories s'opposent sur l'explication de la plaque d'athérome. La première, dite de l'incrustation et défendue par *Carl Von Rotansky,* associe l'épaississement de l'intima avec un dépôt des couches de fibrine, suivi d'un afflux de lipides attirés par les fibroblastes. Dans la deuxième, *Virchow* maintient sa théorie de l'inflammation qui voulait que les réactions dégénératives qui survenaient sur la paroi artérielle soient provoquées par une lésion mécanique.

Toutefois, malgré cette opposition, les deux écoles ne considérèrent pas moins les maladies cardiovasculaires comme une conséquence inévitable de l'âge, accordant une influence tout juste marginale aux facteurs environnementaux.

En 1910, *Rudolf Windaus*, biochimiste et Prix Nobel de Chimie en 1928[20], nota que la plaque d'athérome aortique contenait vingt fois plus de cholestérol qu'une paroi aortique normale. Trois ans plus tard (1913), *Nikolai Anichkov,* à Saint Petersburg, remarqua que des lapins recevant une ration riche en graisse (œufs mélangés à l'huile d'olive) développaient une hypercholestérolémie, peu avant des lésions de la paroi artérielle similaires à celles de l'athérome[61].

La première tentative d'extrapolation de ces résultats à l'homme survient l'année d'après à Java en Indonésie lorsqu'un médecin allemand, *Cornelis de Langen*, publie une étude dans le journal médical des indes allemandes dans laquelle il constate un décalage significatif dans la survenue des évènements liés à l'athérosclérose entre les indonésiens ayant un régime essentiellement végétarien et les occidentaux ayant une alimentation riche en viande et en produits gras[62]. Ce lien entre le régime alimentaire, le cholestérol et les maladies cardiovasculaires se resserra davantage avec la publication d'essais épidémiologiques conduits pendant la 2e guerre mondiale[63,64,65.66].

Ceux-ci observèrent, en effet, que les populations européennes vivant sous le régime de rationnement (restrictions touchant la viande, le lait, les œufs et le beurre) étaient moins sujettes aux maladies cardiovasculaires en comparaison de l'époque des opulences ayant précédé la guerre. Dans le même temps, ils notèrent que la mortalité due aux maladies cardiovasculaires était restée haute aux Etats-Unis, un pays qui n'avait pas connu les souffrances sociales de la guerre dans son territoire. Toutefois, se refusant à faire du cholestérol l'unique coupable de cette situation, bon nombre de chercheurs suggérèrent l'existence d'autres facteurs agissant en concomitance pour augmenter l'incidence des maladies cardiovasculaires.

Les spéculations ne s'estompèrent qu'après la publication des résultats de la cohorte de Framingham[67,68]. Malheureusement pour ce travail pionnier en épidémiologie cardiovasculaire, faute de technique fiable pour la mesure du LDL à son début, les premiers résultats parus en 1960 ne soulignèrent que le rôle protecteur du HDL.

L'Etude des Sept Pays ambitionna de corriger cette entorse[65]. Conduit dans un certain nombre de pays du Sud et du Nord de l'Europe, aux Etats-Unis et au Japon, entre autres résultats auxquels elle aboutit, il ressortit que les maladies coronariennes étaient plus fréquentes chez les sujets qui associent une hypercholestérolémie supérieure ou égale à 2.5 g/L à une hypertension artérielle. La même observation était faite dans le groupe où la ration calorique était assurée avec des acides gras saturés. Malgré des critiques formulées contre elle (nous y reviendrons), l'Etude des Sept Pays va ouvrir la réflexion sur l'impact de la baisse du cholestérol sanguin sur l'efficacité du train de mesures servant à la prise en charge des maladies cardiovasculaires.

L'histoire des statines

L'épistémologie encadrant l'édifice du projet de baisse de la cholestérolémie étant construite, il y eut des essais qui simulèrent son efficacité. Pour la suite, il resta à trouver des armes pour aider les médecins à mener la lutte.

La recherche et l'industrie s'y engouffrèrent dès les années 1950, piochant dans la trentaine de réactions chimiques qui, partant l'Acétyl Coenzyme A, conduisaient à la synthèse du cholestérol. Si la D-thyroxine, les œstrogènes et le triparanol montrèrent bien une efficacité hypocholestérolémiante chez l'animal, ils s'affichèrent plus par leur nocivité chez l'homme. Le dernier en particulier, introduit dans le marché américain en 1959, ne mit pas long à en être exclu du fait de ses nombreux effets indésirables (notamment oculaires). Agissant plutôt au stade final de la réaction, son administration était associée à une accumulation de maints stérols intermédiaires dans le sang.

En 1955, *Rudolf Altschul*, un pathologiste canadien, établit les propriétés hypocholestérolémiantes de l'acide nicotinique (à la fois sur le cholestérol et les triglycérides). Il y eut des résines échangeuses d'anions (cholestyramine), la néomycine, le tiedenol; puis le clofibrate un peu avant les statines.

Le clofibrate est une découverte anglaise de l'*Imperial Chemical Industries* mise sur le marché en 1958. La molécule donna lieu à la synthèse d'autres « fibrates » dans les années 1960, mais tous eurent un effet mitigé sur la baisse de la cholestérolémie.

La première statine est mise en lumière en 1973[69].

Il s'appelait *Akira Endo*.

En 1968, le jeune chercheur vient de boucler deux ans d'étude aux Etats-Unis sous l'encadrement de *Bernard Horecker,* un immense biochimiste professant à l'*Albert Einstein College of Medicine* de New-York city. Il rentre dans son Japon natal et est engagé par les *Sankyo Research Laboratories* à la Noko University de Tokyo. Le projet autour duquel il s'investit tout de suite vise en réalité un débouché agricole. En effet, les agriculteurs nippons étaient confrontés à une maladie qui frappait les fermes et réduisait les récoltes. Pour répondre à cette préoccupation, *Akira* s'engage alors sur la recherche d'un nouvel antibiotique qui aurait exercé son effet en perturbant le métabolisme lipidique au niveau de la paroi de la bactérie mise en cause dans ce désastre agricole. Sa cible est la HMG Coenzymze A réductase.

En 1973, le chercheur et *Kuruda,* un concitoyen, avaient déjà testé des milliers de colonies bactériennes lorsqu'ils tombent sur le *Penicillium citrinum*, la bactérie qui leurs permet d'isoler la citrinine. La substance montre une forte action inhibitrice sur leur enzyme-cible, mais en même temps, sa toxicité constitue sa limite. Point du tout découragé, le duo continue ses travaux en cherchant à obtenir une substance tout aussi efficace, mais moins toxique. Finalement, en Juillet 1973, il parvient à isoler trois métabolites actifs parmi lesquels la compactine.

Les termes d'*Akira Endo* pour s'émerveiller devant la compactine: « …I had set my sights on finding a competitive inhibitor of HMG-CoA reductase, and compactin seemed to be a wonderful gift from nature. »

Tout de suite après, *Michael Brown* et *Joseph Goldstein* vérifient *in vitro* l'efficacité de cette substance sur une culture de fibroblastes de patients atteints d'hypercholestérolémie familiale, une maladie dans laquelle la régulation de la HMG Coenzyme A réductase est détériorée.

Il faut toutefois encore attendre jusqu'en août 1976 pour voir la compactine être positionnée comme molécule-candidate à la pharmacopée humaine …la faute à un caprice que les *Laboratoires Sankyo* vont regretter amèrement. En effet, du jour au lendemain, ses dirigeants, n'étant plus convaincus des chances de succès du projet d'*Akira*, cèdent ses résultats à d'autres laboratoires. L'un de ceux-ci, les

Merck Research Laboratories, confie le projet à ses équipes et, sous le pilotage de *Michael Brown* et *Joseph Goldstein*, elles ne tardent pas à lui présenter des conclusions plus que probantes. Sans perdre une minute, le laboratoire américain se rapproche de l'US *Federal Drug Approval* pour y introduire une demande d'accréditation de sa compactine.

Dix mois plus tard, *Merck* met sur le marché la première statine commercialisée sous le nom de « Lovastatine[70] ».

Et la saga de la nouvelle famille médicamenteuse de s'emballer avec la publication des résultats des études de prévention secondaire en post-infarctus avec la simvastatine (4S, 1994)[71], la pravastatine (CARE et LIPID, 1996 et 1998 respectivement)[72,73] et la rosuvastatine (ASTEROID, 2006)[74]. Il y eut aussi des études de prévention primaire (WOSCOPS, AFCAPS, HPS, ASCOT-LLA, CARDS)[75,76,77,78,79] pour étendre l'intérêt des statines chez les patients présentant un risque cardiovasculaire significatif.

La place de l'ezitimibe est aujourd'hui aménagée comme adjuvant dans les cas d'hypercholestérolémie non contrôlée par la statine. Nous n'évoquerons pas ici, les derniers moyens dans cette quête de baisse pharmacologique du cholestérol: les inhibiteurs de la PCSK9, un très puissant anticholestérolémiant!

Depuis le lancement de la lovastatine, une bonne demi-douzaine d'autres statines a vu le jour. La substance d'*Akira Endo*, un « bactériologiste agricole », est maintenant le médicament le plus rentable au monde, génératrice de plus de vingt-cinq milliards de dollars par an, consommée par plus de trente millions de patients. Un tel élargissement de son utilisation lui vaut aujourd'hui d'être sans cesse objet de suspicion et de controverse tant il est vrai que l'inflation des indications et de la consommation transporte immanquablement avec elle un risque accru d'enregistrer des effets indésirables.

Osons gager que le japonais a été très en joie en voyant ses amis américains, *Brown* et *Goldstein*, partager le Prix Nobel de Médecine et de Physiologie en 1985 sans une seule pensée pour lui[80]…

La thrombose

L'histoire de la thrombose artérielle, sans conteste, est tout à fait superposable à celle de l'athérosclérose que nous venons de relater. A côté de la sténose, la thrombose n'est-elle pas qu'un mode d'expression – le plus bruyant et le plus grave – de l'athérosclérose? Pour une bonne partie de notre exposé ici, revenant sur ce qui a été dit sur l'athérosclérose, nous pouvons donc raisonnablement assumer que la thrombose est une entité anatomopathologique qui sévit chez l'homme depuis des temps immémoriaux.

En ce qui concerne les thromboses du secteur veineux, *Y. Kort* et *al*, dans « *De Raoul à Virchow, 600 ans d'histoire*[81] », constatent qu'en dehors d'un certain nombre de descriptions anecdotiques, aucune mention n'en est faite à travers les écrits, les peintures, les fresques, ou les sculptures antiques, encore moins dans la bible ou dans les écrits des médecins arabes.

Le premier cas de thrombose veineuse est rapporté en 1271 par *Guillaume de Saint Pathus,* un moine franciscain. Il concerne un jeune homme venu à la consultation du docteur *Henri du Perche* - un chirurgien français -, pour un « œdème unilatéral de la cheville remontant jusqu'à la cuisse ». Pour coller au paradigme qui sous-tend la médecine de cette époque, le récit ne manque pas de mentionner que le patient aurait miraculeusement trouvé la guérison après quelques jours de recueillement sur la tombe de *Saint Louis.* Au XVIe siècle, les œdèmes des membres inférieurs avec des ulcères chroniques des jambes dont a souffert *Henri VIII* pourraient bien, eux aussi, correspondre à un syndrome post-phlébitique. De même, il est possible que la peinture de *Delilah* faite en 1610 par *Peter Paul Rubens* dans son œuvre « *Samson et Delilah* », montrant une femme avec une anomalie du sein droit associée à des déformations articulaires, soit une représentation d'un syndrome de Mondor (thrombose d'une veine thoracique). Vers la moitié du XVIe siècle, *Thomas Willis* rapportait les résultats de l'autopsie d'un enfant décédé dans un tableau de céphalées et de convulsions cadrant parfaitement avec une thrombose veineuse cérébrale. Pour finir, le phénomène « d'œdème fébrile du membre inférieur du post-partum » était bien connu au cours des XVIIe et XVIIIe siècles. Le modèle explicatif de l'époque, assurément faux comme il dénommait cette présentation clinique « jambe de lait » et les rattachait alors à la migration du lait au niveau de la jambe, semble bien avoir correspondu à des thromboses veineuses.

L'histoire de la thrombose veineuse profonde et de l'embolie pulmonaire résonne avec les noms de *Harvey, Virchow, Morgagni, Laënnec, Trendelenburg, de Bakey* et de bien d'autres grands médecins de l'époque. Entre la description précise de la circulation sanguine que fait *Harvey* en 1628 et le tragique rapport d'autopsie par lequel *Morgagni* présente un cas fatal d'embolie pulmonaire au début du XVIIIe siècle, constatons qu'il s'est passé plus de deux cent ans! Plus de deux cent ans pour que le célèbre anatomo-pathologiste, voyant d'énormes caillots dans les artères pulmonaires d'un patient décédé soudainement, s'écrie: « *Où donc est la maladie qui a produit tout ça?* ». *Laënnec* et *Cruveilhier*, des contemporains de *Morgagni*, ne purent pas aller plus loin que ces descriptions horribles d'« un arbre vasculaire pulmonaire totalement rempli de caillots sanguins ».

C'est à la deuxième moitié du XIXe siècle que vont apparaître les premières explications de la pathologie. En 1856, *Rudolph Virchow*, un physiologiste allemand, travaillant avec les résultats de *Cruveilhier*, construit la triade éponyme: la stase veineuse, la lésion de la paroi et l'hypercoagulabilité sont alors décrits comme le *primum movens* de la physiopathologie de la maladie veineuse thromboembolique[82]. Poursuivant son inférence, *Virchow* énonce qu'une fois constitué sur la paroi d'une veine, le thrombus peut s'en détacher, migrer grâce au courant sanguin et atteindre les vaisseaux d'autres organes. Comme cela est encore le cas aujourd'hui, c'est autour de cette migration qu'il situa le principal danger qui se greffe à l'évolution de la thrombose veineuse.

En 1872, *Trendelenburg,* un grand chirurgien germanique, observe que nombre de ses patients opérés qui décédaient montraient des caillots dans les artères pulmonaires. Pour les sauver, il n'hésita pas à réaliser une thoracotomie parasternale gauche et à inciser les artères pulmonaires pour extirper ces caillots. Les suites opératoires furent invariablement décevantes: les deux patients qui purent sortir du bloc moururent en moins de quarante-huit heures. Quelques temps plus tard, en 1924, *M. Kirchner*, un protégé de *Trendelenburg*, réussit la première embolectomie. La présentation de son opération au cours d'une conférence de la société allemande de chirurgie laissa l'auditoire ébahi.

Présent à cette présentation alors qu'il n'était que résident, *Alton Ochsner* raconte qu'après elle, ce qu'on appela alors volontiers « technique de *Trendelenburg* » devint un geste auquel eurent couramment recours les chirurgiens allemands pour lutter contre l'embolie pulmonaire, une complication grave, soudaine et instantanée qui sévissait dans les salles d'hospitalisation, emportant des patients convalescents après des gestes opératoires parfois banals. Sur les trois cent malades opérés que contint son registre, au bout de quelques années de cette pratique, il constata que seulement dix étaient encore en vie[83]. De tels résultats se multipliant çà et là, des voix s'élevèrent pour demander un meilleur encadrement des indications de ce geste.

Ochsner et *M. de Backey,* marquant leur préférence pour la recherche des moyens de prévention de l'embolie pulmonaire, imaginèrent qu'une ligature de la veine-cave inférieure préviendrait efficacement la migration du thrombus vers le cœur droit et les artères pulmonaires. On était en 1932 et, deux ans après, *Homans,* en réalisant la première ligature de veine (sur la veine fémorale) pour prévenir l'embolie pulmonaire, consacra le concept de thromboprophylaxie par ligature. Le filtre cave apparaît au cours des années 1960 comme un modèle raffiné de ce geste.

C'est encore *Ochsner* qui énonça, à la suite de la ligature veineuse, un autre train de mesures poursuivant le même dessein de prévention (bas de contention, mobilisation précoce, stimulation musculaire et anticoagulant).

Pendant longtemps, les choses se passèrent encore comme si la maladie veineuse thromboembolique eût été une préoccupation essentiellement du milieu chirurgical. Tandis que l'application des mesures préventives et la surveillance des signes cliniques de thrombose veineuse et d'embolie pulmonaire s'établissaient en hantise dans ce milieu, motivant la constitution de recommandations de plus en plus robustes, le milieu médical continua d'afficher son peu d'intérêt sur le sujet. Pourtant les « médicalistes » auraient dû se méfier parce qu'en 1865, *Armand Trousseau*, médecin et homme politique français, avait déjà noté le lien entre la thrombose veineuse et le cancer. La réflexion fut d'autant plus complexe en médecine que les cas de figure cliniques y étaient diversifiés. Les observations initiales dégagèrent une première constante: la maladie veineuse thromboembolique touchait, pour l'essentiel, les malades immobilisés et/ou alités quels que soient les motifs de leur hospitalisation. C'est secondairement qu'on incrimina certaines situations cliniques en particulier. Mais il fallut encore attendre la publication des résultats de l'étude MEDENOX en 1997 pour voir le milieu médical prendre pleinement conscience du danger que faisait planer l'embolie pulmonaire dans ses salles d'hospitalisation. D'un autre côté, l'étude ressortit aussi les bénéfices rattachés à une politique structurée de prévention, de détection et de traitement de cette maladie[84].

Les derniers mythes, se rapportant à l'« immunité » de certaines races, tombèrent avec l'accroissement de la disponibilité des outils diagnostiques (Doppler vasculaire, CT-scan) en Afrique subsaharienne et en Asie. Dès cet instant, la maladie veineuse thromboembolique devint une préoccupation œcuménique, concernant le monde et l'hôpital dans leur globalité.

La prise en charge de l'embolie pulmonaire, une urgence menaçant aussi le pronostic vital, réclama les mêmes impératifs de célérité dans le diagnostic et l'instauration du traitement que l'infarctus du myocarde. Mimant la même démarche que dans cette maladie, les cliniciens eurent aussi à cœur de disposer de biomarqueurs pour les aider à faire rapidement le diagnostic ou au moins à l'exclure (D-dimères) dans les plus bref délais; la construction de scores de probabilité diagnostique pour discriminer au milieu d'une présentation clinique peu spécifique ne fut pas en reste; des techniques ultrasonographiques, radiographiques et scannographiques constituèrent des moyens fiables et reproductibles pour arriver au diagnostic positif. En amont il y eut des propositions concluantes pour identifier et prendre en charge le risque thromboembolique.

Les moyens thérapeutiques efficaces contre la thrombose, qu'elle soit artérielle ou veineuse, ont progressivement émergé au fur et à mesure que se peaufinait la compréhension des mécanismes physiopathologiques de cette lésion. Chacune des molécules que contient le panier des médicaments antithrombotiques - comme on peut les nommer à bon escient – a donc construit son empire sur l'idéal de compétition et d'antagonisme vis-à-vis des facteurs qui favorisent la formation du thrombus.

L'héparine

La découverte de la molécule d'héparine est l'œuvre d'un étudiant de deuxième année de médecine, *Jay Maclean*, en stage dans le laboratoire de physiologie du docteur *William Henry Howell*. On est en 1916, à l'*Université de Johns Hopkins*. Effectuant un devoir de son enseignant sur la détermination des propriétés coagulantes de la céphaline, le jeune apprenant découvre que d'autres phospholipides, contenus dans des hépatocytes de canidés, avaient plutôt un effet inverse prolongeant le temps de coagulation. Par la suite, il arrive à extraire l'antithrombine, une substance à laquelle *W.H. Howell* et *Luther Holt*, en s'inspirant de l'appellation grecque du foie, donnent le nom « Héparine ». La première forme est commercialisée six ans plus tard, mais les effets indésirables, en rapport avec les nombreuses impuretés encombrant le principe actif, obèrent les résultats de la molécule. En 1933, *David Scott* et *Arthur Charles* (Toronto) démontre que le poumon et l'intestin des bovins sont plus riches en héparine que le foie. *Johann Erik Jorpes* isole le principe actif en 1936 et en détermine la formule chimique. C'est en 1937 que l'héparine est introduite pour la première fois dans l'arsenal pharmacologique de l'homme. Les premiers usages sont effectués en chirurgie cardiaque pour prévenir la survenue des thromboses post-opératoires. A cet effet, *Jorpes et Crafoord* publient un article favorable dans le *Journal of the American Medical Association* sur des résultats de la thromboprophylaxie[85].

L'héparine est un inhibiteur indirect de la thrombine et du facteur Xa; elle ne peut pas être administrée par voie orale; sa biodisponibilité est médiocre et sa posologie variable d'une personne à l'autre et, sur le même individu, au cours du temps en raison notamment de sa fixation aux protéines de l'inflammation. Une surveillance biologique est donc indispensable.

Les héparines de bas poids moléculaires (HBPM)

Elles arrivent en 1982. En tant que formes ultra-purifiées de l'héparine, elles n'en conservent que les chaînes disaccharidiques les plus courtes. Les HBPM présentent un certain nombre d'avantages au rang desquels une meilleure biodisponibilité permettant une injection sous-cutanée à posologie adaptée au poids, sans adaptation ultérieure à un test biologique. Cliniquement, elles ont un plus faible risque de thrombopénie; elles se sont montrées marginalement supérieures à l'héparine non fractionnée dans le traitement de la maladie thromboembolique veineuse et ont permis le traitement ambulatoire des thromboses veineuses et, tout récemment, celui des formes d'embolie pulmonaire à risque de mortalité ou de complication faible[86].

Le Fondaparinux

La molécule a été développée dans les années 1990. Il s'agit d'un produit de synthèse chimique de la séquence pentasaccharidique responsable de la liaison à l'antithrombine présente dans certaines chaînes d'héparine. Ne possédant plus de chaîne disaccharidique, elle ne se lie plus à la thrombine et constitue ainsi un inhibiteur spécifique du facteur Xa. Cette inhibition est encore indirecte puisqu'elle nécessite une liaison du fondaparinux avec l'antithrombine. D'un maniement encore plus simple que les HBPM – posologie simplifiée, suppression de la surveillance plaquettaire -, il partage avec elles une élimination par voie rénale et une administration sous-cutanée. Le fondaparinux est également la première molécule à viser la non-infériorité et non la supériorité vis-à-vis des molécules de référence que sont l'héparine non fractionnée et les HBPM[86]. Cette molécule est donc venue élargir la pharmacopée des antithrombotiques sans constituer une nouvelle révolution.

Les antivitamines K (AVK)

Tout est parti, en 1921, des étables de consultation des vétérinaires américains et canadiens où les praticiens observent de nombreux cas de décès de bétail à la suite d'hémorragies intestinales inexpliquées. Des investigations les conduisent à incriminer l'aliment du bétail: le trèfle doux attaqué par la moisissure. Huit ans plus tard et à quelques milliers de kilomètres, un biochimiste danois, *Henrik Dam*, signale des décès similaire dans un élevage intensif de poulets; corroborant les résultats de *Quick* en 1937, il note que les victimes avaient toutes une baisse du temps de prothrombine. En plus, il constate que l'administration de solutions liposolubles faites à base de feuilles d'épinard ou de choux, de jaune d'œuf et de foie de porc se montrait efficace dans la prévention de ces catastrophes. Il dénomme sa solution « vitamine K » (K pour koagulation): une substance qu'*Edward A. Doisy* isole en 1939.

Henrik Dam et Edward reçoivent le prix Nobel de la Médecine en 1943 pour la synthèse de la vitamine K[20].

La découverte de la vitamine K, une molécule efficace contre des hémorragies survenant sur le bétail, a été contemporaine de celle des AVK. En effet, en février 1933, *Karl Paul Link,* informé de la mise en accusation du trèfle mou moisi par les vétérinaires nord-américains, analyse des hématomes sur le cadavre d'un veau qui en avait consommé. Il démontre que les hémorragies sont liées à une réaction chimique, catalysée par des champignons microscopiques, aboutissant à une transformation de la coumadine, une substance normalement produite par le foie, en dicoumarine. En juin 1939, *Harold A. Campbell* isole le dicoumarol (4-hydroxycoumarine), molécule que *Mark A. Stahmann, Karl Link* et *Charles F. Huebner* synthétisent deux années plus tard. C'est en 1941 que la *Mayo clinic* lance des essais sur des chiens, puis sur des malades hospitalisés.

En Février 1944, *Evans*, un médecin américain, publie son article sur le *New England Journal of Medecine* présentant les résultats de l'administration des AVK à 56 malades. Une année plus tard, une équipe chirurgicale dirigée par *De Barker* présente des résultats excellents de ces molécules sur la prévention des accidents thromboemboliques en chirurgie.

L'utilisation des AVK est modélisée par deux médecins new-yorkais: *Shepard Shapiro* et *Murray Weiner*.

L'équipe de *Link* synthétise un dérivé dix fois plus actif que le dicoumarol, la warfarine (warf pour Wisconsin Alumni Research Foundation et arin pour dicoumarine). *Meunier* et son équipe synthétisent la phenylindanedione en France; *Basel, Montigel* et *Pulver* découvre l'acénocoumarol en 1955.

Contrairement à l'héparine, les AVK agissent, non sur les facteurs de coagulation activés, mais en inhibant leur synthèse, ce qui implique un délai d'action inadapté aux situations d'urgence. De plus, ces molécules ont une grande variabilité interindividuelle; elles interagissent avec l'alimentation et un grand nombre de médicaments et leur posologie doit être adaptée aux résultats de l'INR[86]. Pour résoudre certains de ces problèmes, les nouveaux anticoagulants arrivèrent au début des années 2000: le dabigatran (un inhibiteur de la thrombine), le rivaroxaban et l'apixaban (deux inhibiteurs du facteur Xa). Un peu après, ce furent des antithrombiniques directs, dérivés de l'hirudine, qui firent leur apparition sur le marché (lepuridine, désiudine et bivalrudine).

Les fibrinolytiques

Les fibrinolytiques agissent en activant le plasminogène. Nonobstant une utilisation chez l'homme plus décalée que celle de la streptokinase, l'urokinase est bien le premier fibrinolytique découvert. On est alors en 1861 lorsque le couple *Ernst Wilhelm Von Brücke,* des physiologistes autrichiens, décrit les propriétés protéolytiques de l'urine. Il faudra attendre 1947 pour que *Gwyn Macfarlane* isole l'urokinase à Oxford, et 1965 pour avoir ses premières formes commerciales.

La streptokinase, quant à elle, est isolée à partir d'un bouillon de streptocoques ß-hémolytiques du groupe C: une œuvre de *William Tillet* et *Raymond L. Garner* de l'école de médecine Johns Hopkins en 1933. La première administration humaine a lieu en 1947.

C'est en 1949, à Denver, que *Kurt N. Von Kaulla* et son épouse proposent, pour la première fois, le recours aux enzymes fibrinolytiques pour le traitement des thromboses.

Après l'urokinase et la streptokinase, on a isolé des substances de seconde et de troisième générations: la thromboclase (extraite du placenta humain), l'APSAC (forme acétylée de la streptokinase), l'altéplase (activateur tissulaire du plasminogène) et des pro-urokinases (reteplase, tenecteplase, lanoteplase, monteplase, pamiteplase, desmoteplase, etc.).

L'aspirine

Les hommes connaissent les salicylates depuis l'antiquité puisqu'aussi bien les sumériens (-5000) que les égyptiens (-2000), mentionnent l'utilisation des feuilles et de l'écorce de *Salix alba* (saule) dans leur pharmacopée.

Le premier article sur les salicylates est l'œuvre *Edward Stone*, un religieux anglais. On est en avril 1763, à la *Royal Society of Medicine* et le titre du sujet en dit long sur son contenu: « Report on the success of willow bark in fever.[87] » Soixante-dix ans plus tard, en 1829, *Pierre-Joseph Leroux* isole la salicyline, le principe actif de l'écorce de saule.

Des équipes italiennes et allemandes développent des méthodes pour obtenir l'acide salicylique, mais c'est *Felix Hoffman* qui est considéré comme le père de l'aspirine. En poste dans le laboratoire créé par *Friedrich Bayer*, le 10 Octobre 1897, il synthétise une substance avec des qualités de pureté, de stabilité, d'efficacité et de tolérance digestive plus grandes. Le premier Février 1899, *Bayer* brevète la substance sous l'appellation « Aspirine ». Il développe sa production en France, aux Etats-Unis et, partout, les ventes explosent.

Jusque-là présenté comme un analgésique, anti-inflammatoire et antipyrétique, dans les années 1950, *Lawrence Craven*, un médecin généraliste, constate que ceux de ses patients qui, pour calmer des douleurs post-opératoires (après une tonsillectomie), abusaient de l'aspergum qu'il leurs prescrivaient étaient plus souvent réhospitalisés pour hémorragie: l'aspirine contribuait donc aussi à prolonger le temps de saignement; une action que *Harvey J. Weiss, L. M. Adelort* et *John R. O'Brien* confirment en démontrant son effet antiagrégant plaquettaire en 1968. Ce travail d'avant-garde annonça les grandes études randomisées qui lui ont fait suite et démontré le bénéfice de l'aspirine dans la prévention des accidents thromboemboliques – surtout artériels -, la récurrence des infarctus du myocarde et des AVC ischémiques[88,89,90,91].

Aujourd'hui le médicament le plus consommé dans le monde avec plus de 40 000 tonnes vendues annuellement, c'est seulement en 1971 qu'une équipe anglaise, *John Vane* et *Priscilla Piper,* a décrit dans le détail le mécanisme d'action de l'aspirine: une inhibition de la synthèse des prostaglandines plaquettaires qu'ils nommèrent « voie de l'inhibition de la cyclo-oxygénase ».

Vane, avec *Sune Karl Berström* et *Bengt Samuelsson*, gagnèrent le prix Nobel de la Médecine en 1982[20].

Jusque dans les années 1980, l'héparine, les héparines de bas poids moléculaire, le fondaparinux, les antivitamines K, les fibrinolytiques et l'aspirine furent les seules membres de la famille des antithrombotiques. Ce fut avant que d'autres molécules n'arrivent progressivement sur le marché, actives sur d'autres cibles spécifiques de la réaction en chaîne qui aboutit à la thrombose. On peut citer: les inhibiteurs des récepteurs de l'adénosine diphosphate (thiénopyridines), les inhibiteurs de l'interaction fibrinogène-glycoprotéines IIb-IIIa, etc.

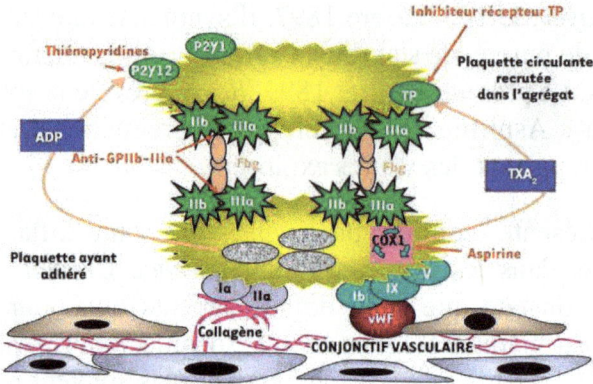

Figure 12.-Cibles des médicaments anti-agrégants plaquettaires. Le thromboxane A_2 et l'ADP, activateurs plaquettaires, sont les cibles respectives de l'aspirine et des thiénopyridines. De leur côté, les anti-GPIIb/IIIa empêchent l'agrégation plaquettaire en inhibant la fixation interplaquettaire du fibrinogène (Fbg).

Des travaux ne cessent de mettre en lumière les nombreux avantages de ces médicaments, et de modéliser les schémas de leur administration. Une méta-analyse de *S. Yusuf*, parue en 1988, colligeant toutes les études randomisées sur la thrombolyse intraveineuse en phase aiguë de l'infarctus du myocarde, a démontré l'efficacité de la thrombolyse administrée de manière précoce (avant la sixième heure) et la potentialisation de cette efficacité par l'aspirine[89].

L'hypertension artérielle: de la maladie au traitement

Comme le dit si bien *Nicolas Postel,* l'histoire de l'hypertension artérielle illustre à merveille les grandes mutations de la pratique médicale à la charnière des 20e et 21e siècles. Bien qu'étroitement liée à elle, elle ne se confond cependant pas à la phylogénèse instrumentale de la mesure de la pression artérielle, le paramètre clinique qui a permis de la définir (voir ci-dessus).

Après le travail des « ingénieurs-physiologistes », l'opération fut délicate de passer d'une annotation physiologique à la notion de maladie. Dans une médecine alors soumise au paradigme anatomo-clinique, cette exigence de dialogue entre la physiologie et la clinique, nous l'avons dit plus haut, fut particulièrement houleuse. Lorsque *Magendie* énonce qu'au lieu de la simple et stérile annotation des signes, il faut créer une médecine expérimentale plus apte à fournir des informations crédibles sur le mécanisme des altérations morbides, ses idées sont vécues par *Laennec, Corvisart* et tous les cliniciens fort attachés à la gestuelle quasi-magique de l'inspection, de la palpation, de l'auscultation et de la dissection, comme une déclaration de guerre. Ne s'arrêtant pas là, l'impertinent enfonce le clou de la provocation en estimant que « les phénomènes pathologiques ne sont que des phénomènes physiologiques modifiés ».

Les premiers cliniciens qui mesurèrent de façon régulière la pression artérielle de leurs malades, lisant des chiffres sur des graduations d'un appareil fiable, eurent comme première surprise, la grande variabilité de ces chiffres sur le même individu et surtout leur lien avec un certain nombre de facteurs comme le stress, l'émotion, l'âge, le rythme circadien ou encore le tabagisme.

Dix-huit cent soixante-deux, on est en France: sensibilisé sur l'énorme potentiel qui se cache dans la physiologie grâce à sa connivence avec *Marey*, un jeune cardiologue agrégé exerçant à l'Hôtel-Dieu, *Pierre Potain*, va réclamer la création d'un laboratoire dans son service clinique. Contre toute attente, quoique très osée pour l'époque, sa demande rencontre l'assentiment de l'administration de l'établissement. Pendant une vingtaine d'années, *Potain* multiplie les mesures de la pression artérielle et, en 1902, au terme d'un méticuleux travail d'enregistrement et d'analyse, il publie la première monographie sur ce paramètre: « *La pression artérielle de l'homme à l'état normal et pathologique.*[92] »

Assez loin de lui l'ambition de reconnaître une maladie nouvelle, *Potain* visait plus simplement la saisie de « la réalité de la pression artérielle dans un groupe de malades souffrant de onze maladies bien distinctes et connues ». Les chiffres de pression artérielle qui n'étaient, selon sa propre expression, alors que « les témoins d'un état », comment croire, comme un témoin ne saurait être un coupable, qu'il ait eu en idée de concevoir une élévation de la pression artérielle en termes de maladie?

A la lecture de cette publication, *Victor Basch*, en Allemagne, va s'avancer par une boutade qui suggérait de renverser les rôles des chiffres et des maladies; c'est-à-dire d'imaginer que l'élévation de pression artérielle puisse être un fait primitif capable de déterminer la lésion des artères. Suivant cette posture, *Louis Gallavardin* travailla et publia en 1910, un ouvrage au titre révélateur: « *La tension artérielle en clinique. Sa mesure, sa valeur sémiologique.*[93] » Il y décrit l'hypertension artérielle comme une maladie véritable, à l'origine de nombreux états pathologiques. En 1913, *Theodore Caldwell Janeway* se fait l'auteur d'une étude épidémiologique menée sur un échantillon de 870 patients présentant une pression artérielle supérieure à 160 mmHg[94]. Le suivi à un an lui permet de noter une mortalité de 24%. La corrélation entre l'hypertension et l'insuffisance ventriculaire gauche est établie à Cambridge par *Thomas Clifford Allbutt:* on est en 1915. Ensuite, *David Ayman* et *Joseph Pratt* de Boston décrivent l'histoire naturelle de l'hypertension essentielle, en définissant les premiers signes de ses complications. Leur travail se fait un an après que *Charles Laubry* ait énoncé, en 1930, que l'« augmentation de la pression artérielle était la marque d'un désordre profond de la circulation sanguine ».

Peu étudiées par les historiens de la médecine, la reconnaissance, puis l'identification de l'hypertension artérielle et de maints facteurs de risque cardiovasculaires ont fortement bénéficié des activités des compagnies d'assurance-vie. En effet, dès le milieu du 19e siècle, pour individualiser leurs contrats en fonction de l'état de santé du sujet, les assureurs s'appuient sur les médecins pour « établir une statistique du destin » dans une transaction financière qui se fondait sur la durée probable de la vie d'un homme à partir d'un jour donné. Ainsi émergea une nouvelle forme du regard médical, non plus sollicité pour examiner et soigner l'individu en proie à la maladie, mais pour sonder des sujets sains venus à lui pour évaluer leur avenir sanitaire. En 1832 déjà, le « médecin examinateur » se constitue comme un acteur central dans l'élaboration des questionnaires et la consignation minutieuse des antécédents personnels ou familiaux et des relevés des données anthropométriques.

Ce sont les praticiens des compagnies d'assurance nord-américaines qui, les premiers, mettent de l'emphase sur la morbidité rattachée à l'hypertension artérielle et indiquent les limites physiologiques de la pression artérielle. C'est ainsi qu'en 1922, la *Metropolitan Life Insurance Company* de New-York, conduisant une vaste campagne de mesure de la pression artérielle sur 8000 individus assurés, fait réaliser un total de 500.000 mesures de ce paramètre[95]. Leur analyse trouve que le décès de 722 abonnés, âgés entre 20 et 60 ans et ayant eu une pression artérielle systolique moyenne de 171.03 mmHg, était trois fois plus importante que chez les sujets « normotendus ». La multiplication de tels résultats aboutit à l'exclusion des contrats d'assurance des sujets présentant des chiffres de tension artérielle systoliques excédant 142 mmHg.

Ainsi donc, la « conscience » de l'hypertension artérielle et des autres facteurs de risque cardiovasculaires a poursuivi, suivant une des logiques fondatrices de l'approche néoclassique en santé, des desseins de discrimination à l'échelle de l'individu. Rapidement adoubé à une perspective comportementaliste, la mise à l'écart du « mauvais risque » assurantiel put se justifier en accusant l'individu, libre-arbitre de ses conduites, d'avoir fait le choix imprudent de « dilapider son capital-santé » ou de « brûler la chandelle ».

Franklin Roosevelt en détonateur!

Le souci de « venir en aide » aux sujets porteurs de facteurs de risque cardiovasculaires se développa à l'occasion de la grande émotion qui parcourut le monde entier: la mort de *Franklin Roosevelt*. En effet, le douze Avril 1945, alors que les alliés se préparent à envahir Berlin, le tout-puissant président des Etats-Unis et l'un des acteurs centraux de la deuxième Guerre Mondiale quitta si soudainement la scène que le moral des troupes lancées à l'assaut du nazisme en prit un coup. Grand tabagique et bon vivant dans une Amérique opulente, *Howard G. Bruenn,* son cardiologue, lui avait diagnostiqué une maladie de Bright, une glomérulopathie associée à une hypertension artérielle sévère et à un œdème papillaire. La veille du drame, le praticien affirme que la pression artérielle du président culminait à 300/190 mmHg!

Le cancer du sein avec *Angelina Jolly* et *France Gall*, et le SIDA avec *Magic Johnson* et *Charlie Sheen* n'ont donc rien inventé car quelques décennies avant, grâce à cette célèbre victime, voilà exactement comment l'hypertension artérielle parvint à attirer la plus grande attention sur elle en tant que « tombeur des puissants ». Le 16 Juin 1948, *Harry Truman*, le remplaçant de *Roosevelt*, signe le « National Heart Act ». Dans ce document célèbre pour l'hypertension artérielle, le Congrès américain vote une déclaration qui fait date: « *Whereas the Congress hereby finds and declares that the Nation's health is seriously threatened by diseases of the heart and circulation, including high blood pressure... These diseases are the main cause of death in the United States and more than one in every three of our people die from them...* ».

La maladie des « mauvais risques » devint soudain une préoccupation thérapeutique majeure dans l'univers médical.

A cette époque, un certain nombre de « moyens thérapeutiques » sans aucune preuve d'efficacité existaient déjà. Après l'électrothérapie par rayons violets (expérimentée par *Arsonval* en 1896), l'irradiation des glandes surrénales (préconisée par *Cottenot* en 1913), la luminothérapie, l'inhalation de l'oxygène, l'ingestion des eaux minérales ou encore la somnothérapie, la pharmacopée antihypertensive eut encore l'acétylcholine, le benzyl benzoate, la papavérine, le phénobarbital, l'iodure de potassium, la trinitrine, l'aminophylline, etc. Mais quand bien même il arrivait que certains de ces usages anecdotiques ait un effet, la brièveté de celui-ci, associée à la toxicité des substances, rendirent leur utilisation aventureuse.

En 1925, la Clinique de Mayo (Rochester) avec *Leonard G. Rowntree* et *Alfred W. Adson* réalisèrent la première sympathectomie lombaire bilatérale chez un patient présentant une hypertension artérielle maligne: ce fut-là le point de départ d'une odyssée thérapeutique qui vit la maladie hypertensive devenir une pathologie de la neurochirurgie. *Max Minor* avec 1500 interventions et *Reginald H. Smithwick* avec 2500, les dénervations supradiaphragmatiques représentèrent le traitement recommandé des hypertensions malignes avec hypertrophie ventriculaire gauche.

Les premières drogues ayant prouvé une efficacité hypotensive apparaissent après la deuxième Guerre Mondiale: ne devrions-nous pas dire après le décès de *Roosevelt*? Elles comptèrent un grand nombre de diurétiques (chlorothiazide, spironolactone), des centraux (méthyl dopa); mais il fallut attendre le milieu des années soixante pour voir arriver les bêtabloquants, les années quatre-vingt les inhibiteurs calciques et les inhibiteurs de l'enzyme de conversion. Un peu plus tard, les antagonistes des récepteurs de l'angiotensine 2 apparurent, peu avant les inhibiteurs de la rénine qui, aujourd'hui, cherchent encore leur chemin.

Les diurétiques

Les praticiens de l'Egypte pharaonique ont exploité, en plus de prières appropriées, les propriétés diurétiques de la scille pour le traitement de ce qu'ils nommaient « l'inondation du cœur ». Parmi les scènes de cure attribuées au dieu *Asclépios* au Temple d'Epidaure, on rapporte le cas d'une jeune fille venue de Sparte avec une énorme anasarque; pour la traiter, le divin guérisseur de la Grèce antique fit pendre son corps par les pieds et lui coupa la tête; lorsqu'elle se fut vidée de son « fluide », on la remit sur ses pieds et replaça sa tête. Même comme ils adoptèrent une conception empiriste de la maladie, mettant à l'étroit ces pratiques divinatoires, *Hippocrate* et ses partisans ne furent pas moins preneur de ce principe d'évacuation des fluides en excès. Pendant le Moyen-âge, aussi bien arabe qu'occidental, et la Renaissance, nombre de plantes et de minéraux (radis, genévrier, cannelle, aneth, armoise, etc.) utilisés pour « délivrer des esprits » et « évacuer les humeurs » en excès présentèrent aussi incidemment une certaine efficacité dans le traitement des congestions. Entre la consommation des aliments secs et âcres (exemple: du pain immergé dans du vin noir et de l'huile, viande bouillie avec du vinaigre, etc.), les saignées (scarifications, sangsues, ventouses), les bouillotes, l'exercice physique, les émétiques, les laxatifs ou encore le jeun: tant de moyens et d'autres furent couramment appliqués pour « décongestionner » les corps et les cœurs jusqu'à l'avènement, au cours du 20e siècle, des substances ayant un effet diurétique avéré.

Entre les digitaliques et les dérivés mercuriels, les deux premières substances véritablement diurétiques, il s'est bien écoulé un siècle et demi (de 1775 à 1919). Le développement des diurétiques a coïncidé avec l'évolution des connaissances sur la physiologie du rein et le rôle joué par cet organe dans le mécanisme d'accumulation des fluides dans l'organisme. On est en 1949 lorsqu'apparaissent les sulfanilamides.

L'utilisation des thiazidiques et du furosémide pour le traitement de l'hypertension artérielle est advenue près d'une décennie après que les deux molécules aient intégré la prise en charge de l'insuffisance cardiaque (1957 et 1960 respectivement). Cela correspond à la démonstration de leur effet sur la réduction des résistances périphériques par *Edward David Freis*. Le chercheur, en recevant le Prix Lasker en 1971[96,97], aura ces propos: « *En plus de baisser la pression artérielle, l'hydrochlorothiazide a aussi fortement augmenté la réponse aux autres antihypertenseurs. Combinées à ce diurétique, des doses faibles même de ces drogues permettent de baisser la pression artérielle de façon durable chez la majorité des patients...* ».

L'indapamide, une substance découverte en 1968 et apparentée aux thiazidiques, n'a de cesse de tailler des croupières à sa devancière et de montrer tous ses bénéfices, notamment dans la prévention des accidents vasculaires cérébraux et même de l'ensemble des évènements cardiovasculaires (étude PROGRESS)[98] et dans la réduction de la mortalité chez les sujets âgés (≥80 ans dans l'étude HYVET)[99].

Les bêtabloquants

L'avènement des bêtabloquants est intimement lié aux recherches sur le système adrénergique. Exploitant les résultats de *Henry H. Dale* (Prix Nobel de Médecine en 1936) sur l'acétylcholine, *Raymond P. Alquist*, enseignant de pharmacologie au *Georgia Medical College*, énonce le concept des récepteurs adrénergiques. A l'origine, les résultats de ses travaux décrivent deux types de récepteurs α et β selon leur réponse aux sympathomimétiques. Ils sont accueillis avec un grand scepticisme et personne ne put rien y changer jusqu'à ce que *Powell* et *Slater* découvre le dichloroisoproterenol (DCI) en 1958. Certains attribuent cette découverte, la même année, à *Neil C. Moran* et *M. E. Perkins,* mais qu'importe? Il reste qu'en montrant la capacité à induire un blocage sélectif de la réponse physiologique de l'isoprotérénol, un sympathomimétique ayant justement comme médiateur, selon *Alquist*, les β-récepteurs, cette découverte indiqua que de tels récepteurs existaient effectivement chez l'homme. On nomma fort opportunément le DCI β-bloquant. Son utilisation clinique est malheureusement obérée par son effet sympathomimétique intrinsèque important.

Quatre ans plus tard, à Glasgow, un – autre - pharmacologue écossais, *James W. Black,* émet une hypothèse qui énonçait qu'en antagonisant l'effet des catécholamines sur le myocarde, des bêtabloquants appropriés permettraient de réduire la consommation en oxygène du myocarde et, par-là, soulageraient de la douleur angineuse. Il s'écarte donc résolument de la posture qui, jusque-là, privilégiait des mesures visant la restauration du débit cardiaque. Au cours de ses travaux, *W. Black* parvient à synthétiser, tour à tour, le pronéthalol et le propranolol. Le premier, synthétisé en 1960 et mis sur le marché trois ans plus tard, conserve encore un effet sympathomimétique intrinsèque et surtout se montre cancérigène chez la souris. C'est cela qui justifie son retrait du marché quelques temps après, remplacé en 1965 par le propranolol. Le nouvel arrivant est un bêtabloquant non sélectif plus efficace et ayant moins d'effets indésirables que son devancier. Très vite, l'inderal (son nom commercial) surclasse la trinitrine dans la prise en charge de l'angor; son utilisation s'étend à certaines arythmies et au phéochromocytome.

James W. Black est fait Prix Nobel de la Médecine en 1988[20].

L'évolution de la classe thérapeutique s'est poursuivie ensuite par la différenciation des effets β1 et β2, et α1 et α2.

En 1967, sur la base d'une affinité différenciée en fonction des tissus, *Lands* et son équipe se font auteurs de la distinction des récepteurs β1 et β2. Ainsi définissent-ils les bêtabloquants cardiosélectifs comme ceux qui, à faible dose, bloquent les récepteurs β1 cardiaques tout en ayant un effet moindre sur les récepteurs β2 bronchiques et vasculaires; à forte dose, les deux types de récepteurs sont inhibés.

Après le practolol retiré du marché, l'aténolol (1976) répond si bien à cette « commande de bêtabloquant idéal » au point de surclasser le propranolol et devenir le « médicament du cœur » le plus vendu dans le monde.

Et comment advint leur indication dans l'hypertension artérielle?

Bien que sous-entendue avec le pronéthalol et prouvée avec le propranolol (*Prichard et Guillam*) dans les années 1960, l'indication des bêtabloquants dans l'hypertension artérielle resta timide jusqu'en 1982 et la publication de la « *Veterans Administration Cooperative Study Group on Hypertensive Agents* » (VACSHA) qui intègre les bêtabloquants dans le panier des médicaments antihypertenseurs[100].

L'évolution de la classe thérapeutique s'est poursuivie ensuite par la différenciation des effets β1 et β2, et α1 et α2.

En 1967, sur la base d'une affinité différenciée en fonction des tissus, *Lands* et son équipe se font auteurs de la distinction des récepteurs β1 et β2. Ainsi définissent-ils les bêtabloquants cardiosélectifs comme ceux qui, à faible dose, bloquent les récepteurs β1 cardiaques tout en ayant un effet moindre sur les récepteurs β2 bronchiques et vasculaires; à forte dose, les deux types de récepteurs sont inhibés.

Après le practolol retiré du marché, l'aténolol (1976) répond si bien à cette « commande de bêtabloquant idéal » au point de surclasser le propranolol et devenir le « médicament du cœur » le plus vendu dans le monde.

Et comment advint leur indication dans l'hypertension artérielle?

Bien que sous-entendue avec le pronéthalol et prouvée avec le propranolol (*Prichard et Guillam*) dans les années 1960, l'indication des bêtabloquants dans l'hypertension artérielle resta timide jusqu'en 1982 et la publication de la « *Veterans Administration Cooperative Study Group on Hypertensive Agents* » (VACSHA) qui intègre les bêtabloquants dans le panier des médicaments antihypertenseurs[100].

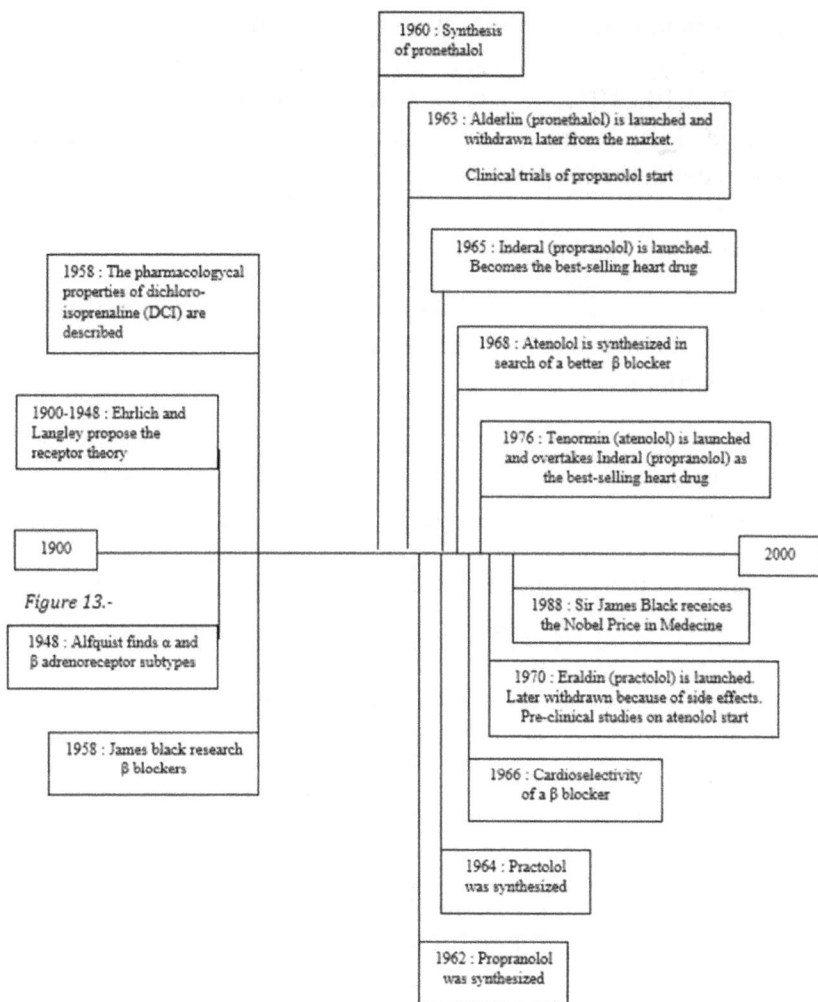

Figure 13.-Chronologie des inventions dans la famille des bêta-bloquants: la longue odyssée des récepteurs adrénergiques à la synthèse du propranolol et de l'aténolol.

A l'heure actuelle, on dénombre près d'une quinzaine de molécules de cette classe. Toutefois, une méta-analyse conduite par *Carlberg B* a failli mettre un bémol sur ce bel élan en remettant en cause l'efficacité antihypertensive de l'aténolol lorsque comparée aux autres classes de drogues [101]. En effet, à sa suite, beaucoup ont tôt fait de considérer cette conclusion comme une faiblesse tributaire de toute la classe thérapeutique.

En vérité, les bêtabloquants restent indiscutablement en première ligne dans les cas d'hypertension associée à un angor ou à une insuffisance cardiaque [102,103,104,105,106,107,108]. Il en est de même en post-infarctus [109,110], mais ils sont moins efficaces dans la prévention primaire des évènements vasculaires cérébraux.

Les inhibiteurs calciques

L'histoire des inhibiteurs calciques est étroitement liée aux essais sur la conservation des organes vivants *in vitro* et à la recherche sur le potentiel d'action.

Bien que survenu trois ans après une expérience - moins affinée - de *Karl Hugo Kronecker* sur un cœur de tortue, le modèle princeps est l'œuvre de physiologistes allemands.

Nous sommes au laboratoire de physiologie de l'*Université de Leipzig* en 1866. *Karl Friedrich Ludwig* et *Elie de Cyon* entreprennent de maintenir en vie un cœur de grenouille excisé de l'animal. Pour cela, ils plongent l'organe ainsi isolé dans un cylindre de leur invention, contenant du sérum de sang de lapin maintenu à une température constante entre 18° et 26°.

Plus d'une décennie plus tard (en 1883), à Londres, *Sidney Ringer*, exploitant cette « méthode de *Ludwig* », teste des concentrations progressivement croissantes de chlorure de calcium et note que cela s'accompagnait d'une augmentation de la fréquence et de l'amplitude des contractions cardiaques. C'est cela même qui le conduit à la composition du fameux soluté éponyme. Longtemps après, ces observations de *Ringer* sont confirmées, tour à tour, par *Stiles* (1901), *Sidney Harris* et *Zeljko Madjerek* (1909); puis par *Graham* (1952), *Marcelle* (1960), et *Paupe* et *Cottin* (1962).

En 1962, *Emil Bozler,* celui que tout le monde s'accorde à surnommer le « père de la physiologie du muscle lisse », démontre le rôle du calcium et de l'adénosine triphosphate (ATP) dans le potentiel d'action du muscle lisse. Au milieu des années 1960, une équipe belge conduite par *Théophile Godfraind* parvient, à partir du *khellin*, une plante herbacée méditerranéenne, à extraire plusieurs substances inhibant l'action du calcium: la lidoflazine, la cinnarizine et la chlorpromazine. Certaines d'entre-elles, administrées à des canidés, démontrent leur capacité à s'opposer à l'action d'agonistes calciques tels que l'angiotensine 2 et à provoquer une vasodilation des coronaires.

Les premières molécules synthétisées sont: le vérapamil (*Ferdinand Dangel*, 1957 à Ludwigshafen); la nifédipine (*Friedrich Bossert*, 1966 à Wuppertal) et le diltiazem (*Kugita* et al, 1971 aux USA). Mais c'est *Albrecht Fleckenstein* et *al*, travaillant dans leur laboratoire de physiologie de l'*Université de Freiburg*, qui vont fournir les détails sur leurs mécanismes d'action. Leur publication, parue en 1972, énonce les bases de l'électrophysiologie et de l'approche fonctionnelle de l'activité des canaux calciques[111].

Après avoir confirmé le rôle du calcium au niveau du couplage excitation-contraction, ces chercheurs ont distingué deux principales catégories de canaux calciques. La première, encore appelée *low-voltage activated* ou canaux T, s'active pour de faibles dépolarisations, s'inactive rapidement d'une manière dépendante du voltage, et a une petite conductance élémentaire et une perméabilité équivalente pour le calcium et le baryum: pour l'instant, il n'a pas été décrit de ligand qui leur soit spécifique. La seconde catégorie, les *high-voltage activated*, s'active pour des dépolarisations plus élevées (> -30 mV) et engendre des courants qui s'inactivent peu, ou beaucoup plus lentement: il en existe de plusieurs types dont le type L (pour long lasting). Ce travail d'identification des différents canaux calciques se poursuivit avec *Susumu Hagiwara*, un chercheur américain d'origine japonaise.

Pour désigner les molécules ayant présenté une plus grande sensibilité pour l'inhibition des canaux du type L, *Fleckeinsten,* le premier, employa l'appellation d'« antagoniste calcique ». Ce sont elles qu'on rangea dans la classe des dihydropyridines, moyens pharmacologiques très précieux en thérapeutique cardiovasculaire.

Comme avec les bêtabloquants, les inhibiteurs calciques furent utilisés, une décennie durant, uniquement comme médicament de la maladie coronarienne. Leur prescription comme antihypertenseurs débuta timidement en 1978, et c'est grâce à l'étude ASCOT qu'ils furent introduits dans le premier panier des médicaments de l'hypertension artérielle[78]. En particulier, leur association aux inhibiteurs de l'enzyme de conversion va se révéler bénéfique dans la réduction du risque de survenue des évènements cardiovasculaires et de la mortalité cardiovasculaire chez les patients hypertendus (ACCOMPLISH, BENEDICT, STAR) [112,113,114].

Les inhibiteurs de l'enzyme de conversion

La découverte des inhibiteurs de l'enzyme de conversion ou l'histoire d'un pharmacologue dresseur de serpent: ainsi pourrait-on résumer les circonstances de l'avènement de cette importante classe médicamenteuse en thérapeutique cardiovasculaire.

L'individu possesseur de ces dons exceptionnels se nomme *Mauricio Rocha e Silva*. Il est un citoyen brésilien habitant de Sao Paulo. Dès 1939, le scientifique mène des travaux sur le venin des serpents de son pays, et pas n'importe lequel: celui si dangereux du *Bothrops jararaca* au point d'être utilisé comme poison des flèches par les indiens de la forêt amazonienne. En réalité, ses travaux s'intéressent aux enzymes protéolytiques contenues dans le venin et à la physiopathologie du choc quasi-instantané que provoquait la morsure de ce serpent.

Rejoint entre-temps par deux physiologistes: *Wilson Taxeira Beraldo* et *Gestão Rosenfeld*, le trio parvient, en 1948, à mettre en évidence un lien de cause à effet entre l'inoculation du venin et l'augmentation dans le plasma d'un puissant vasodilatateur et hypotenseur: la bradykinine.

En provoquant, la sécrétion de bradykinine, la morsure de la vipère du Brésil entraînait une importante vasodilatation suivie d'une chute soudaine de la pression artérielle et d'un choc: concluront les chercheurs. Ce point de vue est renforcé lorsque les travaux de *Sérgio Henrique Fereira* découvrent la BPF (bradykinin potenciator factor), une autre substance du même venin démultipliant les effets de la bradykinine et rallongeant leur durée.

Il y a un avant et un après « bradykinine », tous les deux décisifs dans la découverte du premier médicament de la classe.

L'avant « bradykinine » est principalement marquée par la découverte de la rénine, en 1897, par *Robert Tigerstedt* et *Gustav Bergman*. Dans leur laboratoire de la *Karolinsha Institute of Stockholm*, les deux suédois ont administré cette hormone produite par le rein au lapin, avant d'observer que cela s'accompagnait d'une élévation significative de la pression artérielle. En 1934, dans une publication du *Journal of experimental Medicine, Harry Goldblatt* rapporte les résultats d'une expérience de ligature bilatérale des artères rénales de canidés, y décrivant, à son tour, une élévation de la pression artérielle[115].

En 1939, deux autres publications concomitantes, une à Buenos Aires (*Eduardo Braun Menendez*)[116] et l'autre à Indianapolis (*Irvine Heinly Pages's group*)[117], font remarquer que, loin d'être un vasoconstricteur, la rénine n'était qu'une enzyme catalysant la transformation de l'angiotensinogène (produite par le foie) en angiotensine I, cette substance-là même qui était transformée en angiotensine II, l'hormone dotée de propriétés vasoconstrictives.

L'après « bradykinine » présente comme premier acteur *Erdös Ervin G*, un physiologiste hongrois qui décrit en 1950 l'enzyme de conversion, fort justement responsable de la conversion de l'angiotensine I en un puissant vasoconstricteur: l'angiotensine II. L'année d'après, *Leonard T. Skeggs,* à Cleverland, achève la mise en lumière complète d'un système agissant dans la régulation de la pression artérielle par le rein: le système rénine-angiontensine-aldostérone. En 1968, des travaux de *John Vane* (Prix Nobel de Médecine en 1982[20]) à la *Royal College of Surgeon* montrent que le peptide de *Rocha e Silva* inhibait l'enzyme de conversion du poumon de chien.

En se basant sur ces résultats, *Vane* élabore le premier programme de recherche d'un inhibiteur de l'enzyme de conversion et le propose à un laboratoire américain (*Bristol Myers Squibb*). Quelques milliers de molécules sont déjà testés, sans succès, entre 1970 et 1973 lorsqu'en mars 1974, les chercheurs décident de suivre la piste de la carboxypeptidase A, une exopeptidase supposée avoir le même site d'action que l'enzyme de conversion.

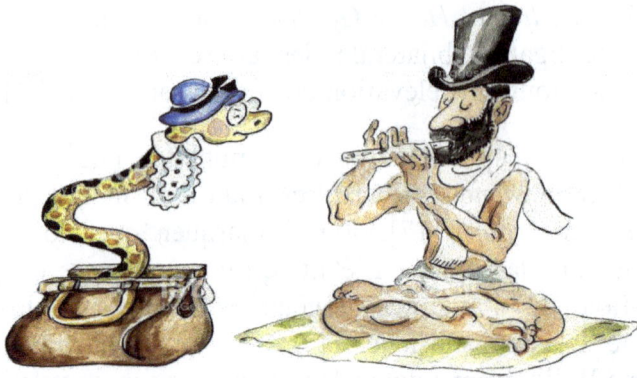

Figure 14.- Comment Mauricio Rocha e Silva convainquit Bothrops jararaca de lui livrer le secret de son venin.

Dix-huit mois s'écoulent, soixante molécules-candidates passent les tests et voilà le captopril, un médicament fêté par toute la confrérie des cardiologues. C'est en 1982 que *Donald T. Pals* publie la première étude démontrant l'efficacité du captopril dans l'hypertension artérielle de l'homme[14,96].

Ecoutons plutôt ce qu'en a pensé *Philip Poole-Wilson*, professeur émérite de cardiologie à la *National Heart and Lung Institute de l'Imperial College de Londres*: « *The discovery of the ACE inhibitors and the creation of captopril was one of the really great advances in cardiovascular medicine, alongside beta blockers, calcium channel blockers and statins. When captopril arrived, there was a lot of excitement and a feeling that acting on the renin-angiotensin system was going to be a very important step forward* ».

Depuis le captopril, plusieurs autres molécules de cette classe ont été découvertes. Des études se sont multipliées, affichant quasiment tous les grands bénéfices que cette famille apportait à la prise en charge de l'hypertension artérielle, l'insuffisance cardiaque et de maintes autres nosologies de la pathologie cardiovasculaire[118,119].

A la suite des IEC, d'autres inhibiteurs du système rénine-angiotensine ont été développés. On a ainsi eu les Antagonistes des récepteurs de l'angiotensine 2 (ARA II) qui ont précédé de peu les inhibiteurs de la rénine.

Les antagonistes des récepteurs de l'angiotensine 2 ou sartans

Il s'agit d'une nouvelle classe de molécules hypotenseures qui agissent en bloquant l'angiotensine II dans l'organisme. Leur structure, similaire à celle de cette hormone, leur permet de se lier au récepteur AT1, mais plutôt pour l'inhiber.

Le développement des sartans est un exemple typique de conception rationnelle d'un médicament, c'est-à-dire qu'à partir des connaissances sur une cible biologique, on arrive à inventer un nouveau médicament. En se fondant sur un faisceau d'arguments: les propriétés vasoconstrictrice et hypertensive de l'angiotensine II - une hormone produite au bout d'une réaction en chaîne au sein du système rénine-angiotensine-aldostérone -, l'identification des récepteurs de l'angiotensine II (AT1 et AT2) et de leur distribution dans le corps, la logique laissa supposer que devaient forcément se trouver-là des pistes de recherche de médicaments antihypertenseurs. La première cible, l'enzyme de conversion et son éclatant résultat, l'avènement des inhibiteurs de l'enzyme de conversion au cours des années 1970, confirmèrent que l'angiotensine II jouait un rôle fondamental dans la régulation de la pression artérielle et de l'équilibre hydro-électrolytique.

Puis l'intérêt se reporta sur les récepteurs de l'angiotensine II. La saralasine, un octapeptide analogue de l'angiotensine II, fut la première molécule-candidate au début des années 1970; mais les chercheurs ne purent pas en synthétiser une forme orale crédible. En 1982, des chercheurs de *Takeda*, une grande compagnie pharmaceutique japonaise, préparèrent le S-8307 et le S-8308. Les deux dérivés non-peptidiques de l'acide acétique ne répondirent pas, eux non plus, de façon décisive aux attentes des biochimistes. En effet, s'ils affichèrent une affinité et une sélectivité satisfaisantes pour les récepteurs AT1, leur demi-vie était trop brève, leur biodisponibilité orale faible et leur capacité à antagoniser les récepteurs non significative.

En recourant à des techniques de résonnance magnétique nucléaire, une équipe américaine travaillant pour le compte de la compagnie DuPont, prit cette difficulté à bras le corps pour arriver, à la fin, à modifier la structure spatiale du S-8308.

En 1986, le losartan fut le premier sartan synthétisé et les laboratoires *MERCK* purent mettre le nouvel antihypertenseur sur le marché américain dès 1995.

Passant par une technique différente, *SmithKline Beecham* développa l'eprosartan en 1992. Les valsartan, candesartan, olmésartan, telmisartan et irbesartan, des composés dix mille fois plus sélectifs pour les récepteurs AT1 que pour les récepteurs AT2, sont venus agrandir cette importante classe thérapeutique. Depuis lors, ces drogues, après avoir démontré leur supériorité en comparaison du placebo et la sécurité de leur administration (études SPICE, SCOPE ou ACCESS par exemple)[120,121,122], ont ensuite prouvé leur non-infériorité par rapport aux IEC dans la quasi-totalité des indications de ces derniers (études OPTIMAL, VALIANT ou ONTARGET par exemple)[123,124,125]. Elles se sont ainsi frayées une place comme substituant idéal des IEC dans le traitement de l'hypertension artérielle, les préventions primaire et secondaire des évènements cardiovasculaires et des néphropathies diabétiques. Par ailleurs, parce qu'ils ne s'opposent pas à la biodégradation de la bradykinine comme les IEC, ils sont peu ou pas impliqués dans la survenue de la toux et des angiœdèmes. Ces derniers, en particulier, urgences médicales s'il y en a, sont à redouter car ils comportent un risque d'obstruction des voies aériennes supérieures.

En fin 2018, une alerte mondiale fut lancée lorsqu'on retrouva des impuretés sur un lot de valsartan. Heureusement, les conséquences de cet incident furent rapidement circonscrites et donc, n'affectèrent pas la notoriété avérée, justifiée et grandissante des sartans.

Les inhibiteurs de la rénine

Une autre cible prise en chasse par les chercheurs actifs dans ce système est la rénine, l'enzyme au pied de l'édifice. Puisque l'angiotensinogène est le seul substrat connu de la rénine et que la réaction rénine-substrat est l'étape limitante du système, l'inhibition de cette enzyme se montrait théoriquement intéressante. La recherche d'inhibiteurs fut très active il y a plus d'une trentaine d'années, mais elle s'est heurtée à de grandes difficultés de mise au point. Mise en berne après la synthèse des sartans, elle n'est reprise qu'entre 2000 et 2005. L'apport des techniques de modélisation par cristallographie aux rayons X permit la synthèse de 4 molécules différentes. L'aliskiren, la première de la classe, fut mise sur le marché par *Novartis* sous le nom de Rasilez.

Les études cliniques ont démontré que l'aliskeren en monothérapie était aussi efficace dans le traitement de l'hypertension artérielle que les autres antihypertenseurs majeurs (hydrochlorothiazide, amlodipine, ramipril, valsartan, losartan ou irbésartan)[126]. La combinaison avec les autres molécules a été associée à un effet hypotenseur plus important. Par ailleurs, son administration a présenté une sécurité similaire à celle du placebo. Par contre, aucun bénéfice n'a été rapporté dans le traitement ou la prévention des évènements cardiovasculaires chez le diabétique de type 2 (étude ALTITUDE[127]) – on a même enregistré un accroissement des AVC ischémiques avec aliskeren - ni dans la réduction de la mortalité cardiovasculaire et des réhospitalisations pour insuffisance cardiaque lorsque la molécule était ajoutée aux traitements standards (études ASTRAUNOT et ATMOSPHERE[128,129]). En sus, il y eut même un risque accru d'hyperkaliémie, d'hypotension artérielle et d'insuffisance rénale dans le groupe aliskeren.

Ce sont tous ces résultats décevants qui ont conduit certains à ironiser en ces termes sur la mise sur le marché européen du rasilez: « *Ce médicament remplit la double "performance" de rendre un service médical insuffisant ou modéré et de n'apporter aucun bénéfice par rapport à d'autres molécules disponibles et servant de référence.* »

L'insuffisance cardiaque

C'est au musée de Turin, en Italie, que reposent les restes de *Nebiri,* le plus ancien insuffisant cardiaque connu de l'histoire (-3500). La majestueuse momie de la Vallée des Reines, découverte par *Ernesto Schiaparelli*, un égyptologue italien, traîne encore dans ses poumons des marques histologiques de l'œdème pulmonaire qui l'a peut-être emporté. L'hypertrophie ventriculaire gauche et l'athérosclérose coronarienne, des lésions communes dans la panoplie des causes et des facteurs associés à l'insuffisance cardiaque, ont aussi été retrouvées chez un certain nombre de ces citoyens antiques. En Orient des manuels de médecine chinoise ancienne offrent des descriptions de l'hydropisie remontant à des époques aussi reculées que -2600. Les textes médicaux de la Grèce antique et de l'Empire Romain recèlent de larges passages décrivant la dyspnée, les œdèmes et l'anasarque qui pourraient bien avoir été d'authentiques états congestifs cardiogéniques. *Hippocrate*, lui-même, a décrit les râles comme « du vinaigre en ébullition », allant jusqu'à suggérer qu'on puisse les assécher en faisant un trou sur une côte.

Erophilus et *Erasistratus,* co-fondateurs de l'Ecole d'Alexandrie et grand adeptes et pratiquants de la dissection humaine, évoquèrent le cœur en tant qu'organe capable de contraction, avec les veines pour véhiculer du sang et les artères de l'air. *Galien* ne reconnut pas le cœur comme une pompe, mais comme une source de chaleur.

Au Moyen-Age, pendant que l'Occident ravalait ses trésors intellectuels hérités de l'Egypte, de la Grèce et de la Rome antiques, Avicenne, l'opulente cité orientale exhibait son autorité sur la connaissance en général, la médecine et les maladies du cœur en particulier. Justement, son livre sur les médicaments des maladies du cœur contenait des discussions sur le traitement de la dyspnée, des palpitations et de la syncope.

Renaissant de ses cendres, l'Occident eut *William Harvey* pour restituer sa fonction de pompe au cœur (1628), *Lancini* pour décrire les mécanismes de distension des parois et d'affaiblissement de cette pompe; ce fut avant qu'un nombre plus important de chercheurs ne présentent, s'appuyant sur la palpation, la percussion, l'auscultation et les dissections, les différents visages des maladies du cœur et de l'insuffisance cardiaque.

Dix-huit cent quatre-vingt-un est à marquer d'une pierre blanche, comme l'année qui vit la publication de « *La circulation du sang à l'état physiologique et dans les maladies* »[130]. Dans cet ouvrage, *Etienne-Jules Marey*, un pionnier du cathétérisme cardiaque, offre aux cardiologues des outils physiologiques fiables pour redéfinir l'insuffisance cardiaque en intégrant de nouveaux concepts comme le travail ventriculaire, la pression artérielle, ou encore l'élasticité et la résistance des parois vasculaires.

S'y appuyant en 1910, *James Mackenzie* introduit, en les opposant, les concepts physiopathologiques d'insuffisance cardiaque antérograde et d'insuffisance cardiaque rétrograde[131]. La première se caractérise par une baisse de l'apport sanguin en aval en rapport avec un obstacle à l'éjection ventriculaire; la seconde par une baisse du débit cardiaque en rapport avec une stase sanguine en amont et à une diminution du retour veineux.

A la même période, *E. H. Starling* conduit un travail sur les pressions de remplissage diastolique et les volumes d'éjection systolique. Partant de ses expériences et de ceux de ses collègues anglais et français qu'il visite, le physiologiste anglais publie, en 1918, l'ouvrage « *Law of the heart* » dans lequel il fait du volume diastolique le déterminant majeur du débit cardiaque et, parallèlement, de la dilatation des cavités cardiaques[132]. Il estime que dans les conditions physiologiques, le ventricule éjecte la totalité du sang qui lui parvient pour empêcher le sang de s'accumuler dans les veines. Et la loi éponyme de s'énoncer ainsi qu'il suit: « La force de la contraction est fonction de la longueur du muscle avant la contraction ». Ce qu'*Otto Frank* dit en d'autres termes en affirmant qu'une augmentation du volume télédiastolique entraîne, dans certaines limites, une augmentation de la force contractile[133].

Starling proclame que l'insuffisance cardiaque congestive est due à une diminution de la force contractile du myocarde secondaire à une dilatation chronique des cavités.

En 1930, faisant appel à la loi de *Starling* (qu'il a eu l'occasion d'évaluer dans le laboratoire d'*Otto Frank* à Munich) et aux techniques du cathétérisme cardiaque, *Carl J. Wiggers* décrit le cycle de contraction du myocarde en même temps que les variations de diamètre et de pressions enregistrées dans les cavités cardiaques. Le diagramme de *Wiggers*, intelligente synthèse de ses résultats[134], devient aussitôt un modèle essentiel pour une bonne compréhension de la physiopathologie de l'insuffisance cardiaque congestive.

La conjonction d'éléments anatomo-cliniques et d'outils d'investigation fiables (ECG, radiographie, cathétérisme, chirurgie cardiaque, etc.) autorisa ainsi, entre 1940 et 1960, des avancées majeures dans la connaissance de l'insuffisance cardiaque. On comprit mieux les détériorations anatomiques et physiologiques des cardiopathies rhumatismales ou congénitales, les deux formes étiologiques alors couramment reconnues.

Au cours des années 1980, pendant qu'émergent les notions de précharge et de postcharge pour mieux expliciter ce qui se passe en amont et aval du ventricule, le traitement de l'insuffisance cardiaque comporte l'arrêt de l'activité, le repos alité, les diurétiques et les digitaliques. La place des digitaliques, un médicament assez ancien, ne venait-elle pas d'être renforcée par la mise en lumière du rôle de la contraction dans l'accomplissement de la fonction myocardique? Bien que son évaluation objective fût encore difficile et inadéquate à cette époque, il est communément admis que la baisse de la contractilité était le mécanisme prévalent au cours de l'insuffisance cardiaque chronique; cela a conduit à soutenir qu'une mesure améliorant ce paramètre aurait eu un effet bénéfique dans le traitement de la maladie. Quel bon grain à moudre pour les chercheurs qui s'engagèrent dans cette piste qui leur offrait au moins deux points d'ancrage: la recension des causes de l'hypocinésie myocardique et l'identification des molécules dotées de propriétés inotropiques dites cardiotoniques.

L'histoire des diurétiques est particulière. Leur efficacité avérée sur les œdèmes et la dyspnée amena, fort curieusement, certains chercheurs à construire un argumentaire qui voulait que dans l'insuffisance cardiaque, le vrai coupable eût été non le cœur, mais le rein et, par-là, pour la prendre en charge, il eût fallu s'intéresser plutôt au rein. Le bénéfice de ces drogues s'exprima, dès le départ, par leur capacité à améliorer la précharge en luttant contre la congestion en amont des ventricules. Leur histoire a été relatée plus haut.

Au cours des années 1970, les vasodilatateurs, parce qu'ils aidèrent à baisser la postcharge, donc à vaincre la résistance à l'éjection ventriculaire, offrirent le moyen de rétablir la fourniture d'un volume sanguin adéquat aux organes. Bien longtemps avant les inhibiteurs de l'enzyme de conversion ou les antagonistes des récepteurs de l'angiotensine II, les molécules qui assurèrent cet objectif furent les dérivés nitrés.

A cette époque, la réponse neuroendocrine est déjà dans les esprits mais simplement considérée, au même titre que la loi de *Starling*, comme explication des mécanismes de compensation qui s'installaient dans un myocarde confronté à des facteurs qui altéraient sa contractilité. Mais à la décennie suivante, les résultats de nombreux travaux le corroborant, ce paradigme hémodynamique changea diamétralement et l'insuffisance cardiaque fut peu à peu décrite comme une pathologie neuroendocrine.

Mais un écueil se dressa sur le chemin des chercheurs.

Les diurétiques, les inotropes et les vasodilatateurs étant *per se* susceptibles de déclencher des réponses neuroendocrines, les observations de ce phénomène faites sur des patients qui étaient soumis à ces traitements eussent manqués de fiabilité. C'est ce qui poussa des chercheurs occidentaux, parmi lesquels *Peter Harris* et *Roberto Ferrari*, à effectuer un voyage d'étude en Inde où il était encore possible, au cours des années 1980, de rencontrer des malades naïfs. Sur une population d'insuffisants cardiaques hospitalisés n'ayant jamais été traités, ils observèrent effectivement une activation neuroendocrine, celle-là même stéréotypée chez tous les mammifères, déclenchée chaque fois que la pression artérielle ou le débit cardiaque sont insuffisants pour satisfaire à une extension des besoins de l'organisme (syndrome de stress). Toutefois, dans le cas de l'insuffisance cardiaque, la réduction de la pression artérielle et du débit cardiaque étant durable, la réponse neuroendocrine était alors activée de manière chronique, impliquant le système rénine-angiotensine-aldostérone et les catécholamines. Les travaux qui suivirent, démontrèrent que la vasoconstriction, la prolifération cellulaire et le remodelage des parois cardiaques et vasculaires étaient quelques-unes des conséquences rattachées l'activation chronique du système neuroendocrine[135].

En même temps qu'il permit une meilleure compréhension de la physiopathologie de l'insuffisance cardiaque, cette voie ouvrit surtout sur de nouvelles perspectives thérapeutiques. Et elles ne manquèrent pas. Maladie neuroendocrine plutôt qu'hémodynamique, le traitement de l'insuffisance cardiaque reçut le concours décisif des inhibiteurs de l'enzyme de conversion (IEC), des bêtabloquants et des antagonistes des récepteurs de l'aldostérone. Les IEC réduisirent la mortalité et les hospitalisations dans tous les cas d'insuffisance cardiaque à fraction d'éjection réduite quelle que soit la sévérité des symptômes[118,119,120,121,136]. Les bêtabloquants en firent de même et pas seulement: ils améliorèrent la fraction d'éjection et les symptômes[104,105,106,107]. Les antagonistes des récepteurs de l'aldostérone, quant à eux, en améliorèrent le pronostic[137]. L'histoire se continua avec les antagonistes des récepteurs de l'angiotensine II qui passèrent leur examen de non infériorité par rapport aux IEC[123,124,125].

Le cas des bêtabloquants, dans cette indication, témoigne, au-delà des opinions toutes faites, de l'importance de l'observation clinique et de l'expérimentation en médecine. En effet, longtemps contre-indiqués dans cette pathologie, il fallut attendre la deuxième moitié des années 1990 pour voir ces molécules consacrées comme des médicaments essentiels des insuffisants cardiaques chroniques.

Que s'est-il donc passé?

Au cours de l'insuffisance cardiaque aiguë, l'altération soudaine de la fonction systolique et la baisse du débit cardiaque entraînent immédiatement une stimulation sympathique majeure pour provoquer un certain nombre de réactions physiologiques bénéfiques pour le cœur et l'ensemble du système circulatoire. D'un côté, la tachycardie, l'augmentation de la force et de la vitesse de contraction et de la relaxation permettent d'augmenter le débit cardiaque et, de l'autre, la vasoconstriction artérielle et veineuse augmente la pression de perfusion et le retour veineux respectivement. Pendant longtemps, on a cru la situation identique dans l'insuffisance cardiaque chronique. Cette extrapolation hâtive se fit en toute ignorance du rôle progressivement délétère de l'hypertonie sympathique chronique, en conjonction avec d'autres phénomènes, dans l'apparition du remodelage ventriculaire, de la stimulation hormonale et des modifications inflammatoires et immunologiques.

Cet effet délétère a été suspecté il y a maintenant près de 40 ans lorsque l'on observa une corrélation forte entre les taux plasmatiques de noradrénaline et la mortalité des patients. On incrimina notamment les catécholamines et les chefs d'accusations furent de plusieurs ordres: parce qu'elles entraînaient une augmentation du calcium intracellulaire, elles étaient potentiellement génératrices de troubles du rythme; parce qu'elles accroissaient les besoins en oxygène du fait de la tachycardie et de l'inotropisme, elles pouvaient conduire progressivement à un épuisement du myocarde et provoquer une nécrose cellulaire au niveau des couches sous-endocardiques ou l'apoptose et, enfin, en augmentant la postcharge et la précharge (vasoconstriction artérielle et veineuse), elles majoraient aussi le travail cardiaque. Par ailleurs, elles étaient aussi responsables de la stimulation de rénine par l'appareil juxtaglomérulaire.

Une série d'essais tels que MDC (avec le métoprolol)[138], CIBIS I et II (avec le bisoprolol)[104,139], US-CHFTP (avec le carvédilol)[140], ou encore COPERNICUS[105] et CAPRICORN[141] (avec le carvédilol), vinrent confirmer les bénéfices que pareil raisonnement fit désormais attendre des bêtabloquants dans l'insuffisance cardiaque chronique: réduction de la mort subite de 30 à 40%, réduction de la mortalité cardiovasculaire et des hospitalisations de causes cardiovasculaires.

L'histoire de l'avènement d'un certain nombre des médicaments de l'insuffisance cardiaque étant déjà relatée plus haut, nous allons nous intéresser ici aux tonicardiaques et aux dérivés nitrés.

Les tonicardiaques

Les médicaments inotropes positifs, encore appelés tonicardiaques, vinrent avec l'idée d'augmentation de la force de contraction myocardique. Sur le coup, ils apparurent comme le traitement idéal de l'insuffisance cardiaque.

Les digitaliques: premier sur la liste des tonicardiaques, ces médicaments ont été découverts en 1775 par le docteur *William Withering*. L'histoire veut que ce riche médecin écossais ait reçu en consultation un homme avec un très mauvais état cardiaque. N'ayant rien à proposer au mourant qui eût pu le sauver, il lui suggéra le repos – en attendant sa mort, inéluctablement proche -. Point découragé, l'homme alla dans une cabane de gitans où une femme lui fit prendre une herbe secrète qui le remit sur pied promptement.

Lorsqu'il eut vent de cette rédemption, *Withering*, que sa copine avait entre-temps initié à la botanique, fit des pieds et des mains pour avoir le nom de l'herbe secrète. Il fouilla tous les faubourgs de Shropshire à la recherche de la « magicienne ». Lorsqu'il la retrouva enfin et que celle-ci consentit, non sans avoir résisté, à lui révéler son secret, le médecin nota minutieusement la composition de la solution que lui dicta la femme du voyage. Il identifia l'ingrédient actif: la digitale pourpre (*digitalis purpurea*). Il reconnut en elle une herbe dont les vertus étaient connues depuis les temps immémoriaux. Redoutable poison lors des ordalies, onguent appliqué pour guérir les blessures graves ou encore potions ingérées pour la prise en charge des anasarques: ils étaient nombreux les usages antiques et médiévaux de la digitale.

Withering essaya les extraits de son acquisition sur 163 patients et, devant les étonnants succès qu'il enregistra, il l'introduisit dans la pharmacopée britannique en 1785.

L'histoire des digitaliques se poursuivit jusqu'au 20ᵉ siècle avec notamment une question que soulevèrent les pharmaciens en 1843: « Digitalis purpurea contient-elle un ou plusieurs principes actifs responsables de ses vertus médicinales? » Plus de 20 années passèrent sans que la controverse trouve son dénouement et, en 1968, *Claude Adolphe Nativelle*, un pharmacien français, parvint à isoler une poudre faite de cristaux de digitoxine.

Les molécules provenant des extraits de la digitale pourpre agissaient, comme le démontrèrent des travaux de *Mackenzie* en 1879[142], en augmentant la force contractile du myocarde tout en diminuant la fréquence cardiaque. Aussitôt, l'auteur les fit aussi entrer dans le panier des médicaments de la fibrillation atriale. Déjà efficace à des doses aussi infimes que 0.3 mg par jour, les risques de surdosage furent grands et voici la très imprécise recommandation que donna *Henri Huchard* aux prescripteurs en 1898: « *Not too much, not too little, not too often, not too long...* ».

L'inventeur écossais conclut son lien avec la plante de la plus belle des manières. En 1799, *Withering* tomba gravement malade au point où personne ne douta plus de l'imminence de sa mort. Un de ses amis, dans un humour bien britannique, commenta: « *The flower of physic is withering...* ».

Sur sa tombe est gravée une branche de la digitale pourpre.

La digitoxine ne fut pas le seul tonicardiaque d'origine végétale isolé. Il y eut aussi la strophanthine (1873), la digoxine (1930) et la proscillaridine (1933).

La description des mécanismes de leur inotropisme positif permit à *Jen Christian Skou* de ravir le Prix Nobel de chimie en 1965[20]. Présentant les résultats de ses travaux, le chercheur danois expliqua que l'action cellulaire de ces substances consistait en une stimulation de la pompe Na+/K+ -ATPase transmembranaire induisant une augmentation du calcium intracellulaire. Peu après, on expliqua leur effet bradycardisant par une inhibition du tonus sympathique qui libérait le tonus vagal. D'autres travaux démontrèrent que l'effet inotrope positif ne s'observait pas avant des posologies proches de la toxicité.

Aujourd'hui, la place des digitaliques, à la lumière des preuves cliniques, a été fortement restreinte. Dans l'insuffisance cardiaque, ces preuves ont été apportées par l'étude DIG dont les résultats furent rendus publics en 1997, puis en 2003 dans le cadre d'une réanalyse[143,144]. Ils conduisirent la Société européenne de cardiologie, dans ses recommandations de 2012, à rétrograder la digoxine à la dernière intention, quand toutes les autres possibilités thérapeutiques se sont révélées insuffisantes[145,146]. La digoxine n'a pas d'indication dans l'insuffisance cardiaque à fraction d'éjection préservée. Son effet bradycardisant même ne lui apporte pas plus d'arguments car les bêtabloquants dans tous les cas, et l'ivabradine pour les patients en rythme sinusal font aussi bien que la multiséculaire molécule avec, en prime, moins de risque.

Dans la fibrillation atriale, son utilisation chez les sujets âgés ne peut s'envisager que si la fréquence ventriculaire est accélérée (≥85 battements/mn) au repos. Ensuite la digoxine doit encore péniblement trouver son chemin entre les bêtabloquants (plus avantageux en cas d'insuffisance cardiaque associée), les inhibiteurs calciques bradycardisants (contre-indiqués dans l'insuffisance cardiaque mais dotés en plus de propriétés hypotensives) ou encore l'amiodarone (accablée par son risque thyroïdien).

Qu'est-ce que les études ont donc laissé à la digoxine? Une seule indication, doit-on répondre: l'insuffisance cardiaque aiguë du type œdème aigu du poumon avec une fibrillation atriale rapide. Comme toutes les autres solutions thérapeutiques sont contre-indiquées, la digoxine permet alors de ralentir le plus rapidement possible la fréquence cardiaque. La drogue est administrée en intraveineux à raison d'une ampoule à 0,5 mg. Le lendemain, un relais per os est pris avec une posologie de 0,25 mg/j qui sera réduite en cas de petit poids (poids < 60 kg) et d'altération de la fonction rénale (clairance ≤ 30 ml/min). Mais dès que la situation hémodynamique est stabilisée, la digoxine doit être remplacée par un bêtabloquant cardio-sélectif.

Les travaux suivants se lancèrent dans la recherche de nouveaux inotropes plus puissants et moins toxiques que les digitaliques. On vit ainsi arriver les agonistes bêta-adrénergiques et les inhibiteurs de la phosphodiestérase 3; l'une et l'autre classes exerçant leur effets en amplifiant les effets du calcium dans le myocyte.

Les agonistes bêta-adrénergiques, au rang desquels on a la dopamine, la dobutamine et la noradrénaline, stimulent les récepteurs ß1-adrénergiques et par-là, induisent une cascade de réactions qui aboutit à une extension de la production de l'AMPc, le second messager dans la régulation du couplage excitation-contraction. La découverte de ces molécules ne relève donc pas d'une illumination *sui generis*, mais d'une tentative réussie de mimer une action biologique bien connue.

En effet, la dopamine est un précurseur de la noradrénaline en même temps qu'un neurotransmetteur. On doit la découverte du second rôle ainsi que des récepteurs spécifiques de la dopamine aux travaux d'une équipe suédoise du Laboratoire de pharmacologie du Conseil national de cardiologie de Suède. Ses résultats, publiés en 1958, ont valu à *Arvid Carlsson* de recevoir le Prix Nobel de physiologie en 2000[147]. Après des essais concluants menés à l'*Université de Chicago* par *Leon Goldberg*, la molécule est administrée depuis les années 1970 pour traiter les états de choc d'origine cardiaque ou septique. Les faibles doses (<3 µg/kg/min) stimulent les récepteurs D1 et induisent une vasodilatation sur la plupart des lits vasculaires (en particulier au niveau des coronaires et des artères rénales); les doses intermédiaires (3 à 10 µg/kg/min) stimulent les récepteurs ß1-adrénergiques et induisent l'effet cardiotonique en même temps que l'accélération de la fréquence cardiaque et la libération de la noradrénaline au niveau de la membrane présynaptique. Enfin, les fortes doses (10 à 20 µg/kg/min), en stimulant les récepteurs α, provoquent une vasoconstriction périphérique.

La dobutamine, une catécholamine de synthèse (Dr *Ron Tuttle*, Ohio state), est apparue à la fin des années 1970. Elle présenta la particularité d'être un agoniste des récepteurs ß1 et ß2 qui n'induisait pas parallèlement une tachycardie ni une vasoconstriction périphérique. Cela lui permit alors de devenir assez vite un médicament largement utilisé dans la prise en charge des insuffisances cardiaques sévères. Mais à cause d'un phénomène de tolérance pharmacodynamique qui survenait habituellement au bout de 72 heures, son utilisation au long cours fut déconseillée.

La noradrénaline est une catécholamine endogène normalement synthétisée, stockée et libérée par les neurones sympathiques. Comme la dopamine, elle se présente comme un agoniste des récepteurs α et ß, ce qui lui donne de réunir des effets inotropes et chronotropes positifs et de vasoconstriction. Ses formes de synthèse exogène sont produites depuis plusieurs décennies et utilisées dans le traitement des états de choc cardiogénique ou septique.

Le milrinone, un autre inotrope positif, a une action non-catécholergique inhibant une isoenzyme de la superfamille des phosphodiestérases: la phosphodiestérase 3 (PDE 3).

Son histoire est intimement liée à une entreprise de recherche des inhibiteurs de ces différentes enzymes. Elle débute en 1886, avec *Henry Hyde Salter*, un asthmatique qui, par une observation empirique, découvre l'effet bronchodilatateur du café. En effet, en proie à d'incessantes crises d'asthme, voici qu'il remarque qu'après avoir ingéré une bonne tasse de café fort et chaud, il respirait mieux, et beaucoup mieux encore lorsqu'il prenait ce breuvage à jeun.

En 1972, lorsque *Weiss* et *Hait* finissent d'isoler les sous-types de la PDE – qu'ils nomment de PDE 1 à PDE 12 -, ils sélectionnent aussi des inhibiteurs de quelques-unes: la PDE 1 retrouvée dans le cerveau et son inhibiteur, la vinpocetine; la PDE 2 des plaquettes inhibée par l'anagralide; la PDE 3 en abondance dans le myocarde et le muscle lisse vasculaire et inhibée par le milrinone ou encore la PDE 5 abondante sur le corps caverneux et inhibée par le sildénafil. La caféine, un inhibiteur non-sélectif comme la théophylline, fut alors incriminée à rebours comme le composant qui se rendit responsable de l'effet anti-asthmatique signalé près de 7 décennies plus tôt.

Le milrinone induit ses actions en inhibant la dégradation de l'AMPc. Celles-ci comprennent des effets inotrope et lusitrope positifs et une vasodilatation périphérique. Arrivée sur le marché au début des années 1990, la molécule est utilisée dans la prise en charge des insuffisances cardiaques systoliques sévères. Dans cette condition, elle est intégrée en tant que traitement de choix des patients ayant une fonction rénale préservée, une hypertension artérielle pulmonaire ou recevant un traitement par bêtabloquant[148,149,150,151].

Le levosimendan, un autre inotrope positif non-catécholergique, exerce ses effets (inotrope et lusitrope positifs, vasodilatation périphérique) en augmentant la sensibilité de la troponine C au calcium intracellulaire; mais aussi à travers une action marginale d'inhibition sur la phosphodiestérase 3.

Théoriquement, cette molécule présente un avantage intéressant, comparée aux autres inotropes positifs, en ce sens qu'elle augmente la contractilité du myocarde sans augmenter ni l'AMPc ni le calcium cellulaire, les deux grands facteurs incriminées dans l'augmentation de la mortalité que toutes les études observent avec l'utilisation des autres tonicardiaques[152,153].

Les inotropes positifs sont des drogues des unités de soins intensifs, typiquement utilisés pour stabiliser les patients en insuffisance cardiaque aiguë, avec des signes d'hypoperfusion des organes vitaux, en attente de décision thérapeutique ou de transplantation cardiaque. Bien que les registres aient mis en évidence une augmentation de mortalité associée à leur usage, administrées dans les conditions que nous venons de définir, elles constituent, avec d'autres mesures comme la circulation extracorporelle ou le ballon de contre-pression intra-aortique, des interventions efficaces dans la sauvegarde provisoire de la vie.

Aujourd'hui, l'omecamtiv mecarbil et l'istaroxime, d'autres inotropes positifs, sont en phase II de leur développement. Ils auraient pour avantage d'améliorer la contractilité myocardique sans toucher ni à la fréquence cardiaque ni à la concentration intracellulaire de calcium[154,155].

Les dérivés nitrés

L'histoire de la trinitrine, des mononitrate et dinitrate d'isosorbide et du tétranitrate de pentaérythritol ou comment la nitroglycérine retrouva un usage « humain ».

Vous avez nitroglycérine ? Combien connaissent-ils encore les liens entre ce composé chimique, la « tige de la mort » - ou dynamite -, l'immense fortune et le testament d'*Alfred Nobel*?

L'utilisation des dérivés nitrés dans les pathologies cardiovasculaires remonte à la deuxième moitié du XVIIIe siècle. Il se raconte qu'au cours de ses recherches, *Lauder Brunton* serait tombé sur des articles non publiés de *Benjamin Ward Richardson* et *Arthur Gamgee*, et aurait été subjugué par leurs résultats qui ressortaient les mille et une vertus médicinales du nitrite d'amyl, un composant huileux synthétisé en 1844 par *Antoine Gérôme Balard*. Dès 1967, il commence à l'administrer à ses malades souffrant d'*angina pectoris*.

Presqu'à la même période que ce médecin écossais, *William Burell* utilise plutôt un nitrate organique: la trinitrine. Dans la série d'articles que ce dernier et *Fancourt Barnes* publient dans le *Lancet,* il y a un qui présentait les résultats d'un essai comparatif entre le nitrite d'amyl et la trinitrine[156]. Largement à son avantage, ce travail a tôt fait d'établir la trinitrine comme molécule de référence dans le traitement de l'angine de poitrine. Avec près d'un siècle et demi de prescription, elle est aujourd'hui le plus ancien médicament synthétisé et utilisé pour cette indication.

En cardiologie, en dehors de l'angor, les dérivés nitrés eurent aussi pour indication l'insuffisance cardiaque et l'hypertension artérielle.

Comme *Brunton* liait la douleur angineuse à une élévation aiguë de la pression artérielle, il expliqua l'efficacité du nitrite d'amyl par son effet vasodilatateur sur les artères périphériques, et il en voulait pour preuve le flush facial qui suivait l'administration du produit. Lorsque l'hypothèse d'un mécanisme « tensionnel » tombe en désuétude avec l'arrivée de la théorie du déséquilibre entre besoin et apport d'oxygène, *Thomas Lewis*, dans une monographie qu'il publie en 1933[157], attache l'efficacité des nitrates à leur capacité à provoquer, grâce à un effet de vasodilatation sur les coronaires, une augmentation des apports d'oxygène au myocarde. Cette explication resta seule valable jusqu'à ce que *Gorlin* et son équipe, en 1959, établissent que l'effet vasodilatateur des nitrates était beaucoup plus important sur le lit veineux, en comparaison du lit artériolaire.

L'assertion provoque une vive polémique qui perdurera plusieurs années et c'est *Masseri*, auteur d'une troisième explication qu'il présente en 1977, qui parvient à réconcilier les deux polarités. Il commença par admettre que les thèses artérielle et veineuse étaient toutes contributives, la vasodilatation touchant à la fois les coronaires avec levée du spasme, et le lit veineux avec réduction du retour veineux, pour entraîner la diminution de la consommation en oxygène. Puis il fournit le mécanisme de ces effets par la transformation du médicament au niveau du myocarde, sous l'action de l'aldéhyde déshydrogénase mitochondriale, en oxyde nitrique.

A la fin des années 1930, une équipe américaine, dirigée par *Krantz*, parvient à synthétiser le dinitrate de mannide à partir du mannitol. Ce composé présentant un effet plus puissant et prolongé, dans leurs publications, les auteurs n'hésitent pas à entrevoir son introduction dans le traitement de l'hypertension artérielle et de l'angor[158]. Mais c'est à Stockholm que cette découverte trouvera des mains pour la mouler, celles d'un étudiant en médecine visionnaire, *Georg Porjé*, qui entreprit de créer une firme pharmaceutique – pas moins – pour une production industrielle du dinitrate de mannide. Dès 1946, la molécule est d'abord synthétisée en petite quantité par *Hans Meldahl*, juste pour ravitailler les essais précliniques que conduisaient l'étudiant-entrepreneur et son collègue *Goldberg*.

Ils ont confirmé les résultats de *Krantz* et s'apprêtent à lancer leur produit lorsqu'éclate la seconde Guerre Mondiale. Pratiquement coupée du monde occidental, la Suède ne peut plus rien en importer. Privée de mannitol, la jeune entreprise se résout à faire venir du sorbitol d'Allemagne, un sucre artificiel que les équipes utilisèrent comme substitut du mannitol. Mais elles sont confrontées à un gros problème: le composé qu'elles obtiennent est très explosif!

Il leur fallut affiner les méthodes de synthèse pour le stabiliser et, au bout, commercialiser le dinitrate d'isosorbide en Europe. Aux Etats-Unis, c'est *Harris* et son équipe qui entreprirent, de façon tout à fait indépendante de leurs amis européens, la synthèse du dinitrate d'isosorbide à la fin des années 1950.

Ainsi sereinement commercialisé de part et d'autre de l'Atlantique, le médicament connut une baisse de popularité lorsque *Needleman* et ses collègues, après avoir décrit un effet de premier passage hépatique rapide, remirent en question la pertinence même de sa prescription. Mais cette opinion incendiaire s'estompa peu à peu et, aujourd'hui, les dérivés nitrés sont largement utilisés à travers le monde.

Le mononitrate d'isosorbide, le métabolite actif du dinitrate, fut synthétisé peu après. Avec une demi-vie plus longue (quatre à six heures contre une heure pour le dinitrate), il a bâti son indication sur l'angor chronique stable.

Dans l'insuffisance cardiaque, bien que ces molécules n'aient démontré aucun bénéfice sur la mortalité à court ou à moyen terme – selon *Edwin Ho* de l'*Institute of Clinical Evaluative Sciences* de Toronto –, les recommandations américaines et européennes s'accordent à trouver que l'administration de dérivés nitrés en phase critique dans le service des urgences soit une mesure sûre pour améliorer les symptômes et le statut clinique dans l'insuffisance cardiaque aiguë décompensée[159,160]. Dans ce milieu, le risordan en administration intraveineuse est d'autant plus utile que l'œdème aigu du poumon est associé à une hypertension artérielle.

Par ailleurs, en association avec l'hydralazine, le dinitrate s'isosorbide est utilisé à la place de l'IEC ou de l'ARA II chez les patients insuffisants cardiaques ayant une contre-indication de ces molécules[161]. Les essais ont même démontré une efficacité plus importante de cette association chez les sujets afro-américains[162].

Dans l'angor, la trinitrine reste le médicament privilégié de la crise – qu'elle peut aussi prévenir (prise avant l'effort) -. Les formes à libération prolongée, quant à elles, partagent l'indication dans le traitement de fond avec les bêtabloquants, les inhibiteurs calciques, la molsidomine, le nicorandil, la trimétazidine et l'ivabradine.

Comme avec les autres pathologies du cœur et des vaisseaux, la cardiologie continue de parcourir les sentiers de la recherche, à la quête de l'innovation et de l'efficacité dans la prise en charge de l'insuffisance cardiaque. Cela n'est que justice car, eût-il eu pire perfidie si, après que les multiples succès remportés par leurs interventions en préventions primaire et secondaire sur la mortalité par évènement cardiovasculaire eurent entraîné tous les « cardiaques » à l'insuffisance cardiaque, les chercheurs et les praticiens les eussent laissés en plan dans un tel cul-de-sac?

Dans son refus de considérer l'insuffisance cardiaque comme un horizon indépassable, voilà aussi la recherche sur la piste non encore concluante des agonistes des peptides natriurétiques. Comme nous l'avons dit plus haut, ces protéines, découvertes en 1988 par *Tetsuji Sudoh* et son équipe, ont pour l'instant, uniquement un intérêt diagnostique, aidant à discriminer entre une dyspnée de cause cardiaque et les autres et pronostique, aidant à estimer le risque de survenue d'évènements cardiovasculaires et de décès. Théoriquement, la nesiritide, un recombinant du peptide natriurétique du type B, s'affiche avec un certain attrait dans le traitement de l'insuffisance cardiaque aiguë, une indication qui pourrait notamment profiter des propriétés vasodilatatrices, natriurétiques et d'inhibition neuroendocrine de cette famille moléculaire. Si le composant a bien montré son efficacité sur les symptômes de l'insuffisance cardiaque avec une bonne tolérance, sa supériorité aux nitrates n'est pas établie dans cet objectif, encore moins son bénéfice sur la morbidité et la mortalité[163].

Les derniers développements sur le traitement de l'insuffisance cardiaque concernent trois nouvelles interventions.

Le défibrillateur implantable

Les vertus du recours à ce dispositif ont été démontrées depuis la première décennie du 3e millénaire, notamment dans la prévention des arythmies fatales, l'amélioration de la contractilité myocardique et la diminution de l'insuffisance mitrale fonctionnelle[164,165].

La biologie moléculaire

La génétique et les cellules-souches, les deux modalités que déploie la biologie moléculaire dans le traitement de l'insuffisance cardiauqe, s'affichent par de grandes promesses sur la prise en charge des mutations génétiques morbides et la régénération des zones nécrosées. En novembre 1999, une équipe américaine de la *Saint Elizabeth's*

Medical Center, au cours du congrès de l'*American Heart Association*, a présenté les résultats d'injections intracardiaques du VEGF-2. Après avoir réussi à déclencher une néovascularisation dans la zone sous ou non-irriguée, *P. R. Vale* et son équipe, dans cette recherche pionnière, ont obtenu une amélioration clinique significative au cours de la première année[166]. En 2001, les travaux d'*Izhak Kehat* à Haifa[167], et de *Philippe Menasché* à l'Hôpital Bichat de Paris[168], ont compté parmi les premiers résultats du projet des cellules-souches embrassé par plusieurs équipes dans le monde.

Le sacubitril/valsartan

La synthèse du sacubitril/valsartan (ou LCZ696) ou l'enregistrement de la prodigieuse arme, nouvelle et puissamment active sur le cercle neuroendocrine, qui vint entreprendre de mettre fin à plusieurs décennies de règne des IEC: une raison suffisante pour que nous marquions un arrêt!

L'histoire de la néprilysine est racontée par *Eugen Braunwald* dans un numéro du *Journal of American College of Cardiology* publié en 2015[169].

C'est au cours des années 1970 que les chercheurs mettent en évidence la néprélysine, une nouvelle enzyme impliquée dans la biodégradation des peptides vasoactifs. Toujours à l'affût de nouvelles cibles, ils ne mettent pas long à flairer une piste potentielle pour la recherche d'un nouveau traitement pour les maladies cardiovasculaires. Les premières molécules-candidates, inhibant uniquement l'enzyme, se montrèrent inefficaces car, comme l'explique *Braunwald*, elles dégradaient les peptides aussi bien vasodilatateurs que vasoconstricteurs.

Puis on associa l'inhibition de cette enzyme avec un IEC. L'omapatrilat, le nom qu'on donna au composé combiné, afficha un effet indésirable très sérieux: l'angiœdème. Son risque de survenue était si important qu'il motive l'abandon de cette recherche. On croyait la porte définitivement fermée sur cette piste lorsque des chercheurs des Laboratoires *Novartis* ont l'idée de combiner plutôt un inhibiteur de la néprélysine, le sacubutril, avec un antagoniste des récepteurs de l'angiotensine II, le valsartan. En ne touchant pas – ou très peu – au catabolisme de la bradykinine, il était attendu que l'ARA II entraîne peu d'angiœdèmes.

PARADIGM-HF[170], l'essai pivot qui compara le LCZ696 (entresto), le nom de cette nouvelle combinaison, et l'énalapril, un IEC, est interrompu au bout de 27 mois d'observation avec des résultats largement à l'avantage de la molécule-candidate. On enregistra notamment une mortalité cardiovasculaire et une fréquence des ré-hospitalisations inférieures de 20% dans le groupe traitement, l'angiœdème ne survenant que dans 0.1% des cas.

Novartis obtient l'AMM aux Etats-Unis et en Europe en juillet 2015.

Aujourd'hui, l'entresto figure dans les dernières recommandations américaines et européennes qui clarifient ses indications dans le traitement de l'insuffisance cardiaque avec dysfonction systolique ventriculaire gauche (fraction d'éjection ventriculaire gauche ≤ 40 %) symptomatique[171]. Pendant un certain temps, il était prôné de faire appel à cette molécule chez les patients en classe fonctionnelle NYHA II ayant présenté au moins 2 hospitalisations pour décompensation cardiaque dans l'année documentée par une NT-proBNP ≥300 pg/ml (ou BNP ≥100 pg/ml) ou l'utilisation de diurétiques IV; ou encore chez ceux en classe fonctionnelle NYHA III-IV insuffisamment contrôlé par les thérapeutiques non médicamenteuses (chirurgie, resynchronisation cardiaque, etc.) ou médicamenteuses bien conduites (IEC, ARA II, antagoniste de l'aldostérone, diurétiques et bêtabloquants). Mais dans les dernières recommandations américaines et européennes, il est légitime de prescrire l'entresto, non plus en switching, mais en alternative avec l'IEC ou l'ARA II.

Nous nous en voudrions de ne pas mentionner l'apport du dapaglifozine et de l'empaglifozine, des molécules advenues comme antidiabétiques oraux (inhibiteurs du co-transporteur du glucose de type 2), avant de montrer, comme qui dirait, une formidable efficacité au bénéfice de l'insuffisance cardiaque à fraction d'éjection réduite au cours de laquelle on a noté une réduction de la mortalité cardiovasculaire et des hospitalisations pour une insuffisance cardiaque quand le médicament était ajouté à la thérapie usuelle de l'insuffisance cardiaque (bêtabloquants + IEC ou ARA 2 ou sacubitril/valsartan + antagonistes des minéralocorticoïdes) que le patient ait ou non un diabète sucré[171].

Après la publication des résultats des études DAPA-HF et EMPEROR-Reduced[172,173], voici que les toutes dernières recommandations américaines et européennes, en plus de renforcer et d'élargir le spectre du sacubitril/valsartan, ont installé la dapaglifozine et l'empaglifozine en tant que traitement de première ligne.

Pour clore la litanie des solutions disponibles pour la prise en charge de l'insuffisance cardiaque, il y a aussi le Vericiguat, un nouveau stimulateur oral de l'enzyme-clé de la voie du NO, la guanylate cyclase, qui peut être prescrit en cas de décompensation malgré un traitement de fond triple classique (bêtabloquants + IEC ou ARA 2 ou sacubitril/valsartan + antagonistes des minéralocorticoïdes)[174].

Le repos, les diurétiques et les tonicardiaques, longtemps avant les molécules du paradigme neuroendocrine et les traitements interventionnels, la disponibilité de tant d'outils pour la prise en charge de l'insuffisance cardiaque n'a pour autant conduit, contrairement à ce qui est advenu avec les autres maladies cardiovasculaires, ni à une réduction de son occurrence ni à une amélioration de son pronostic. Il semble même que les succès sur ces paramètres enregistrés dans la maladie coronarienne se soient choisis pour corollaire leur péjoration dans l'insuffisance cardiaque.

Plus généralement, il s'observe que, bien traitées, toutes les maladies du cœur évoluant alors sous un modèle de chronicité, se réunissent, dans leur histoire naturelle, dans le bassin commun de l'insuffisance cardiaque (et des troubles de rythme et de conduction). Si l'on ajoute la description d'authentiques défaillances cardiaques avec des fractions d'éjection normales, comment s'étonner donc de cette explosion quasi-épidémiologique de l'insuffisance cardiaque dans le monde?

Pour finir cet important chapitre, lisons plutôt un autre commentaire du Pr *Philip Poole-Wilson*:

« *When I was in medical school, heart failure patients were treated with bed rest, digoxin and diuretics. Now, we put them on an exercise program and treat them with diuretics, ACE inhibitors and beta blockers. As a result, patients have better control of symptoms, there are fewer admissions to hospital, and we have seen a 15 per cent reduction in mortality at a year. The gloomy side is that heart failure is becoming more common as patients get older and more survive heart attacks. The prognosis still remains poor, with 50 per cent of patients dead within three years. ACE inhibitors contributed to the improvement in outlook, but they haven't provided a cure.* »

Evolution de la chirurgie cardiaque

Il a fallu des situations d'extrême désespoir pour voir des chirurgiens se risquer à braver une malédiction de *Theodor Billroth,* un grand maître de la chirurgie allemande qui, en 1883, avait promis l'opprobre et le déshonneur à quiconque essaierait l'affûtage de son bistouri et le pointu de ses aiguilles sur le muscle cardiaque. Les interventions pionnières de l'histoire de la chirurgie cardiaque ont visé, entre autre, le traitement des plaies du cœur, de l'embolie pulmonaire, des péricardites constrictives, des cardiopathies congénitales et des valvulopathies. En bonne place, il y eut la chirurgie de pontage, à côté de la transplantation cardiaque.

Chirurgie des plaies cardiaques

Initialement, le poignard fut l'arme la plus impliquée dans la survenue des plaies du cœur. La première hardiesse documentée provient des mains de *Daniel Halle Williams*, un chirurgien de Chicago qui, en 1893, sauve un homme de 24 ans d'une plaie pénétrante du thorax qui le destinait à une mort certaine. Il ligatura des vaisseaux qui saignaient au fond de la plaie et sutura une brèche faite sur le péricarde.

Mais c'est trois ans plus tard qu'a lieu ce que l'histoire a retenu comme la première intervention sur un cœur battant: le 9 septembre 1896 à Frankfort, *Ludwig Rehn* réussit à suturer une plaie du myocarde chez un jeune allemand de 22 ans qui sombrait dans un état de choc après une bagarre et un violent coup de poignard qu'il avait reçu dans la région précordiale. D'autres gestes du même genre suivront, réalisés par *Rehn* et quelques autres; mais globalement les suites opératoires sont désastreuses comme on enregistra une mortalité per ou post-opératoire immédiate dépassant les 60%.

La première Guerre Mondiale offre l'occasion aux équipes chirurgicales de se pencher sérieusement sur le sujet de la chirurgie cardiaque. En effet, des statistiques médicales de la Grande Guerre rapportent que 35% des pertes en vies humaines de l'armée française étaient des victimes de traumatisme thoracique et, sur ce total, 30% mourraient au poste du premier secours, 20% dans les ambulances et 10 à 15% à l'hôpital de campagne[175,176]. Entre des gestes de premier secours et de transport des blessés inappropriés, des techniques d'anesthésie qui ne permettaient que des interventions courtes (anesthésie au masque, sans support respiratoire ni myorelaxants, transfusion sanguine sans évaluation de compatibilité, etc.), l'inexpérience des médecins peu habitués à réparer des blessures aussi meurtrières ou encore à gérer les complications liées à la formation des caillots sanguins: ils y eut là de nombreux facteurs qui érigèrent l'extraction des projectiles (balles ou éclats d'obus) et les gestes d'hémostase comme des initiatives hésitantes et aventureuses auxquels ne se risquèrent que quelques audacieux. Rien d'étonnant donc que dans l'Index Medicus publié en 1918, sur près de 11000 articles de médecine militaire parus entre 1914 et 1917, seuls 3.5% traitent du sujet de la chirurgie thoracique.

Pendant quelques décennies encore, les chirurgiens se soumettent au verdict que *James Paget,* comme pour renforcer le message de *Billroth*, prononce en 1896: « *la chirurgie du cœur représente la limite fixée par la nature à toutes les chirurgies. Aucune nouvelle méthode ni aucune découverte ne pourra dépasser les difficultés naturelles concernant une plaie du cœur.* »

Cependant, encore une fois, la bonne analyse de l'échec permit à l'homme de franchir des écueils, et les avancées qui s'enchaînèrent ne trouvèrent pas meilleure base que ces expériences de la première Guerre Mondiale, aussi lamentables qu'elles se présentaient. Jusque dans les années 1930, le département de chirurgie thoracique de l'*Hôpital de la Charité de Berlin* est resté une référence mondiale au sein de laquelle de nombreux chirurgiens américains, comme *Robert E. Gross* ou *Ferdinand Sauerbruch*, viennent se former.

Pendant la 2ᵉ Guerre Mondiale, *Dwight Harken*, un chirurgien militaire américain, réussit à extraire 134 projectiles dans le médiastin dont 55 du péricarde, 13 des cavités cardiaques. Comme avec la quasi-totalité des savoirs et des savoir-faire, ce moment est souvent perçu comme celui qui vit les compétences en chirurgie thoracique migrer en Amérique du nord, aux Royaume-Unis et dans les pays scandinaves.

Péricardites constrictives

Les trois premières résections péricardiques ont été réalisées en Allemagne: à Berlin en 1913 par *Rehn* et *Sauerbruch* séparément, avant *V. Schmieden* à Francfort en 1918.

Embolie pulmonaire

Après l'échec des trois premières tentatives de *Trendelenburg* en 1903 pour désobstruer des artères pulmonaires encombrées par des caillots, son ancien étudiant *Kirschner* eut plus de chance en 1924. En 1937, *John Gibbon* publie des résultats effroyables d'une pratique qui avait pris le visage d'une mode en Occident: sur 142 patients ayant subi l'intervention dite de Trendelenburg dans le monde, seulement 9 avaient pu sortir vivant de l'hôpital[177].

Pas encourageant et surtout pas éthique de continuer!

Cardiopathies congénitales

La ligature du canal artériel, en 1938 à Düsseldorf (*K.E. Frey*), puis à Boston (*R. Gross* et *John P. Hubbard*): telle se présente l'époque des « premières clés » qui ouvrirent les portes du Grand Siècle de la chirurgie cardiaque. La jeune patiente de l'équipe américaine, âgée de 7 ans, recouvrit une parfaite santé. Le Dr *Crafoord Clarence* leur emboîta le pas à Stockholm en réséquant victorieusement une coarctation de l'aorte, une première fois le 19 octobre 1944 sur un enfant de 12 ans, puis, 12 jours plus tard, chez un jeune adulte de 27 ans[178]. De 1945 à 1950, *Gross* rapporte 40 cas d'opérations d'anneaux vasculaires aortiques[179].

Autre malformation congénitale et autre victoire: réalisant une conception du Dr *Helen Taussing*, *Alfred Blalock* arrive à corriger une tétralogie de Fallot chez un nourrisson de 15 mois. On est en 1944, à la *John Hopkins University* de Baltimore[180]. La procédure dénommée « shunt de *Tassing-Blalock* », une anastomose termino-latérale de l'artère sous-clavière gauche sur l'artère pulmonaire gauche, donna plus d'assurance aux chirurgiens comme ils arrivèrent à réparer une malformation aussi complexe. Dès lors, plusieurs types d'anastomoses sont proposés pour améliorer la réparation des cardiopathies congénitales cyanogènes, les bien connus « Blue babies ».

Ensuite, les succès se multiplièrent: *Gunnat Biorck* et *Clarence Crafoord* en 1946, avant *Gott, Varco* et *Cooley* dans les années 1950, sur les communications entre artère coronaire gauche et artère pulmonaire; *Gross* sur les fenêtres aorto-pulmonaires en 1948. C'est pour venir en aide à la chirurgie des cardiopathies congénitales que se développe le projet de la circulation extracorporelle.

Interventions valvulaires

Il y eut les interventions anecdotiques d'*Eliot Cutler* (1923) et de *Henry Souttar* (1925) qui, utilisant leur doigt à l'aveugle, arrivèrent à rouvrir les feuillets d'une valve mitrale sténosée. Entre 1912 et 1949, *Charles Bailey*, dans « *Surgical treatment of mitral stenosis* », rapporte l'expérience d'une demi-dizaine de tentatives de dilatation de cette valve cardiaque, avec un seul cas, une femme opérée le 10 juin 1948, qui survécut au geste[181].

Six jours seulement après cette intervention victorieuse de *Bailey*, *Dwight Harken*, à Boston, réalise la première valvulotomie mitrale de l'histoire. La première réussite de la valvulotomie pulmonaire survient en décembre 1947; *Thomas Holmes Sellors*, l'auteur de la prouesse, réalisa son geste avec un couteau de ténotomie qu'il passa à travers le ventricule droit. A la même période, au *Guy's Hospital* de Londres, *Russel C. Brock* obtient le même résultat en utilisant une tige présentant deux bords tranchants.

Le dilatateur mitral se développe au cours des années 1950. Grâce à cet instrument, *Charles Dubost, George Oteifa* et *Philippe Blondel* améliorèrent le pronostic de la chirurgie de la sténose mitrale.

Un autre tournant dans l'histoire de la chirurgie thoracique? *Albert Starr*, avec l'aide des ingénieurs hydrauliques, confectionne une bille en plastique qu'il utilise le 21 septembre 1960 pour remplacer une valve mitrale. L'année d'après, c'est une prothèse aortique qu'il réalise avec le même concept. Concomitamment, une autre équipe, dirigée par *Charles Hufnagel*, implante des prothèses sur des valves aortiques dysfonctionnelles.

Les principales complications de ces gestes sont les accidents thromboemboliques et les infections.

Les années 1960 virent l'arrivée d'une série de types de prothèses: les prothèses de Beall (1967) et Bjork-Shiley (1969) précèdent la valve de saint-Jude (1977). En 1965, *Francis Fontan* réalise la première homogreffe aortique à Bordeaux. La même année, *Jean-Paul Binet* et *Alain Carpentier* introduisent les bioprothèses, du péricarde de veau assemblé sur un cadre métallique ou des valves porcines[182].

Décidément très inspiré sur le sujet, *Carpentier* revient à la charge, entre 1970 et 1990, en développant une dizaine de techniques mini-invasives de plastie valvulaire.

Le recours à l'endoscopie pour la réparation des valvulopathies mitrales commença en Belgique dans les années 1990 (*Hugo Vanermen*).

« Machine cœur-poumon » et circulation extracorporelle

Une avancée majeure en chirurgie cardiaque est enregistrée avec le développement des techniques d'hypothermie de surface, par *G. Bigelow* (1950) et de la circulation extracorporelle, par *J. H. Gibbon* (1953).

La première consista en un clampage momentané de la veine-cave inférieure (8 à 15 minutes) suivi d'un refroidissement de la surface du cœur de manière à abaisser la température de l'organe entre 22 et 28° C[183]. Des chirurgiens américains (*F. J. Lewis* à Minneapolis et *H. C. Swan* à Denver), en 1952 et allemands (*E. Derra* à Düsseldorf), en 1955, sont les premiers à utiliser cette technique pour réparer les communications inter-atriales et les sténoses pulmonaires ou mitrales.

D'un autre côté, lorsque *John H. Gibbon* s'engage sur le projet de développement de la « machine cœur-poumon » dans les années 1930, ses devanciers traînent déjà près d'un demi-siècle d'échec. En effet, *Von Schröder* et ses compatriotes *Franz Von Frey* et *Max Von Grüber,* dans des initiatives séparées, ne s'y étaient-ils pas lancés dès 1882, c'est-à-dire longtemps avant les nombreuses initiatives européennes et nord-américaines qui suivirent comme la « Iron Heart » de *Clarence Dennis* (Minneapolis), la « Dogliotti and Constantini machine » de *Dagliotti* (Turin) ou encore la « Dodrill-GMR » de *Forest D. Dodrill?*

Avec l'aide de la compagnie *IBM* et de son épouse, *Gibbon* met au point la « Rolls » (ainsi appelée à cause de son prix exorbitant), le premier appareil de circulation extracorporelle fiable. Il le teste en mai 1953, à la *Mayo Clinic* de Rochester, au cours d'une intervention de réparation d'une communication inter-atriale. Par la suite, la clinique réalise toute une série d'interventions au point où la « Rolls » devient bientôt un outil courant dans le service. Les modèles suivants sont naturellement plus légers et sophistiqués.

La mortalité importante, greffée à l'utilisation de ces premières machines, s'expliquait par de fréquentes sections accidentelles du tronc du faisceau de His dont se rendaient coupables les manipulateurs[184,185].

La chirurgie coronaire

Avant de parler des coronaires, rappelons que la chirurgie des vaisseaux s'est d'abord préoccupée de juguler les hémorragies et les anévrismes. Aussi loin qu'au 2e siècle après Jésus Christ, l'histoire nous apprend que *Claude Galien* utilisa des boyaux d'animaux torsadés pour ligaturer des vaisseaux qui saignaient et sauver les gladiateurs de Pergame. Après qu'il eut décrit les anévrismes vasculaires en 360 après J-C, *Oribase* déconseille vivement de les opérer. En 1551, *Ambroise Paré* tourna le dos à la cautérisation des plaies vasculaires; à la place, il choisit de ligaturer les vaisseaux rompus après les avoir saisis avec des pinces à bec de Corbin. En 1888, *Rudolph Matas,* un chirurgien de la Nouvelle-Orléans, put réparer un anévrisme vasculaire avec des outils d'hémostase améliorés par *Jules Péan.*

Au 19e siècle, la chirurgie vasculaire bénéficie des apports de l'anesthésie (*Humphrey Davy* en 1789; *Morton 1846*), de l'asepsie et de l'antisepsie (*Ignaz Semmelweis* en 1846; *Louis Pasteur 1856*) et de la radiologie (*Reynaldo Dos Santos* en 1929). Ensuite, l'introduction de la transfusion sanguine, la découverte des antibiotiques et de l'héparine finissent de planter le décor favorable qui permit la survenue de ce qu'on nomma les « quatre grandes premières chirurgicales » du milieu du 20e siècle[186], à savoir: la première thrombo-endartériectomie fémorale à Lisbonne par *Jean Cid* en 1947 (reproduite par M. *DeBakey* à Houston, sur la bifurcation carotidienne, en 1952), le premier pontage sur le membre inférieur (fémoro-poplité) par *Jean Kunlin* en 1948 (Paris), le premier remplacement de la bifurcation aortique en 1951 par

Jacques Oudot et enfin, la première prothèse artérielle synthétique par *Arthur Voorhes* en 1952.

Jean Fiolle, un chirurgien marseillais, est l'auteur de la première embolectomie vasculaire: nous sommes en 1937.

Depuis sa description initiale il y a plus de cent ans, par *Alexis Carrel,* le pontage a parcouru 3 grandes étapes.

-L'étape expérimentale, animée par les pionniers comme *Carrel,* commence par poser des gestes de pontage sur la gent canine. En 1910, cet auteur publia une série d'opérations au cours desquelles il rapportait l'utilisation de prélèvements sur l'artère innominée et la carotide.

Le premier geste sur l'homme est réalisé en 1945, par *Arthur M. Vinberg,* lorsqu'il implante une artère mammaire directement dans le myocarde[187]. Nommée « procédure de Vinberg », cette technique est largement utilisée jusque dans les années 1970; avant d'être améliorée quelques années après quand on arriva à établir une anastomose entre l'artère mammaire et l'artère interventriculaire antérieure (*Spencer* en 1964, USA) ou l'artère circonflexe (*Kolesov* en février 1964, Moscou). *Kolesov* est l'auteur d'une célèbre monographie sur les pontages aorto-coronaire parue en 1976.

L'avènement de l'angiographie coronaire en 1959, grâce à la « maladresse » de *Mason Sones* de la *Cleveland Clinic,* permit une meilleure maîtrise de l'arbre vasculaire coronaire.

-La 2e étape vint comme une solution à la forte mortalité qui était bouturée au pontage aorto-coronaire. Elle s'ouvre avec l'introduction, par *DeBakey* et *René Favolaro* (1967), de l'utilisation d'un greffon prélevé sur la veine saphène. Le premier exerçait à l'*Hôpital méthodiste de Houston*; il débute ses activités en 1964 et c'est seulement en 1973 qu'il en publie les résultats: un rapport de près de 6000 interventions avec les détails sur la procédure[188]. *Favolaro*, lui, fait partie de l'équipe de *Sones*; ce qui lui donnait d'avoir une très bonne connaissance de l'anatomie des artères coronaires. En 1967, l'argentin publie les résultats des 180 interventions de son équipe[189]. Ce fut un moment majeur de l'émergence de la chirurgie coronaire moderne: le greffon était maintenant à la fois plus facile à recueillir et plus solide.

-La 3ᵉ étape vint lorsqu'on constata qu'à moyen et long termes, les greffons veineux étaient le siège d'une hyperplasie intimale et d'une athérosclérose se développant de manière précoce. Emboîtant le pas aux autres chercheurs qui, de plus en plus, se tournent vers les greffons d'artères périphériques, en 1971, *Carpentier* utilise l'artère radiale. Mais là encore, l'opération se montre assez décevante comme elle est associée à un grand nombre d'échec de reperméabilisation.

Pour y remédier, une équipe de *Christophe Acer* procéda par une dilatation du greffon artériel obstrué, non plus mécanique, mais pharmacologique. En protégeant mieux l'endothelium, cela s'accompagna de résultats post-opératoires excellents: ainsi advint la 3ᵉ étape du pontage coronarien.

Au milieu des années 1980, *Floyd Loop* et la *Cleveland Clinic* rapportent que l'utilisation du greffon de l'artère thoracique interne était associée à une amélioration de la survie, une réduction du risque d'infarctus ou de revascularisation. Nécessitant une incision thoracique plus petite, la procédure, en même temps, tira bénéfice du développement concomitant des stabilisateurs cardiaques, un dispositif qui permettait de mieux immobiliser les zones du cœur.

La transplantation cardiaque ou le bouquet d'une longue quête

Les phases préliminaires de cet important moment se jouent aux Etats-Unis.

Minneapolis, dès 1960: *Clarence W. Lillehei* et ses résidents *Norman Shumway, Christiaan Barnard* et *Christian Cabrol* entreprennent de modéliser la technique de transplantation cardiaque en se faisant la main sur la gent canine. Ils réalisent l'opération sur sept chiens.

Jackson-Mississipi, le 24 janvier 1964: *James Hardy* et son équipe greffent un cœur de chimpanzé sur un homme en état de choc[190]. Celui-ci survit encore pendant 48 heures.

Tout ceci était avant le grand jour, le 3 décembre 1967: on est au *Groote Schuur Hospital* de Cape Town, un hôpital qui a offert un poste à *Christiaan Barnard* à la fin de ses études à Minneapolis. Après que l'équipe médicale ait formellement posé une indication de la transplantation cardiaque chez *Louis Washkansky,* l'ancien étudiant de *Lillehei* décide de passer à l'« acte » que le monde entier attend.

Le patient est un quinquagénaire diabétique et son donneur une jeune femme morte dans un accident de voiture.

Le greffon est d'abord refroidi à 16°C avant d'être plongé dans une solution physiologique. Il est exactement 23 heures et 52 minutes. *Barnard* commence par une résection partielle du cœur malade, ne laissant en place que les portions atriales où s'implantaient les veines caves (oreillette droite) et les veines pulmonaires (oreillette gauche). Il conserve aussi la portion initiale de l'aorte ascendante et le tronc de l'artère pulmonaire.

L'implantation se fait pendant que le greffon était maintenu en hypothermie et continuait d'être perfusé. Les différentes sutures terminées, on applique des électrodes sur l'organe pour le faire repartir. A 5 heures 52 minutes, lorsque les premiers battements sont observés, *Barnard* s'écrie: « *Jesus! It's going to work!*»

Une exclamation qui va être amplifiée à l'échelle planétaire. Cape Town, son hôpital et son chirurgien sont à la une de l'actualité mondiale. Tandis que les scientifiques exultaient et se précipitaient vers le lieu de l'exploit, les groupes religieux expriment leur inquiétude devant ce qu'ils considèrent comme une préoccupation éthique.

Pour nous représenter un peu l'ambiance qui prévalut pendant ce grand moment de l'histoire de la cardiologie, relisons quelques réactions qu'on enregistra dans les media:

Eugène Tesson

«...Notons d'abord que ce mot même dissimule l'ambiguïté de l'attitude médicale dans cette intervention. D'après les renseignements que nous pouvons posséder par la presse et autres moyens de diffusion, les chirurgiens ont attendu qu'un malade, qu'un blessé leur fût amené et que son cœur ait cessé de battre pour enlever celui-ci et pour le transplanter dans un autre organisme. Rien qui puisse ressembler à un don. Pour employer le langage courant, on a guetté la mort du malade ou de l'accidenté pour opérer le prélèvement. Passons cependant sur ce que cette impatience difficilement

surmontable peut avoir d'inhumain, pour en venir à la question essentielle: quand a-t-on le droit d'affirmer qu'un être humain est mort? Ce n'est certes pas la première fois que cette interrogation a été faite, mais, jusqu'à une date récente, c'était exclusivement pour se demander quand devait cesser la défense de la vie et non quand on pouvait profiter de la mort. De l'aveu d'une défaite on passe à l'attente d'un événement qui pourra permettre une victoire. Changement notable d'attitude à signaler.»

Études (France), mars 1968, p. 323.

Françoise Giroud

«...Si de tels transferts deviennent fréquents, avant que ne soit mis au point le cœur artificiel, dans quelle confusion de sentiments se trouveront ceux qui, auprès d'un futur "rénové", attendront qu'un autre perde la vie pour le "décardiaquer"? On aurait déjà mauvaise conscience à attendre qu'un cycliste brise sa monture pour en soustraire le pédalier. Que dire d'une vie! On ne s'y reprend pas à deux fois pour greffer un organe unique à la place d'un autre. Si la substitution rate, l'opéré qui, dans la plupart des cas, disent les spécialistes, aurait pu vivre longtemps avec un cœur fragile, est condamné. Qui prendra la responsabilité de lui suggérer l'échange? De l'y inciter? Il restera toujours exclu - du moins peut-on l'espérer - de le tenter sans l'accord de l'intéressé. Mais elle doit avoir quelque chose de profondément perturbant, pour un malade, cette perspective de ne pouvoir se réveiller qu'avec le cœur d'un mort inconnu dans la poitrine. »

L'Express (France), 11 au 17 décembre 1967, p. 3.

S.A.

«...even if the worst should happen, the operation would mark the opening of a new era in medicine. Doctor and patient alike have been catapulted irrevocably into a new transplant age by the Cape Town operation - an era as significant as the age of the atom and with its own special promises and perils. To some, the sound of a fresh heart beating in place of an old, worn-out heart seemed to herald a brave new world. « Tomorrow, » trumpeted Paris's France-Soir, "It will be commonplace to live to 100." Others, however, discerned a more

terrifying prospect in the surgical achievement, at Cape Town. "Can I
ever be certain," asked an English matron, "that doctors would do
everything possible to save my life if I had a nasty accident or a
terrible disease, that they would not be influenced by what I could
contribute to another person...?" »

Newsweek (États-Unis), 18 décembre 1967, p. 86.

Pour combattre le rejet du greffon, *Washkansky* reçut des irradiations au cobalt et des immunosuppresseurs. C'est ce traitement-là même qui, en détruisant le système immunitaire du célèbre patient, favorisa le développement fulminant de l'infection pulmonaire qui le tua le 21 décembre 1967, soit 18 jours après l'opération[191].

Malgré ce semi-échec en rapport avec le suivi post-opératoire, la procédure devint vite de pratique courante au point où, en 1969, on totalisa une soixantaine d'équipe à travers le monde à l'avoir pratiquée. Avec la maîtrise du traitement immunosuppresseur, le pronostic post-opératoire alla s'améliorant et, aujourd'hui, on estime qu'environ 5000 transplantations cardiaques sont pratiquées annuellement, avec plus de 70% de survie à 5 ans.

La robotique en chirurgie cardiaque

Obéissant à une représentation mécaniste du corps qui élague le cœur de toute la complexité que lui confèrent les perceptions symboliques et affectives, les robots chirurgicaux ont fait leur apparition en chirurgie cardiaque depuis quelques décennies. En tant que sophistication prestigieuse de l'art gestuel, ces « divines machines », comme n'hésite pas à les appeler *Eric Faverau*[192], prennent une valeur de garanti infaillible encourageant les acteurs à partager un geste à risque vital immédiat.

Introduite en chirurgie urologique aussi loin qu'en 1985, c'est seulement treize ans plus tard que la robotique s'illustra en cardiologie. Depuis 1998, en effet, elle est utilisée pour l'insertion des stents, la correction des anomalies valvulaires, des cardiopathies congénitales et le traitement des arythmies. ZEUS, ARTEMIS ou encore DA VINCI: tels sont quelques-uns des systèmes qui se déploient dans ce champ[193,194].

Evolution de la cardiologie interventionnelle

Les grandes lignes sur la naissance de cette énorme révolution diagnostique et thérapeutique ont déjà été soulignées plus haut (histoire de la coronarographie). Le développement de ses différentes procédures eut d'abord pour centre d'intérêt les maladies coronaires, bien avant de se répandre sur les autres champs cardiovasculaires (valvulopathies, arythmies, cardiopathies congénitales, hypertrophie ventriculaire gauche ou anomalies des vaisseaux périphériques).

Angioplastie coronaire percutanée (plus largement développée plus haut):

Grüntzig est souvent présenté comme le géniteur de cette intervention; mais pour être tout à fait exact, la réalisation de ce concept a réuni 4 principaux pionniers. Le premier est *Mason Sones*, un maladroit manipulateur qui, en 1958, injecta accidentellement du produit de contraste dans l'artère coronaire droite; c'est ce geste qui permit de « chasser la peur » des coronaires qui habitait les médecins. Les seconds, *Charles Dotter* et *Melvin Judkins,* qui s'inspirèrent du geste de *Sones* pour réaliser, en 1964, le premier cathétérisme thérapeutique de l'histoire sur un membre inférieur siège d'une ischémie grave.

Andreas Grüntzig, le dernier du quatuor, était un « médecin artisan » qui effectuait des dilatations vasculaires avec des ballons qu'il fabriquait de ses mains, dans sa cuisine. C'est lui qui, après plusieurs années d'entraînement, en septembre 1977, réalisa la première angioplastie coronaire percutanée chez l'homme.

Aujourd'hui atout majeur dans la prise en charge des coronaropathies, pour son évolution, la coronarographie a bénéficié de l'animation de plusieurs acteurs. Ceux-ci y ont imprimé de nombreuses améliorations et on put alors voir arriver des générations successives de stents, tour à tour décrits comme nus, actifs, biodégradables et bioactifs.

Cardiologie interventionnelle et valvulopathie

Après la maladie coronaire, la cardiologie interventionnelle investit bientôt le champ des valvulopathies.

Le tout premier geste est posé sur un nouveau-né d'à peine deux jours souffrant d'une sténose pulmonaire associée à une insuffisance tricuspidienne[14]. En 1979, *Semb* et son équipe le débutent en suivant une procédure chirurgicale développée par *Brock;* mais en lieu et place de la commissurotomie au valgotome, ils introduisent le cathéter d'angiographie à ballonnet de Berman à travers la valve et peuvent ainsi la dilater.

Peu après, pour la même lésion, *Kan* emprunte la voie percutanée. Le suivi à long terme du patient, un enfant de 8 ans, montra que la technique procurait un soulagement durable (diminution du gradient de pression pulmonaire et du souffle cardiaque et régression de l'hypertrophie ventriculaire droite). Avec de nombreuses publications rapportant les mêmes résultats chez l'adulte, la valvuloplastie au ballonnet a aujourd'hui supplanté la commissurotomie en tant que choix initial de la prise en charge de la sténose pulmonaire.

C'est en 1984 que la technique est essayée dans la sténose mitrale. Comme avec la sténose pulmonaire, c'est à partir des procédures de commissurotomie mitrale, développées par *Bailey* et *Harken,* depuis les années 1920, que *Brockenbrough*, puis *Rashkind* conçoivent leurs techniques respectives de valvuloplastie au ballonnet.

Dès 1980, *Inoue* s'appuya justement sur la procédure de *Rashkind* pour développer la dilatation de la valve mitrale à l'aide d'un cathéter à ballonnet et, deux ans plus tard, il effectuait la première valvuloplastie mitrale sur un homme de 33 ans. Après quelques modifications qui permirent notamment un abord percutané par la veine fémorale, l'« *Inoue-Balloon* » n'a pas arrêté de révéler toutes ses vertus dans plusieurs études. La plus grande, une série chinoise de plus de 4000 patients ayant subi une valvuloplastie avec l'instrument, a publié des résultats en 1995, y rapportant un excellent pronostic après un suivi de 11 ans[195].

Pour la sténose mitrale, la valvuloplastie est aussi devenue le traitement de première ligne, quel que soit l'âge du patient[196].

En 1986, *Cribier* et *al* rapportèrent que leur équipe avait réussi une valvuloplastie au ballonnet sur une sténose aortique. Malheureusement, le suivi dans les séries qui suivent cette annonce montra un taux inquiétant de resténose à court et à moyen termes. Par conséquent, la procédure ne put pas connaître le même destin qu'avec les deux valves précédentes; on la réserva aux patients ayant une contre-indication opératoire[197].

La sténose tricuspidienne, une lésion moins fréquente, fut la dernière valve cardiaque à se soumettre à la dilatation au ballonnet. C'est *Al Zaibag* qui, en 1987, annonce en avoir réalisé une à l'aide d'un cathéter à double ballonnets. Toutefois, ici, il manque des résultats fiables d'un suivi à long terme.

Les mauvais résultats de la valvuloplastie au niveau de la valve aortique provoquèrent la réflexion sur la possibilité de remplacement d'une valve à travers un abord percutané. La première expérience réussie est à mettre au crédit de *P. Bonhoeffer*. Après avoir insérer une valve à l'intérieur d'un stent, il parvint ensuite à implanter celui-ci à l'emplacement d'une valve pulmonaire régurgitante[198]. En 2002 à Rouen, *Alain Cribier* effectua le premier remplacement percutané de la valve aortique (TAVI)[199].

L'inventeur travaillait sur une « valve stentée » depuis deux ans auparavant, construite en insérant du péricarde de porcin dans un stent métallique. Le 8 avril 2002, on lui amena un homme de 57 ans, agonisant avec une sténose aortique serrée. En conformité avec les recommandations, le premier choix thérapeutique de l'équipe va être une valvuloplastie au ballonnet qu'elle réalisa avec succès. Après quelques jours d'améliorations cliniques, l'état du patient s'aggrave à nouveau, en rapport avec une resténose précoce. Le 16 avril, on n'eut plus d'autre choix que d'essayer sur l'homme la bioprothèse montée sur stent dont les expérimentations animales se montraient concluantes. L'intervention débouche sur un succès éclatant: la superficie de la valve passe de 0.6 à 1.7 cm^2 tandis que le gradient transvalvulaire chute à 6 mmHg.

Ce fut le début d'une nouvelle aventure médicale. Aujourd'hui, la TAVI est devenue l'intervention de choix dans les sténoses aortiques ayant un mauvais pronostic chirurgical[200].

Un modèle de cette technique a aussi été développé pour la valve mitrale (MitraClip).

La cardiologie interventionnelle? Une maison mystérieuse que *Sones, Dotter, Judkins et Grüntzig* ont laissé en héritage à d'ingénieux artisans. Nombreux, les bons fruits de leur travail redonnent l'espoir à des millions de personnes dans le monde. Ses bénéfices ne se lisent pas uniquement en faveur des maladies des vaisseaux ou des valvulopathies. En juin 1994, à Londres, *Ulrich Sigwart* introduisit la sonde dans une branche septale de l'interventriculaire antérieure; l'injection d'éthanol qu'il y fit provoqua un petit infarctus bien circonscrit. La technique, surnommée « ablation septale », relativement simple, inoffensive et efficace, offrit un moyen de traitement, autre que la chirurgie, des hypertrophies ventriculaires gauches réfractaires au traitement médical[201].

Evolution des dispositifs de prise en charge de la mort subite

Parmi les grands défis et énigmes qui ont préoccupés la science médicale, la mort subite tient une place particulière. Durant de nombreux siècles, les médecins n'ont pas disposé de thèse satisfaisante pour expliquer un trépas aussi inattendu chez une personne en « parfaite santé ». Si un aphorisme d'*Hippocrate*, énoncé au 4e siècle avant J-C, est souvent considéré comme la première description de la mort subite (« *...Les personnes sujettes à des syncopes fréquentes et inexpliquées courent le risque de mourir soudainement...* »), dans le papyrus d'*Ebers* (-1500), on retrouve aussi des passages qui pourraient bien correspondre à des fibrillations ventriculaires: « *...si le cœur tremble, s'affaiblit et s'enfonce, cela signifie que la maladie est à un stade avancé et que la mort est proche...* »[6,7,8]. C'est peut-être aussi le même état que décrit *Vesalius* au 16e siècle lorsqu'il parle de « *mouvements de ver du cœur des animaux avant leur mort.* » L'importance clinique de ces observations ne devint explicite que plus de deux siècles plus tard, en 1842, quand *John Erichsen* décrit la fibrillation ventriculaire, des mouvements que déclenche la ligature de l'artère coronaire sur un cœur canin[202].

C'est en 1889 qu'un travail britannique, intitulé « *Cardiac failure and sudden death* », émet, pour la première fois, l'hypothèse que la mort subite soit due à la fibrillation ventriculaire[203]. Jusqu'à cette publication de *Carl Ludwig* et *M. Hoffa*, la mort subite (qu'on faisait synonyme de l'insuffisance cardiaque) était expliquée par un arrêt du cœur en diastole. Reconnaissant le rôle du système nerveux autonome tout à la fois dans l'activité électrique et la cinétique cardiaque, les 2 auteurs suggérèrent son implication dans leur construction du modèle explicatif de la mort subite.

Mc William remarqua qu'après une section anatomique ou physiologique des oreillettes et des ventricules, chacune des portions continuait de fonctionner bien que les mouvements au niveau des derniers furent alors plus lents. C'est encore ce chercheur qui découvre l'efficacité de l'injection de pilocarpine et des massages cardiaques pour arrêter les fibrillations sur un cœur canin: des observations souvent considérées comme les premiers pas de l'histoire de la ressuscitation cardiopulmonaire.

Ziemssen (1880), une décennie avant *Mc William*, avait montré que l'application d'un choc électrique pouvait faire repartir un cœur à l'arrêt.

Les funestes conséquences cliniques de la fibrillation ventriculaire furent irréfutables avec l'arrivée de l'électrocardiogramme et la généralisation de son utilisation au cours des premières décennies du 19e siècle.

Avènement du massage cardiaque

Après que *Mc William* eut, le premier, observé que des massages appliqués sur un cœur canin étaient efficaces pour arrêter ses fibrillations, plusieurs praticiens proposèrent ce geste comme moyen de ressuscitation cardiopulmonaire. En 1892, pour traiter les arrêts cardiaques de l'anesthésie au chloroforme, *Friedrich Maas* et *Franz Koenig* élaborèrent un protocole qui consistait à appliquer 120 coups/minute sur la région précordiale du patient inconscient. *George Crile*, un chirurgien de la guerre hispano-américaine de 1898, proposa aussi un protocole éponyme de ressuscitation.

Jusque dans les années 1950, le débat sur les massages cardiaques porte sur le choix de les réaliser à thorax fermé ou ouvert. Les chirurgiens, les premiers à ressentir le besoin de disposer d'un moyen efficace pour relancer un cœur à l'arrêt, exprimaient leur préférence pour la dernière modalité. Par contre, *Maurice Cara* et *Michel Poisvert,* les créateurs de la première unité d'urgence mobile de Paris (ancêtre du SAMU), effectuèrent les massages à thorax fermés[204].

C'est en juillet 1960 que parut « Closed-chest cardiac massage », un article de *James Jude, William Kouwenhoven* et *Guy Knickerbocker* qui fournissait la première explication théorique de ce geste et recommandait d'exercer un nombre total de 60 pressions thoraciques, en croisant les deux mains à plat sur le sternum[205].

Expérimentée sur une vingtaine de patients âgés entre 2 mois et 80 ans, en association avec la ventilation artificielle et parfois le choc électrique, Cette méthode dite de *Kouwenhoven* enregistra 70% de survivants pour une durée d'intervention entre 1 à 65 minutes.

Ces progrès donnent des idées aux médecins. Prenant les devants d'un débat qui a cours au début des années 1960, *Desmond Julian,* cardiologue écossais, publie un article dans le *Lancet* en 1961 dans lequel il argumentait que le pronostic des patients victimes d'arrêt cardiaque en post-infarctus serait amélioré si ceux-ci étaient suivis dans une unité de soins intensifs dédiée à cet effet, animée par un staff ayant bénéficié d'un entraînement adéquat[206]. L'année d'après, le médecin émigrait à Sidney où il créa une unité suivant ce modèle, en compagnie de *Gaston Bauer* et *Malcom White.* Mis au courant de leur succès, il ne fut pas long avant que les Etats-Unis et le Canada leurs emboîtent le pas et, entre 1962 et 1965, ce premier pays comptaient 250 unités de soins coronariens.

Le papier que *Thomas Killip III* et *John T. Kimball,* pubié en 1967, fournit des indications très encourageantes: sur 250 malades pris en charge dans une unité à New-York, la mortalité passa de 26 à 7%[207].

Evolution de la thérapie de défibrillation

La littérature européenne des 17e et 18e siècles (Italie, France, Grande-Bretagne) comporte un certain nombre de récits rapportant des scènes de tests d'électrocution des animaux à l'aide des batteries de Leyden-Jar. *Peter Abildgaar,* en se livrant à un tel exercice qui l'eût fait un des pires ennemis des défenseurs des droits des animaux, décrit des observations fort intéressantes.

En 1775, alors qu'il choque à tout-va de pauvres poules sur différentes parties du corps, il note que quelques-unes parmi celles qui restaient sans vie se réveillaient lorsqu'il appliquait un nouveau choc sur leur thorax[208]. En 1788, *Charles Kite* raconte que Mr *Square,* à Londres, en faisant des électrochocs thoraciques à une petite fille de 3 ans victime de chute, réussit à relancer son cœur qui s'était arrêté[209]. *Fell* dans le *Gentelmen's Magazine en 1792*[210], *James Curry* la même année ou encore un autre rapport de la *Royal Human Society en 1802*[211]: ces publications et bien d'autres qui rapportaient les miracles de ressuscitation du choc électrique n'avaient aucune conscience de l'implication de la fibrillation ventriculaire dans la mort subite.

C'est bien plus tard que cette compréhension émergea. Après que *Ludwig* et *Hoffa* (1849), *Duchenne de Boulogne* (1872) et, peu après,

Von Ziemsen (1882), aient découvert l'influence du choc électrique sur le rythme cardiaque, *John Mc William* d'Aberdeen, en 1889, est le premier à suggérer que la fibrillation ventriculaire, un terme qu'il emprunte à *Elme Vulpian,* était la cause réelle de la mort subite. Dix ans plus tard, *Jean Luis Prevost* et *Frédéric Battelli*, deux chercheurs suisses, conduisent une expérience qui corrobore cette thèse et montre que les courants de basse intensité provoquaient la fibrillation ventriculaire, à l'inverse des fortes décharges qui y mettaient fin[212].

Dès cet instant, les destins de la défibrillation et de la cardioversion furent différents à l'Ouest et à l'Est, des abstractions géographiques ayant servi à désigner les 2 parties de la ligne de fracture idéologique et politique qui émergea lorsque la Seconde Guerre Mondiale fit place à la Guerre Froide.

Au cours des années 1900, la compagnie *General Electric* enregistra un grave accident d'électrocution qui tua un certain nombre de ses employés. En réponse, elle décida de financer des groupes de recherche dans plusieurs universités américaines pour comprendre les mécanismes de cette forte létalité. Le groupe de la *Johns Hopkins University* de Baltimore rapporta des résultats assez édifiants en 1933. *William Bennet Kouwenhoven* et *Guy Knickerbocker*, deux professeurs d'ingénierie électrique, soumirent des chiens errants à des chocs électriques jusqu'à ce qu'ils décèdent. Concomittamment, ils notèrent que certains revenaient à la vie après un choc au courant alternatif.

Il y eut des travaux passés sous silence (*M. N. Floresco,* 1903 à Milan) ou non publiés (*Mark C. Lidwell* et *Edgar H. Booth*, 1928 à Sidney), avant la proposition d'un prototype de défibrillateur externe par *Albert* et *Henry Hyman* (1932).

Dans le service new-yorkais où travaillait *Albert Hyman*, le traitement des arrêts cardiaques consistait en une injection intracardiaque d'épinéphrine, de digitaline, d'éther ou de caféine. Cet ancien étudiant de *James Mackenzie* prit sur lui de se mettre à dos ses collègues en mettant en doute l'efficacité de ces molécules. A la place, il émit l'hypothèse que le succès du geste eût plutôt été le fruit du contact du métal de l'aiguille avec le myocarde. A partir de son hypothèse, il mit au point la *Hyman Otor*, un dispositif qui utilisait l'aiguille creuse, non plus pour injecter des substances chimiques, mais plutôt pour servir de guide à l'introduction d'un câble jusqu'au contact de l'auricule droit pour ensuite y provoquer un choc électrique[213].

Très encombrant avec son poids de 7.2 kg, ce premier « pacemaker » ne put être utilisé sur l'homme car la communauté médicale lui refusa son homologation.

Il fallut attendre *Claude Beck* pour enregistrer la première utilisation du défibrillateur sur l'humain[214].

L'évènement a lieu en 1947 à l'Hôpital Universitaire de Cleveland. *Claude Beck* vient de corriger une déformation thoracique congénitale qui gênait affreusement la respiration chez un adolescent de 14 ans. Alors qu'il a fini à peine la phase critique de cette intervention longue et exténuante, le chirurgien referme sereinement l'incision lorsque le cœur de l'adolescent s'arrête. Il rouvre précipitamment la plaie, saisit le cœur dans sa main et le masse frénétiquement. Il sent les petits frétillements inefficaces du myocarde sous ses doigts. Reconnaissant la fibrillation ventriculaire à laquelle personne ne survivait en 1947, étonnamment, le chirurgien ne perd pas espoir. Il commande calmement l'administration de l'adrénaline et la réalisation d'un électrocardiogramme. Après avoir eu confirmation du diagnostic, il décide de tester un appareil expérimental que ses assistants et lui avaient monté dans leur laboratoire.

Beck applique 2 électrodes directement sur le cœur du jeune mourant. La première décharge est inefficace, contrairement à la seconde qui voit réapparaître un rythme normal. Quelques heures après, le revenant, « émergé de l'anesthésie et de la mort» et totalement réveillé, répond avec fougue aux questions aussi bien qu'aux sourires.

Les premiers défibrillateurs exploitaient une source de courant alternatif (défibrillateurs AC) et la technique, qui consistait à appliquer deux électrodes en argent - ressemblant à des cuillères – directement sur un cœur exposé, était fréquemment inefficace en même temps qu'elle provoquait des lésions tissulaires importantes. Assez encombrants et très peu commodes, ce sont ces appareils qui furent utilisés en Occident pendant plusieurs décennies.

Concurremment aux projets déployés dans les pays occidentaux, l'Est développa une approche différente; celle-là même qui offrit d'importantes informations supplémentaires sur le mécanisme de la défibrillation et prépara le terrain à l'essor des techniques modernes.

La professeure *Stern Lina*, en tant qu'ancienne assistante de *Prévost* et *Battelli* à Genève, était parfaitement au courant des études sur la fibrillation ventriculaire et de son traitement par la défibrillation. Rentrée à Moscou, elle crée un laboratoire de physiologie dans la 2ᵉ université de la mégalopole. C'est là qu'elle forme *Naum Gurvich*, un brillant et jeune médecin qui, quelques années plus tard, allait devenir une figure-clé de la rythmologie soviétique et mondiale.

Dès 1939, à une époque où toutes les faveurs allaient au courant alternatif en Occident, il démontra que le recours à un courant continu (DC) utilisant des ondes biphasiques était plus efficace, moins dangereuse (peu de cas de brûlures cutanées ou myocardiques) et réduisait le risque de récidive de la fibrillation[215]. Ces avantages venaient du fait que les électrochocs par DC permettaient d'abaisser l'intensité de l'énergie efficace tout en la délivrant en un temps plus court.

En 1952, *Gurvitch* conçoit le premier défibrillateur externe utilisant le courant continu et délivrant des chocs monophasiques qui apparaît sur le marché: l'*ID-1-VEI*[216,217]. En 1957, *Bohumil Peleška* à Prague (Tchécoslovaquie) construit un 2ᵉ modèle sur lequel il ajoute un tore en fer dans l'inducteur, une modification censée améliorer la procédure de cardioversion.

Peu à peu, tous les grands hôpitaux en URSS et en Europe de l'Est ont leurs salles de défibrillation équipées de ces appareils DC, supplantant les appareils AC que deux pionniers russes, *V. Eskin* et *A. Klimov,* en 1950, avait pourtant aussi mis au point, suivant l'exemple de leurs collègues occidentaux.

C'est encore en URSS qu'en février 1959, *Vishnevskii* et *Tsukerman* inaugurèrent l'utilisation du défibrillateur DC pour effectuer la cardioversion de la fibrillation atriale.

Ensuite arrive 1970, une année importante qui voit *Gurvich* lancer enfin le résultat de son projet-phare: le premier défibrillateur DC externe délivrant des ondes de choc biphasiques. Ce modèle de fonctionnement, en baissant la quantité d'énergie efficace pour réduire une fibrillation ventriculaire, réduisait en même temps, encore plus, le risque de récidive et les dégâts myocardiques liés au passage du courant. Assez vite, l'appareil entre donc dans la panoplie des équipements standards dont se dotèrent les grands hôpitaux soviétiques. Il faut plusieurs années à l'Occident pour sortir enfin des appareils analogues et combler son retard.

Nul ne peut contester à l'Orient le privilège d'avoir mené le leadership de la recherche sur le traitement de la mort subite.

Le camp adverse ne prend conscience de son retard qu'en 1958 lorsqu'*Hubert H. Humphrey,* un sémillant sénateur américain, sous le prétexte d'un « voyage international de coopération médicale pour le bien des peuples », assiste à des démonstrations de ressuscitation dans le laboratoire où travaillait *Gurvitch*[218]. Quand il rentre dans son pays, il fait cette déclaration: « *There, I saw his successful animal experiments on the reversibility of death, that is on the revival of clinically dead animals through massive electric shocks... ».* Aussitôt, il actionne la création, au sein du *National Institute of Health,* d'un programme « sur la physiologie de la mort, de la ressuscitation et les sujets connexes ».

Les défibrillateurs AC sont restés les seuls sur le marché occidental jusqu'aux années 1960. *Paul Zoll* travaillant au *Beth Israël Hospital* et à la *Havard Medical School* de Boston, en mit un au point en 1956. Trois ans plus tard, *Fred Zacouto,* médecin et ingénieur en électricité, monta le premier défibrillateur externe automatique[219]. Le « bloc réanimateur », comme on appela cet appareil, fut d'abord installé à l'*Hôpital Lariboisière* de Paris où ses utilisateurs se rendirent compte qu'il était capable de détecter un pouls lent et de déclencher des stimulations percutanées jusqu'à ce que le rythme sinusal soit rétabli. Il pouvait aussi détecter la fibrillation ventriculaire et continuer à délivrer des chocs aussi longtemps que le cœur n'était pas reparti. On ne saurait les citer tous dans cet espace car, en 1968, il y eut, en utilisation en France, en Suisse et en Allemagne, 68 modèles de défibrillateurs externes.

Bernard Lown, qui travailla au *Peter Bent Brigham Hospital* de Boston, est souvent considéré comme celui qui a ouvert l'ère de la modernité à la cardioversion en Occident. Il y fut notamment le premier, avec l'appareil de *Zoll*, à réduire une arythmie autre que la fibrillation ventriculaire. Le patient était en proie avec une récurrence des tachycardies ventriculaires sur lesquelles les injections de procaïnamide avaient échoué lorsque *Lown* lui délivra des électrochocs transthoraciques. Ce geste contribua à la popularisation du recours au défibrillateur chaque fois qu'il fut question de sauver une vie. Peut-être faut-il aussi dire qu'avant ce jour de 1959, *Lown* ignorait tout du défibrillateur, ne l'ayant jamais manipulé ni même seulement vu. Prenons quelques secondes pour relire ces phrases qu'il prononça après son étonnant résultat: « *Never having seen an AC defibrillator, I hadn't the remotest idea how to use one. A host of questions needed prompt answers: was the shock painful? Was the anesthesia required? Was there an appropriate voltage setting to reverse ventricular tachycardia? If the shock failed, how many additional ones could be delivered? Did the electric discharge traumatize the heart or injure the nervous system? Could it burn skin? Were there any Hazards for bystanders? Was it explosive for the patients receiving oxygen?* »

Une avalanche de questions qu'il ne se posa qu'après coup[220]! En 1961, il rencontre tout à fait par hasard *Baruch Berkovitz*, un brillant et jeune ingénieur en électricité qui « dépannait » les équipements du centre hospitalier. Parallèlement, *Berkovitz* dirigeait la recherche cardiovasculaire chez *American Optical Corporation* (AOC) et là, il développait un projet de défibrillateur DC. Etant au courant des progrès imprimés dans le domaine par *Gurvitch*, son projet visait à mettre l'Amérique à la page.

La rencontre *Lown-Berkovitz* vit la naissance d'une coopération fructueuse.

En avril 1961, l'équipe engagea une série d'expériences sur les chiens. *Lown* avait des connaissances fines sur l'électrocardiogramme et donc, bien imprégné de l'importance qu'il y avait à délivrer le choc en dehors de la période vulnérable du potentiel d'action, il conseilla que soit introduit le nouveau concept de synchronisation de l'électrochoc avec les complexes QRS captés à l'ECG. Le duo développa aussi le système des ondes monophasiques qu'elle trouva plus efficaces et moins dangereuses pour réduire des arythmies autres que la fibrillation ventriculaire. Ces activités culminèrent avec l'utilisation de leur appareil sur l'homme.

Il est également admis que ce soit *Lown* qui ait été l'inventeur du terme « cardioversion » pour désigner la délivrance d'électrochocs synchronisés pour réduire des arythmies autres que la fibrillation ventriculaire.

En 1962, bien conscients que les résultats auxquels ils étaient parvenus n'étaient que des confirmations des travaux de *Gurvitch* et de *Peleška*, *Lown* et *Berkivitz* rapportèrent les succès qu'ils avaient enregistrés sur la réduction de la fibrillation ventriculaire en utilisant le défibrillateur DC à ondes monophasiques. *Lown* alla plus loin en étendant les succès de l'appareil sur les autres arythmies. Très rapidement, leurs différentes publications firent tâche d'huile aux Etats-Unis. Là encore, la règle fut respectée: un appareil qui était resté confiné derrière le rideau de fer, connut soudainement une renommée mondiale.

En 1962, *Berkovitz* commercialisa le défibrillateur DC pour le compte de l'AOC. Son impact fut considérable en Occident. Juste avec un électrochoc, on put sauver sur les lits d'hôpitaux plusieurs victimes d'arrêts cardiaques.

A partir de ce remarquable accomplissement, un nouveau défi ne mit pas long à germer. En effet, il était bien connu que la plupart des décès se produisait dans les minutes qui suivaient la survenue de la crise cardiaque, c'est-à-dire longtemps avant l'arrivée à l'hôpital. Cette préoccupation barbe sérieusement les esprits de *J. Frank Pantridge* et de son collègue *John Geddes*. Dans le *Royal Victoria Hospital* de Belfast où ils travaillent, les deux médecins sont autorisés à créer la première unité mobile de soins coronariens[221]: c'était le 1e janvier 1966. Il s'agissait d'une ambulance équipée d'un défibrillateur (un appareil de 70 kg) et d'autres petits équipements et médicaments de réanimation. Ceux qui rirent de cette initiative bucolique le regrettèrent car au bout de 15 mois d'activité, le « squad volant », le nom que les anglais lui donnèrent, publie des premiers résultats qui sont on ne plus encourageants. Traversant les frontières britanniques, cette approche offensive des soucis que posaient la mort subite aux médecins est vite adoptée aux Etats-Unis et en Occident.

En 1971, *Pantridge* se joint à *John Anderson*, un ingénieur biomédical, pour monter un défibrillateur portatif pesant à peine 3.2 kg et utilisant un système de condensateur miniaturisé développé par la NASA.

A la fin des années 1970, le groupe de Belfast est encore le premier à développer des appareils semi-automatiques et automatiques. Cette évolution permit d'étendre l'usage du défibrillateur aux paramédicaux, aux pompiers et finalement à tout le public: une décision gagnante qui ne cesse d'afficher ses bénéfices à travers le monde[222].

Dispositifs implantables

L'immense succès qui a accompagné la miniaturisation et l'automatisation du défibrillateur externe ne fut pour autant pas un motif de répit pour les chercheurs. L'idée de concevoir un dispositif implantable naquit des méninges de *Michel Mirowski* en 1966, lorsqu'il vit son maître *Harry Heller* être victime de fréquents malaises concomitants à une récurrence des tachycardies ventriculaires. Comme l'arythmie se montrait insensible à la prise de quinidine et de procaïnamide, il eut la conviction que tôt ou tard, elle allait le coincer dans un endroit où le défibrillateur ne serait pas disponible et l'emporterait. Les faits ne le contredirent pas car quelques semaines plus tard, *Heller* fit un arrêt cardiaque et mourut. Au *Tel-Aviv Hashomer Hospital* où il travaillait en Israël, *Mirowski* se rendit compte que son projet ne pouvait pas prospérer. Il prit donc le chemin de l'émigration et, en 1968, il obtint un poste intéressant au *Sinai Hospital* de Baltimore. En tant que directeur de l'unité des soins coronariens, il consacra la moitié de son temps à la recherche.

Il lui fallut un an pour mettre en place son dispositif et, en 1969, avec son assistant *Morton Mower*, un jeune et dynamique cardiologue, le travail commença. Les deux chercheurs implantèrent les premiers prototypes de défibrillateur automatique sur des chiens[223].

Simultanément et sans aucune concertation, *John Schuder*, un professeur de biophysique et de chirurgie à l'université du Missouri, mena aussi les mêmes recherches. C'est lui qui connut le premier succès d'implantation du dispositif sur l'animal en 1970[224]. Toutefois, il abandonna curieusement son projet pour se concentrer sur l'optimisation des ondes d'électrochoc en faisant évoluer la technique vers l'utilisation des ondes biphasiques encore plus fiables et moins dangereuses. Mais, malgré ce décrochage, le « nouveau » projet de *Schuder*, portant sur l'introduction d'une fonctionnalité permettant d'utiliser une intensité d'énergie plus basse avec des voltages plus importants, allait se révéler comme le facteur déterminant qui rendit possible le développement des défibrillateurs implantables.

Mirowski et *Mower*, de leur côté persévérèrent. Entre-temps rejoints par *Stephen Heilman* et la compagnie *Medrad*, l'équipe atteint son but en février 1980. *Levi Watkins,* un chirurgien cardiothoracique et *philip Reid,* un électrophysiologiste, implantent les premiers défibrillateurs cardiaques internes chez des malades à l'*Hôpital Johns Hopkins*. Après la 3e intervention, l'appareil reçoit une autorisation de mise sur le marché aux Etats-Unis en 1985. La technique n'a pas cessé d'évoluer avec des acteurs si nombreux qu'il est devenu fastidieux de tous les citer.

Cœur artificiel

Toute vie est inimaginable sans le cœur, un organe musculaire pompant le sang, à travers les vaisseaux, en direction des différents organes du corps. Lorsque cette fonction vient à s'affaiblir et que les médicaments deviennent inefficaces pour la restaurer, que reste-t-il alors à faire: abandonner la victime à son destin, lui greffer un nouveau cœur ou lui installer un dispositif capable de remplir les fonctions de l'organe? Depuis bien longtemps, des médecins et des scientifiques ont toujours poursuivi l'ambition de créer quelque chose de semblable ou d'équivalent au cœur.

Une tâche ardue.

Au cours du dernier siècle, le développement de ce projet a tout de même conduit à certains succès et, à l'heure actuelle, on trouve sur le marché, des modèles de cœur artificiel permettant à des patients inscrits sur la liste d'attente des receveurs de dons de cœur de survivre en attendant l'intervention.

La théorie que *Julien Jean César LeGallois* développa en 1812[225], évoquant un soutien circulatoire mécanique, a attendu le 21e siècle pour voir sa matérialisation s'effectuer. Au cours des années 1920, *Charles Lindbergh* (un aviateur) et *Alexis Carrel* (un chirurgien) furent très actifs dans ce domaine, se faisant inventeurs, tour à tour, des pompes sanguines fonctionnelles permettant de suppléer le cœur pendant la chirurgie sur cet organe, d'un dispositif permettant la centrifugation du plasma et enfin d'un autre qui permettait de maintenir en vie des organes prélevés avant leur transplantation (ovaires, reins, cœurs, thyroïdes).

En 1937, Dr *Vladimir P. Demikhov,* un autre pionnier du domaine, développa un cœur totalement artificiel qu'il testa avec succès sur un chien[226]. Il fut aussi l'auteur de la première greffe de coronaire et de la première transplantation cardio-pulmonaire.

Après *Demikhov, John H. Gibbon* et le « *Mayo and Gibbon type-oxygenator* » (1953), *William H. Sewel (*1948*),* Dr *Robert Jarvic* (1982) et beaucoup d'autres personnes et organismes font partie de la fine équipe de chercheurs qui a développé l'idée de *LeGallois* jusqu'à sa presque totale matérialisation en mars 2010, l'année qui vit arriver « *SynCardia* » [227]. Il s'agit d'un dispositif portatif qui mit un terme au confinement des patients dans leurs lits d'hôpital. Désormais, les malades « transplantés » avec le cœur artificiel « *SynCardia* » purent reprendre leur vie en attendant l'appel de l'organisme de gestion des dons d'organes.

Histoire des études et de la médecine basée sur des évidences en cardiologie

Dès la Renaissance, les chercheurs s'adonnèrent initialement à des tâches normatives. Celles-ci visaient la collecte des récits sur le ressenti des individus confrontés à la maladie, et la description des corps sains avant les corps frappés par la maladie. *William Harvey, Eustachio Bartholomeo, Richard Lower, Morgagni, Laënnec* et des milliers d'autres ouvriers de la discipline construisirent ainsi le triomphe du paradigme anatomo-clinique.

Ensuite, il fallut expliquer les mécanismes d'occurrence des phénomènes à l'échelle cellulaire. La physiologie et la biologie, adoptant la même dialectique du normal avant le pathologique, offrirent à la médecine un modèle explicatif des situations cliniques à la fois fiable, commode et reproductible. Il ne fut pas facile pour *Louis Pasteur, Claude Bernard, Henle, Koch* et bien d'autres biologistes et physiologistes de s'incruster dans le fonctionnement d'un hôpital convaincu, accroché et jaloux de ses acquis cliniques.

C'est cette compréhension plus fine des maladies qui permit de mettre en évidence des mécanismes susceptibles d'être pris pour cibles dans la recherche de moyens efficaces pour identifier ou réparer les désordres qu'elles engendraient.

En devenant, dès le tout début du 20e siècle, un problème majeur que devait résoudre la médecine moderne, les maladies cardiovasculaires prirent le contrôle de l'actualité médicale et même sociale. Les Etats-Unis ployaient sous le poids de ces affections lorsque l'Europe, en se remettant peu à peu des affres de la guerre, les y rejoignit et, au cours des années 1980, l'infarctus du myocarde devint la première cause de mortalité en Occident. Le reste de la planète - l'Asie, l'Afrique et l'Amérique du sud - ne resta pas longtemps à l'abri de ce fléau que beaucoup dirent de la modernité.

Prenant l'ampleur du désastre, le monde organisa une contre-offensive tous azimuts, développant tout à la fois l'outil diagnostique, les moyens thérapeutiques et les cadres d'information, de formation et d'échange des expériences pour vulgariser les savoirs et les savoir-faire et conscientiser les masses. Au bénéfice d'une prise en charge plus précoce et avec des moyens efficaces, la mortalité liée à l'infarctus du myocarde diminua. Le concept des facteurs de risque cardiovasculaire et son corollaire qui recommanda de les prendre en charge réduisirent l'incidence ou la gravité des évènements cardiovasculaires. Les maladies rythmiques et l'insuffisance cardiaque, le nouveau visage que prirent les maladies cardiovasculaires dans un modèle d'évolution chronique, furent aussi tout de suite la cible de la recherche en cardiologie et, heureusement, quelques résultats efficients furent enregistrés.

Les bons fruits de cette intense et titanesque activité ne mirent pas long à être visibles dans les pays où ces politiques furent appliquées avec rigueur. Par exemple: aux États-Unis, entre 1970 et 1990, l'incidence des coronaropathies fut réduite de moitié et la mortalité annuelle de trois cent mille décès[228]. Cette tendance s'est généralisée dans tout l'Occident depuis les années 2000 jusqu'à nos jours.

Cet abstract sur les succès de la cardiologie sur les maladies cardiovasculaires au cours des cent dernières années - qui représentent aussi la période qui les a vues flamber - nous amène à une question fondamentale: devant un foisonnement et un dynamisme aussi étendus et bruyants, comment la cardiologie a-t-elle réussi à s'affranchir du désordre et de la cacophonie, et à canaliser les énergies au point de servir au monde des connaissances et des pratiques, tous les jours, plus cohérentes et efficaces?

La réponse, nous semble-t-il, est sans ambages: les études.

Elles ont été nombreuses, de qualités et de tailles différentes; elles ont parfois laissé une impression de redondance et d'ennui. Des contradictions, parfois exprimées dans un langage à la limite des convenances, ont opposé les résultats, les concepts et les hommes. Mais il reste que ce sont les études, une suscitation et une exigence de la médecine fondée sur des faits d'observation et d'expérience, qui ont finies de donner de la scientificité à la médecine.

Il y eut des études épidémiologiques ou cliniques, observationnelles ou expérimentales, descriptives ou analytiques, transversales ou longitudinales (cohortes); les essais cliniques furent randomisés ou non; et il y eut des consensus sémantiques autour des termes et des concepts employés. Tous ces cadres méthodologiques permirent de modéliser le déroulement des travaux afin de leurs faire parler le même langage. Exploitant les mêmes « intrants culturels », les chercheurs se parlèrent désormais en se comprenant et purent mutualiser leurs efforts autour d'objectifs bien définis. Les critiques, les associations ou les oppositions eurent lieu dans un environnement où, au-delà des états d'âmes et des querelles partisanes, prévalait la démonstration de l'évidence; un environnement qui laissait aux opinions un statut de « position provisoire » en attendant que la lumière vînt d'une étude crédible.

La communauté scientifique put ainsi, au bout d'un processus de toilettage des résultats fait de confirmations ou de réfutations, d'ajouts ou de suppressions, présenter des résultats fiables sur la nature et les caractéristiques épidémiologiques des facteurs de risque cardiovasculaires, évaluer une procédure diagnostique, un traitement ou un programme de dépistage ou estimer un pronostic.

Epidémiologie en cardiologie

Les origines de l'épidémiologie se trouvent dans l'Antiquité au cours de laquelle les égyptiens, avant *Hippocrate, Aristote ou Galien,* pour convaincre l'autorité publique sur les bénéfices d'une politique d'aménagement de l'environnement de vie, firent appel à des données démographiques. Mais ce sont *John Graunt* (1662) avec son « *analyse chiffrée des registres des naissances et des décès à Londres*[229] », *William Farr* (1839) avec sa « *mise en place de registres de mortalité pour l'Angleterre*[230] » et *John Snow* (1855) et l'« *association choléra et réseau de distribution d'eau*[231] », qui sont souvent cités comme les premiers statisticiens-démographes de l'histoire. Cette épidémiologie dite « hygiéniste », sous-tendue par un paradigme collectiviste analysant la prévention et le traitement de la maladie comme une responsabilité de groupe, s'occupa exclusivement des calamités survenant sur un modèle épidémique et aigu (maladies infectieuses, grande famine). Bénéficiant des apports de la microbiologie (identification des germes, découvertes des antibiotiques et des vaccins) et des progrès de la nutrition et du génie civil, sa prédominance fut totale tout au long du 19e siècle et à la première moitié du 20e siècle.

La mutation des préoccupations de l'épidémiologie survint avec la venue de ce qu'on nomma fort opportunément la transition épidémiologique. Les grandes épidémies étant mieux maîtrisées, les maladies chroniques émergèrent comme une conséquence à l'augmentation de l'espérance de vie. Le cancer et les maladies cardiovasculaires comptèrent parmi les premières causes de morbimortalité. Le concept de cause, plus facilement circonscrite du fait de son unicité et de son identification précise, céda la route à celui du risque, entretenu par une multitude de facteurs exerçant leurs effets en collégialité.

Apparue au cours des années 1950, cette nouvelle épidémiologie, à cet effet dénommée « épidémiologie des facteurs de risque », prit donc ses quartiers essentiellement en cancérologie et en cardiologie. Bâtie comme une facette du paradigme néolibéral, et de ce fait, attribuant la responsabilité de la survenue et de la prise en charge de la maladie à l'individu, elle engendra le développement d'une approche quantitative et probabiliste de la maladie à partir de ses facteurs de risque, principalement individuels. Jusqu'à ce jour, elle joue un rôle déterminant, aussi bien en médecine que dans le domaine de la santé publique, pour la prévention de nombreuses maladies chroniques et multifactorielles.

En cardiologie, il est ainsi démontré que les résultats de la *Cohorte de Framingham* et de l'*Etude des Sept Pays* constituèrent les principaux arguments qui servirent à la vulgarisation du paradigme des facteurs de risque cardiovasculaires et à son exploitation pour construire des politiques de prévention structurées. Au-delà du développement des outils diagnostiques et thérapeutiques efficaces, l'application des mesures préventives constitua, en effet, un élément décisif qui permit la réduction de l'incidence, de la gravité et de la mortalité liées aux évènements cardiovasculaires en Occident.

Cohorte de Framingham[232]

L'état des lieux des maladies cardiovasculaires au sein de la population américaine d'après 2e Guerre Mondiale est dramatique: les maladies cardiovasculaires étaient en cause dans la moitié de la mortalité globale du pays avec un homme sur trois en souffrant avant l'âge de soixante ans. Ainsi perçus comme une « épidémie nationale » contre laquelle les actions de l'homme ne pouvaient rien, elles ne manquèrent pas de frapper le premier citoyen de l'époque, *Franklin Delanoë Roosevelt*, qui en mourut alors que son armée, avec ses alliés, s'apprêtaient à monter à l'assaut de l'épicentre du nazisme.

La cohorte de Framingham apparaît donc à certains comme l'une des réactions que l'Amérique eut après le moment de sidération que lui causa la mort de son président.

S'appuyant sur des résultats épars de quelques études cas-témoins qu'il compile dès 1947, *Gilcin Meadors* coordonne les phases de conception et de mise en place de l'étude avec l'aide du tout nouvel *National Heart Institute of United States Public Health*. Elle débute en Septembre 1948, à Framingham, une petite ville de 29000 habitants, voisine de Boston. Dans cette cité cosmopolite, les équipes dirigées par *Meadors*, puis *Thomas R. Dawber* qui lui succède en 1950, conduisent une enquête prospective à visée de recherche étiologique. L'objectif principal de l'enquête de Framingham est énoncé en 1949 comme étant de « mieux comprendre et observer le développement ou "l'histoire naturelle" des maladies cardiovasculaires, avec pour visée clinique et pronostique la détection des premiers signes de développement habituellement silencieux de ces maladies et, si possible, l'identification des facteurs susceptibles de jouer un rôle dans leur étiologie ». Ainsi, les personnes enquêtées, hommes et femmes âgés entre 30 et 60 ans, pris sans sélection dans la population générale, étaient tous en bonne santé. Elles se sont soumises, tous les deux ans, à des examens cliniques et de laboratoire dans un établissement spécialement voué à cette mission à Framingham. Les informations recueillies étaient, entre autres, celles relatives aux 28 hypothèses étiologiques établies par le comité.

Avec l'appui actif d'une communauté hyper-motivée grâce à des moyens de propagande les plus diverses, entre 1948 et 1952, l'étude compte une cohorte de 5209 résidents.

Les premiers résultats ont été publiés une décennie plus tard, en 1957[233]. Définissant l'hypertension artérielle comme une pression artérielle ≥165/95 mmHg, ils montrèrent que les coronaropathies survenaient 4 fois plus fréquemment chez les personnes qui en étaient porteuses. Malgré ces résultats, une certaine croyance persista, voulant que la pression artérielle normale d'un sujet soit de 100 mmHg additionnés de son âge en années.

Pour les sujets de plus de 70 ans, cette limite grimpait même jusqu'à 210/120 mmHg !

Pressentant que l'étude allait manquer de fonds du fait d'une interruption de son financement par la Fédération, *Dawber* migra à Boston pour y aller faire du lobbying auprès de donateurs privés. A cet effet, il céda sa place à son ancien étudiant *Kannel*. Ce sont donc les compagnies d'assurance et des instituts de recherche qui soutinrent le projet jusqu'à ce que le président *Nixon,* sensibilisé par *Paul Dudley White*, ordonne le retour des financements fédéraux.

Ce nouveau souffle permit à l'étude de débuter le recrutement de la descendance de la première cohorte ainsi que de leurs épouses. Dans cette phase, les facteurs familiaux et génétiques purent être scrutés.

Paul Dudley White et *Dawber* avaient noté avec désolation que les praticiens préféraient de loin l'activité curative sur des personnes déjà frappées par la maladie au lieu de la prévention. Observant l'accueil mitigé que reçurent les premiers résultats de l'étude, ils comprirent que le combat ne pouvait être gagné qu'avec la pleine prise de conscience et le changement d'attitude des médecins. Aussitôt ils orientèrent leur plaidoyer dans le sens de la refondation des outils de formation des professionnels de santé.

En 1971, une nouvelle analyse confirma le rôle néfaste d'une pression artérielle élevée, et l'implication plus importante de la pression artérielle systolique à la fois pour les coronaropathies, les accidents vasculaires cérébraux et l'insuffisance cardiaque[234,235,236].

Le discours sur l'importance de la prise en charge du risque global buta sur les moyens d'évaluation de celui-ci. C'est pour répondre à cette préoccupation réelle que naquit l'idée de construire des scores du risque. *Truett, Comfield* et *Kannel* (1967), *Kannel* et al (1976), firent les premiers essais avec le fameux « score du risque de Framingham » que publia *Wilson* et *al* en 1998[237,238]. Evaluant le risque de faire une coronaropathie dans la décennie de suivi, il offrit aux praticiens un outil commode pour reclasser leurs malades en risques faible, intermédiaire ou élevé.

A la fin de la 8ᵉ analyse de sa population, Framingham permit d'observer une élévation de la prévalence de l'insuffisance cardiaque[239]. Les investigateurs, après avoir relevé qu'il n'existait aucun schéma clinique aidant le clinicien à faire le diagnostic d'insuffisance cardiaque, élaborèrent une série de critères dont 9 majeurs et 7 mineurs (avec un, la perte de poids, pouvant être majeur ou mineur selon qu'elle est due à l'insuffisance cardiaque ou non). Publié en 1971 par *McKee* et *Kannel*[234], il continue de servir, jusqu'à maintenant, de référence lorsqu'on veut définir l'insuffisance cardiaque dans les études (deux critères majeurs ou un critère majeur + deux critères mineurs). A partir de ces critères, les auteurs notèrent, encore une fois, la forte implication de l'hypertension artérielle (3/4 des malades insuffisants cardiaques de la cohorte au bout de 16 ans de suivi). A cette époque, seuls 2 malades sur 5 survivaient à 5 ans et 1 sur 5 à 10 ans. Ce sont ces données « de base » qui permirent de saisir l'ampleur du bénéfice qu'apportèrent les IEC et les bêtabloquants: de 1950 à 1999, la mortalité est passée de 70% à 59% chez les hommes, 57% à 45% chez les femmes (*Levy* et *al*)[240].

En 1999, *Vasan* et *al* signalèrent que près de la moitié des insuffisants cardiaques de la cohorte avaient une fraction d'éjection ventriculaire gauche normale[241]. Longtemps avant l'échocardiographie, le schéma diagnostique permettait donc déjà d'identifier – sans savoir la nommer – l'insuffisance cardiaque diastolique (aujourd'hui dite à fraction d'éjection préservée).

L'étude de Framingham permit aussi de faire le lien entre les facteurs constitutifs du syndrome métabolique et les affections cardiovasculaires. En confirmant que la présence d'un diabète sucré était associée à une augmentation du risque de mortalité (3 fois plus) et de survenue d'une insuffisance cardiaque et de cardiopathie hypertensive; qu'il existait une relation inverse entre les coronaropathies et le niveau des HDL sanguins et que l'obésité était fréquemment associée à l'hypertension artérielle, au diabète sucré et à l'hypercholestérolémie, ces résultats désignèrent cette association de morbidités comme une cible de choix de la prophylaxie cardiovasculaire[242,243,244].

En révélant le lien de la fibrillation atriale non valvulaire avec l'hypertension artérielle - dont le risque de conduire à un accident vasculaire cérébral se montra plus important que celui des coronaropathies -, l'étude de Framingham isola aussi formellement cette nosologie en tant que risque proéminent de l'accident vasculaire ischémique. Ce fut, en effet, dans une publication de *Wolf* et *al*, que le monde médical fit le constat que la présence de ce trouble de rythme multipliait le risque d'AVC par 5[245].

Comment ne pas le dire quand on le voit si clairement: la cohorte prospective de Framingham, fille-ainée des études épidémiologiques en cardiologie (et pas seulement), fut et continue d'être une source intarissable de résultats robustes, inspirant la réflexion sur la recherche des moyens de prévention et/ou de traitement des maladies cardiovasculaires. Elle a su tenir tête aux nombreuses critiques qui l'avaient assaillie, avançant l'argument des faits ou se réajustant avec humilité.

L'une des critiques fut la présentation monoraciale et monoculturelle de la population: des protestants blancs d'origine européenne, appartenant à la classe moyenne de la société américaine. Une autre fut l'évaluation insuffisante, au contraire de celle du HDL-cholestérol, de l'implication du LDL-cholestérol dans le lien du cholestérol aux maladies cardiovasculaires.

Etude des Sept Pays

Certains pensent que c'est justement ces critiques, auxquelles Framingham ne put remédier, que prit en main *Ancel Keys* dans cette cohorte. L'américain, s'inspirant entre autre, d'une étude napolitaine conduite en 1950 et qui avait observé que les évènements cardiovasculaires n'affectaient que les citoyens aisés de la ville[246], construisit l'hypothèse qui énonçait que la « différence du train des coronaropathies et des accidents vasculaires cérébraux au sein des populations et des individus serait fonction des différences observées sur les caractéristiques physiques, les modes de vie et plus particulièrement la richesse en graisses de leur alimentation et les niveaux de la cholestérolémie ».

L'objectif de l'étude était donc d'explorer en détails les associations entre l'alimentation, les autres facteurs de risque cardiovasculaires, les coronaropathies et les AVC.

C'est la première étude multicentrique, transraciale et transculturelle de l'histoire, s'étant déroulé en Asie (Japon), en Amérique (Etats-Unis), en Europe méditerranéenne (Italie, Grèce, Pays-Bas) et en Europe du nord (Finlande, Yougoslavie); et ayant regroupé des populations que séparaient justement les cultures, notamment du point de vue des habitudes alimentaires. Elle débuta à l'automne 1958. Une peu plus de 12000 personnes, tous des hommes âgés entre 40-59 ans, furent enrôlées dans la cohorte entre 1958-1964.

L'étude releva l'existence d'une corrélation directe et indépendante, aussi bien à l'échelle groupale qu'à l'échelle individuelle, entre la survenue des coronaropathies et des AVC et le niveau du cholestérol total sanguin, et ceci quelle que soit l'aire géographique et culturelle. La même corrélation se lut entre l'hypertension artérielle et ces deux évènements cardiovasculaires. D'autres résultats insinuèrent que la différence observée entre les pays au niveau de la mortalité globale était fortement tributaire de la variation de la mortalité cardiovasculaire. La mortalité due aux coronaropathies fut plus élevée aux Etats-Unis que partout ailleurs, tandis que l'Europe du nord excédait les pays méditerranéens et le Japon même après ajustement avec l'âge, l'hypertension artérielle, l'obésité, le cholestérol, le tabagisme ou la sédentarité. Ces différences transculturelles, rattachées au régime alimentaire, virent l'émergence du régime méditerranéen « composé » par *Antonia Trichoupoulo* dans les années 2000, avant sa mise en exergue par *Walter Willet* de la *Harvard School of Public Health*[247].

A l'inverse, l'étude montra aussi que la progressive adoption par les populations méditerranéennes des modes de vie nordiques s'accompagnait d'une détérioration du risque cardiovasculaire.

L'obésité, la sédentarité et le tabagisme furent aussi explicitement incriminés dans ce travail.

Encore une fois et même un peu plus qu'avec la cohorte de Framingham, les résultats de *Keys* essuyèrent de vives critiques questionnant sa méthodologie et ses interprétations (*Reiser*, 1973)[248], la pertinence de l'insinuation écologique de la ration lipidique (*Mann*, 1977)[249] ou encore l'imputation du cholestérol en lieu et place des hydrates de carbone (*John Yudkin*, 1971)[250]. Les années 2000 et la sophistication des études sur le cholestérol ne vinrent pas les atténuer. Un vrai front ouvertement anti-cholestérol se forma au sein de la communauté scientifique, appelant à modérer les enthousiasmes qui acheminaient les consciences vers la vente en service libre des statines dans les supermarchés.

Etudes cliniques en cardiologie

Lorsqu'on parle de l'histoire des essais cliniques, *James Lind* est souvent placé comme le pivot qui a permis de franchir un cap et de passer d'une manière de faire (époque pré-James Lind) à une autre (époque post-James Lind).

Ce qui semble être le principe fondateur des essais cliniques est un récit biblique du livre de *Daniel*: le repas des déportés[251]. Lorsque *Nabuchodonosor*, le roi de Babylone et son armée envahirent la Judée, ils tuèrent Joachim, son souverain ainsi que des milliers d'autres israélites. Les trophées de guerre qu'ils ramenèrent à Sinaï furent nombreux: une grande partie des richesses qui meublaient la Maison de Dieu et au moins trois milliers de prisonniers. Très impressionné par l'intelligence et le dynamisme du peuple qu'il venait de vaincre, le puissant roi ordonna qu'on choisisse parmi les prisonniers 4 garçons de la descendance royale et de familles de dignitaires. Il les adopta et installa dans son palais afin qu'ils reçoivent l'éducation babylonienne. Son but était d'enrichir sa cour grâce aux talents des jeunes Hébreux.

Daniel, l'un des 4 élus, tira à part leur précepteur et lui fit part de leur souhait de ne pas être nourris avec le repas exclusif des Chaldéens, fait de beaucoup de viande et de vin, un menu expressément composé par le roi pour ses sujets. Très indulgent à l'égard de ses protégés, l'employé s'inquiéta tout de même de la colère que n'allait manquer de lui attirer des signes de sous-alimentation chez les hôtes du roi. Très hardi, Daniel lui proposa: « *Nous, tes 4 serviteurs, mets-nous donc à l'épreuve pendant dix jours. Qu'on nous donne des légumes à manger et de l'eau à boire. Puis tu regarderas notre mine et la mine de ces garçons qui mangent au menu du roi; et selon ce que tu verras, agis envers tes serviteurs!* »

L'employé consentit à conduire cette expérience et les mit donc à l'épreuve pendant dix jours. Au terme de cette période, il observa qu'ils avaient meilleure mine et plus d'embonpoint que tous les garçons qui mangeaient au menu du roi.

Dans le « Canon de la médecine » d'Avicenne (1025), on ne retrouve pas de récit d'un essai médicamenteux, mais tout juste un passage qui appelait à la plus grande prudence et recommandait de conduire de telles expériences uniquement sur des maladies non compliquées et en utilisant les drogues à leur état de nature.

En 1537, *Ambroise Paré*, alors chirurgien en charge des plaies de guerre auprès du Maréchal *Montigny*, se trouva à court d'huile d'onguent aux abords d'une bataille particulièrement sanglante. Seuls quelques-uns des nombreux blessés purent donc encore bénéficier de l'application d'huile chauffée. Le ravitaillement tardant, le désespéré praticien fit une composition à base de jaune d'œuf, d'huile de rose et de turpentine, et l'appliqua sur les graves blessures des hommes. Rongé par l'anxiété qui assaille tout médecin conscient des insuffisances de sa prise en charge, il passa une nuit blanche à se représenter l'étendue de la catastrophe qui allait survenir.

Quel ne fut son étonnement quand, au cours de sa visite, le lendemain, il nota une évolution bien meilleure chez les blessés qui avaient reçu son « expédient ». Il prit alors la résolution d'abandonner la cautérisation, une méthode bien cruelle qui servait à traiter les plaies en ces temps-là.

Le premier essai clinique contrôlé a lieu en mai 1747[252]. Il est conduit par *James Lind* (1716-1794), un chirurgien travaillant dans la marine écossaise. A bord d'un navire, il est horrifié par les affres du scorbut parmi les marins. Il conçoit alors un protocole d'essai pour évaluer l'efficacité de la consommation des agrumes tropicaux dans le traitement de cette affection.

Dans son récit, il raconte qu'il sélectionna ses 12 malades aussi semblables que possible: ils étaient dans le même bateau (le Salisbury, un navire de guerre monté de 50 canons), présentaient les mêmes symptômes et signes, consommaient le même menu. Il les regroupa en paires (6 au total) et à chacune il attribua un remède expérimental spécifique à prendre quotidiennement associé à la ration du bord: 1 citron et 2 oranges; 1 pinte de cidre; 6 cuillérées de vinaigres; 1 pâte avec orgeat (traitement en vigueur), 25 gouttes d'acide sulfurique et 1 pinte d'eau de mer (les plus gravement atteints).

Au bout de 6 jours de ces régimes, l'état de la paire soumise à la « prise » de citron et d'orange s'améliora nettement au point où les deux marins servirent même d'infirmiers à leur chambrée.

Même si le modèle explicatif que le médecin attribua à l'effet des agrumes était inexact - l'acidité des agrumes qui aurait détruit les fluides nocifs piégés dans le corps -, il ne reste pas moins que ce travail draina vers la médecine une nouvelle démarche scientifique qui consista, du 18e siècle, à « poser des *questions ciblées* à la Nature, en observant, expérimentant, puis quantifiant les résultats obtenus ».

Puis, un siècle après, il y eut l'essai contrôlé contre placebo, une autre façon de conduire les essais cliniques. C'est un travail d'un médecin américain du nom d'*Austin Flint*. En 1863, il teste l'efficacité d'un médicament du rhumatisme en le comparant avec une forme galénique physiquement ressemblante mais factice (placebo)[253].

Il y eut le premier essai en double aveugle, soutenu par le *Medical Research Council* (MRC)[254]. Sir *Harold Himsworth* et ses équipes vont recruter un bon millier de personnes souffrant de rhume à travers les Royaume-Unis. L'étude consista à éprouver l'efficacité d'une substance, la patuline, dans le traitement du rhume. Sa première particularité reposa sur le fait qu'aussi bien les sujets recevant la substance expérimentale que les investigateurs n'ont connaissance du traitement reçu pour supprimer tout jugement a priori. L'autre particularité se réfère à la période même durant laquelle l'étude se réalisa, en 1943-1944 - en pleine 2e Guerre Mondiale -, ce qui compliqua l'application des procédures.

Un infirmier investigateur délivra la substance au patient dans un cadre clos tout en remplissant un carnet à souches du code du patient avant de le diriger vers la consultation du médecin investigateur.

Malheureusement ce prototype se solda par un échec de la patuline.

C'est trois années après, en 1946, que surgit l'essai randomisé, le gold-standard en matière d'étude clinique. Pourtant, l'idée de la « randomisation » planait dans l'air du temps depuis 1923. C'est encore le MRC qui s'illustra à travers un projet d'évaluation de l'efficacité de la streptomycine dans le traitement de la tuberculose[255]. Sous la direction de Sir *Geoffray Marshall,* sa conception est remarquable: un essai en deux groupes parallèles avec un groupe streptomycine (S) et un groupe témoin (C); et des critères d'inclusion explicites (être âgé de 15 à 25 ans, avoir une tuberculose pulmonaire aiguë et d'installation récente, présenter des images radiologiques bilatérales, une bactériologie certaine et une maladie sans possibilité de pneumothorax thérapeutique).

Dès Janvier 1947 et pendant les six mois qui suivirent, 107 malades furent enrôlés, 55 dans le groupe S et 52 dans le groupe C.

Le groupe C a pour seul traitement un alitement strict, tandis que le groupe S reçoit en plus quatre injections intramusculaires quotidiennes de streptomycine. Prévue pour durer six mois, il fut décidé de réduire la durée du suivi à quatre en raison de l'impressionnant résultat de la surveillance mensuelle des patients.

Au terme de la surveillance, la mortalité est de 7 % dans le groupe S (4 sur 55) contre 27 % dans le groupe C (14 sur 52). La différence est statistiquement significative. Encore plus marquée est l'amélioration radiologique, qui est « considérable » chez 51 % des patients du groupe traité et seulement 8 % des témoins, la différence étant encore, là aussi, statistiquement significative.

Nous devons insister sur les apports décisifs de ce travail princeps qui vont largement au-delà de la consécration qu'elle procura à la streptomycine. Le premier, qui lui vaut de figurer dans les annales de l'Histoire de la médecine, est sa randomisation. Une enveloppe numérotée correspondant à chaque patient est attribuée par ordre d'arrivée. Une structure centralisée ouvre cette enveloppe et informe le clinicien responsable du statut S ou C du patient. La nourriture, les soins, la durée d'hospitalisation sont identiques, et un repos strict au lit est imposé pendant six mois. Les praticiens en charge des malades sont tenus à une confidentialité, tant vis-à-vis du public que de leurs patients. Les deux radiologues et l'expert clinicien qui interprètent les clichés radiographiques en fin d'étude travaillent en aveugle: ils ne connaissent pas le statut du patient et cette triple lecture est indépendante.

Toutefois, même si les preuves d'efficacité apportées par les essais cliniques randomisés sont indiscutables, il faut garder à l'esprit leurs limites inhérentes à la frontière qui sépare la situation expérimentale de la « vraie vie ». Ils pourraient ainsi souffrir du recrutement d'un effectif limité, de l'exclusion des formes cliniques atypiques, des situations de polypathologie et de polymédication et de la limitation de la durée de la surveillance.

Ces visages quelque peu contrariants des essais cliniques randomisés doivent être connus et pris en compte. Même comme ils n'influent pas sur le niveau de preuve qu'ils apportent, ils soulignent cependant l'importance qu'il y a à ne jamais cesser de « scruter » avec d'autres types d'études alors même que l'intervention est mise sur le marché et est largement prescrite. Ce sont les études pharmaco-épidémiologiques, celles qui se conduisent sous un modèle d'observation prolongée d'une cohorte de patients exposés au nouveau médicament.

En cardiologie, un domaine où le dynamisme de la médecine s'est particulièrement affirmé, on ne pouvait pas rater le coche qu'amarra cette étude. Parmi les grands essais qui montèrent à bord, résumons les études HOPE, EUROPA et Etude 4S.

Etude HOPE[256]

La Heart Outcome Prevention Evaluation (HOPE) a mis à l'essai le ramipril dans une population de patients ayant un risque cardiovasculaire élevé.

La découverte de *Paul Harrison* et d'*Anna Tower*, le HOE 498 avant sa dénomination actuelle, le « ramipril », est entrée dans le marché américain en 1991 (en France en 2000). Il s'agit d'un IEC apparut au moment où la famille pharmacologique était confrontée à deux écueils: résoudre le problème du rapport vallée/pic qui conditionnait la posologie du médicament et trouver une molécule qui exerçait son effet sur le système angiotensine-aldostérone nouvellement mis en lumière au niveau tissulaire et que l'on disait plus impliqué dans les modifications structurelles que le système circulant.

Il y eut des essais avant HOPE. L'étude AIRE (1993) dont la conclusion énonça principalement que « le ramipril est indiqué dans le postinfarctus du myocarde compliqué d'insuffisance cardiaque transitoire ou persistante[257]; ou encore que le traitement au long cours par ramipril améliore la survie et réduit le risque d'évolution vers l'insuffisance cardiaque sévère ». L'étude AIREX (1997), qui la continua en en renforçant les conclusions[258]. L'étude REIN, contemporaine d'AIREX, qui montra que, chez les patients ayant une protéinurie des 24 heures supérieure à 3 g, le traitement par le ramipril permettait de réduire l'altération du taux de filtration glomérulaire et prolongeait le délai d'apparition (x2) d'un doublement de la créatinémie ou de l'apparition d'une insuffisance rénale terminale[259].

Après HOPE, la fièvre de la recherche autour du ramipril persista. Les études Micro-HOPE (2000)[260], SECURE (2001)[261], Diab-Hycar (2004)[262], HOPE TOO (2005)[263], DREAM (2006)[264] et ONTARGET (2006)[125] qui prolongèrent les réflexions débutées par l'étude HOPE. Par exemple, elles interrogèrent l'apport de la molécule chez le diabétique, sur l'évolution de l'athérome carotidien ou encore la prévention du diabète sucré.

Ainsi installée à cette place de pivot, l'étude HOPE est un patrimoine majeur de la cardiologie contemporaine. Se basant sur des résultats concluants antérieurs, *Salim Yusuf*, son investigateur principal émis l'hypothèse qu'« un traitement par un IEC, chez des patients à risque cardiovasculaire élevé devait permettre de réduire le risque de survenue d'événements cardiovasculaires majeurs: infarctus du myocarde, accident vasculaire cérébral et décès de cause vasculaire ». Le risque cardiovasculaire élevé était défini par un âge > 55 ans, un antécédent d'évènement cardiovasculaire (prévention secondaire) ou un diabète sucré; en sus, le diabète sucré devait être associé au moins à un autre facteur de risque cardiovasculaire parmi les suivants: tabagisme, hypertension artérielle (pression artérielle≥140/90 mmHg) et hypercholestérolémie (Cholestérol total > 5.2 mmol/L). Etaient exclus les patients recevant déjà de la vitamine E ou ayant une indication formelle d'IEC (insuffisance ventriculaire gauche avec fraction d'éjection du ventricule gauche < 40 mmHg). Le recrutement se fit dans 267 centres répartis à travers 19 pays.

Le protocole de HOPE indiquait une phase initiale destinée à identifier pour les exclure les sujets victimes d'effets indésirables précoces, d'élévation de la créatininémie ou d'anomalie électrolytique. A son terme, sur les 10576 patients initiaux, 1035 furent exclus.

Vingt-sept pour cent de femmes, 55% de patients ≥ 65 ans, 88% en prévention secondaire, 47% d'hypertendus et 38% de diabétiques: telle se présenta la population de l'étude au moment où la surveillance commença effectivement. Leurs piluliers affichaient 76% d'antiagrégants plaquettaires; 45% d'inhibiteurs calciques, 40% de bêtabloquants, 15% de diurétiques et 30% de statines.

On eut donc sur la ligne de départ 9541 patients qui furent randomisés pour recevoir le ramipril ou le placebo. L'administration de la molécule contrôlée fut progressive: 2.5 mg/j pendant une semaine; puis 5 mg/j pendant trois semaines avant la pleine dose de 10 mg/j. Le suivi se fit à un mois; puis tous les six mois. Tous les patients reçurent soit de la vitamine E (400 mg/j), soit le placebo. Il y eut un sous-groupe de 244 patients recevant expressément une dose faible de ramipril (2.5 mg/j) destiné à être comparé à la pleine dose.

Après 4.5 ans de surveillance, HOPE fut arrêtée avant son terme en raison de la mise en évidence d'un bénéfice hautement significatif constaté sous ramipril à une posologie cible de 10 mg par jour tant sur le critère primaire que sur chacun des éléments composant le critère composite. On enregistra des réductions du risque relatif de 22% pour le critère composite, 32 pour les AVC, 26 pour la mortalité cardiovasculaire et 20% pour les infarctus du myocarde non-fatals. D'autres bénéfices furent observés sur l'insuffisance cardiaque (22%), les procédures de revascularisation (15%) et la mortalité toute cause (16%).

La vitamine E, administrée comme thérapie anti-oxydante, ne montra aucun bénéfice. Il y eut une lumière inattendue: un recul de nouveaux cas de diabètes sucrés de 33%.

Ces niveaux d'efficacité, obtenus malgré une baisse de pression artérielle plutôt discrète (différence de 4-3 mmHg pour la systolique, 1-2 mmHg pour la diastolique entre le groupe contrôle et le placebo) ont fait émergé l'idée d'un effet vasoprotecteur intrinsèque du ramipril.

L'étude HOPE apparaît comme le principal outil qui vint mettre tout le monde d'accord sur les bienfaits rattachés aux IEC et accentuer leur emprise sur les pathologies cardiovasculaires. Déjà incontournables dans l'insuffisance cardiaque (méta-analyse de *S. Yusuf* en 2000)[265], le diabète sucré associé à une protéinurie et largement utilisés dans l'HTA, ces molécules virent s'élargir leurs indications aux patients exhibant un risque cardiovasculaire élevé.

	Groupe ramipril	Groupe placebo	Risque relatif	IC 95%	Valeur de P
IDM, AVC et décès CV (critère primaire)	14,0	17,8	0,78	0,70-0,86	<0,001
Décès CV	6,1%	8,1%	0,74	0,68-0,87	<0,001
IDM	9,9%	12,3%	0,80	0,70-0,90	<0,001
AVC	3,4%	4,9%	0,68	0,56-0,84	<0,001
Décès non CV	4,3%	4,1%	1,03	0,85-1,26	0,74
Décès totaux	10,4%	12,2%	0,84	0,75-0,95	0,005
Revascularisation	16,0%	18,3%	0,85	0,77-0,94	0,002
Hospitalisation pour angor instable	11,9%	12,1%	0,98	0,87-1,10	0,68
Complication du diabète	6,4%	7,6%	0,84	0,72-0,98	0,03
Hospitalisation pour insuffisance cardiaque	3,0%	3,4%	0,88	0,70-1,10	0,25
Insuffisance cardiaque	9,0%	11,5%	0,77	0,67-0,87	<0,001
Arrêt cardiaque	0,8%	1,3%	0,62	0,41-0,94	0,02
Aggravation d'un angor	23,8%	26,2%	0,89	0,82-0,96	0,004
Nouveau diagnostic de diabète	3,6%	5,4%	0,66	0,51-0,85	<0,001

Tableau 3.- Résultats principaux de l'étude HOPE qui a comparé le traitement le ramipril versus placeboDans les suites de l'étude HOPE, le ramipril est devenu le seul IEC ayant une indication dans la prévention des accidents vasculaires cérébraux, de l'infarctus du myocarde et du décès par évènement cardiovasculaires chez les patients à haut risque et chez les diabétiques Etude EUROPA[266]

La EUropean trial on Reduction Of cardiac events with Perindopril in stable coronary Artery disease (EUROPA), conduite entre 1997 et 2000, établit les bienfaits du perindopril sur les patients avec une insuffisance coronaire stable sans insuffisance cardiaque. Le choix du perindopril ne fut pas anodin car, en plus d'un rapport vallée/pic favorable à une prise journalière unique permettant une bonne couverture journalière avec une seule prise et avec des doses peu élevées, il était aussi crédité, de par sa lipophilie permettant une bonne pénétration tissulaire, d'un puissant effet d'inhibition du système angiotensine-aldostérone tissulaire.

L'étude EUROPA fut un autre grand moment, après HOPE, pour les essais sur les inhibiteurs de l'enzyme de conversion. Son protocole fut quasi-similaire à celui de sa devancière. Tout y fut toujours aussi précis. Sa cible? Les sujets âgés de plus de 18 ans, ayant une maladie coronarienne documentée et sans procédure de revascularisation programmée, et ne présentant pas de signes cliniques d'insuffisance cardiaque. Ses objectifs? Démontrer l'efficacité d'un IEC (perindopril) dans la réduction de l'incidence de décès cardiovasculaires, d'infarctus du myocarde et d'arrêts cardiaques.

Les présélections commencèrent en juillet 1997, dans 424 centres répartis dans 24 pays d'Europe. Elles enregistrèrent 13655 patients qui passèrent une phase initiale visant à écarter les sujets victimes d'effets indésirables précoces (cliniques et biologiques). Au total, ce sont 12218 patients qui furent finalement retenus. L'âge moyen y était de 60 ans avec 85% d'hommes. L'hypertension artérielle (27%), le diabète sucré (12%), l'hypercholestérolémie (63%) et le tabagisme (15%) comptaient parmi les facteurs de risque associés; les antiagrégants plaquettaires (92%), les bêtabloquants (62%) et les hypolipémiants (58%) les thérapeutiques en cours.

L'ensemble fut alors randomisé en double aveugle pour recevoir soit la molécule (perindopril 8 mg), soit le placebo. La surveillance dura en moyenne 4.2 ans.

Le bénéfice que démontra l'étude EUROPA sur une population cible ayant une réalité très large dans la « vraie vie » clinique (population affichant un profil de risque modéré), fut substantiel: une réduction de la mortalité cardiovasculaire de 14%, une réduction du risque d'infarctus fatal ou non fatal de 24% et de l'apparition de l'insuffisance cardiaque de 39%.

Encore une fois, la modestie de la baisse de la pression artérielle (5 et 2 mmHg de différence entre les deux groupes pour les pressions artérielles systolique et diastolique respectivement), en comparaison des effets observés, plaida en faveur d'un effet pléiotrope intrinsèque de la molécule.

Le perindopril fut bien toléré en association avec d'autres médications (antiagrégants plaquettaires, bêtabloquants, statines). Par-là, les résultats d'EUROPA étoffèrent l'argumentaire de la recommandation de la « polypills » comme réponse à un impératif de prise en charge multifactorielle qui emportait de plus en plus d'avis.

Le perindopril, commercialisé dans près de 120 pays dans le monde, a constitué le principe actif de maints autres essais cliniques. Dans l'essai PROGRESS (2001)[98], en association ou non avec l'indapamide, il prouva son efficacité en prévention secondaire des AVC (réduction du risque de récidive de 28%). Avec l'étude ASCOT, la comparaison se fit entre ce qu'on nomma les « nouveaux antihypertenseurs » (perindopril-amlodipine) et les « anciens antihypertenseurs » (atenolol-thiazidique). Bien qu'on n'eût pas enregistré de différence au niveau de la baisse de la pression artérielle aussi bien systolique que diastolique, le groupe perindopril-amlodipine se montra significativement plus efficace que l'autre du point de vue de la réduction de la mortalité globale (risque relatif à -11%), et de la mortalité cardiovasculaire (-24%). L'étude ADVANCE quant à elle fut un moment d'évaluation des bénéfices d'une stratégie par Preterax et d'un contrôle intensif de la glycémie par Diamicron 30 mg sur la prévention des complications macro- et microvasculaires des patients diabétiques de type 2[267]. Elle ne rapporta que des bénéfices au profit du groupe perindopril-indapamide: baisse de pression artérielle significative, réduction du critère primaire composite (-9%), réduction de la mortalité globale (-14%), réduction de la mortalité cardiovasculaire (-18%), réduction des évènements rénaux (-21%), réduction des évènements coronaires (-14%) et cérébrovasculaires (-6%).

Etude 4 S (pour Scandinavian Simvastatin Survival Study) et les statines)[71]

Le contexte de l'essai est marqué par un scepticisme grandissant autour de l'extension des indications des statines. S'appuyant sur les résultats d'un certain nombre d'études, des experts européens et américains publièrent un avis qui recommandait l'implémentation des mesures visant à baisser le cholestérol sanguin (diète lipidique, statine) en prévention primaire, mais plus spécialement en prévention secondaire. Cependant, aucune de ces études ne parvenaient à convaincre que la baisse du cholestérol prolongerait la vie; l'apparente réduction de la mortalité due à l'infarctus du myocarde n'était-elle pas vite contrebalancée par l'accroissement de la mortalité non cardiovasculaire?

Dans l'étude, le principe actif à l'épreuve est la simvastatine, une molécule exerçant son effet hypocholestérolémiant à travers une inhibition de l'hydroxy-méthylglutaryl coenzyme A (HMG-CoA) réductase. L'hypothèse principale de l'étude 4 S faisait attendre qu'une baisse de la cholestérolémie par la simvastatine améliore la survie chez les patients ayant une maladie coronaire (post-infarctus ou angor évolutif). Ses autres objectifs évaluaient, à côté de la sécurité de l'emploi du médicament à long terme, l'effet sur le risque de récidives d'infarctus du myocarde ou d'interventions coronaires, et d'apparition des autres complications de l'athérosclérose.

Recrutés dans 94 centres répartis à travers 5 pays scandinaves, 4444 patients furent retenus au pas de tir de l'essai. Dès le 16 mai 1988 et ce jusqu'à 15 mois plus tard, ils furent randomisés en double aveugle pour recevoir soit la simvastatine, soit le placebo. Les caractéristiques de base dans les deux groupes sont représentées sur le tableau 4.

Après une durée moyenne de surveillance de 5.4 ans, l'Etude 4 S dévoila des résultats qui firent date: une réduction du risque relatif de la mortalité globale (-30%) et de la mortalité due à l'infarctus du myocarde (-42%); une réduction du risque relatif de survenue d'évènements coronaires majeurs (-34%) et d'interventions coronaires (-37%). Chose importante: la réduction de la mortalité globale était uniquement liée à l'énorme bénéfice enregistré sur les maladies coronaires, la mortalité non cardiovasculaires étant restée similaire dans les deux groupes.

L'étude 4 S, un autre repère essentiel dans l'histoire de la cardiologie, un autre piédestal sur lequel alla reposer le paradigme de la médecine basée sur les évidences. Avec d'autres grandes études qu'elle inspira, nous avons nommé CARE[72], LIPID[73] et ASTEROID[74], ainsi fortifièrent-elles le rôle des statines en prévention secondaire des maladies coronaires.

	Placebo n=2223	Simvastatine n=2221
Mean age (years) –men	58,1	58,2
Mean age (years)-women	60,5	60,5
Angina only	21%	21%
MI only	62%	63%
Both angina and MI	17%	16%
Hypertensive	26%	26%
Smoker	27%	24%
TG (mg/dl)	260	260
LDLc (mg/dl)	180	180

Tableau 4.-L'étude 4S. Caractéristiques générales des 2 groupes. TG=triglycéridémie; LDLc=low-density lipoprotein cholesterol.

Ce sont ce que certains considérèrent comme des tentatives d'« extrapolation hâtive » de ces succès à la prévention primaire qui firent surgir la grosse polémique qui anima la suspicion autour de cette importante famille pharmacologique. Les conclusions même des études telles que WOSCOPS[75], AFCAPS[76], HPS[268], ASCOT-LLA[78] ou CARDS[79] qui auraient pu donner de la crédibilité à cette extension ne réussirent pas à dissiper la méfiance.

La plus grande réussite de la cardiologie moderne tient sans conteste à la vaste entreprise d'intelligibilité qu'elle a engagée pour évaluer la pertinence et l'efficacité des moyens déployés au cours des transactions cliniques dans la spécialité. Les quelques exemples d'études que nous venons de présenter nous ont servis juste à illustrer les contributions décisives qui vinrent du développement de la culture des essais scientifiques en médecine et en cardiologie. Les études épidémiologiques s'offrirent aux services de santé comme des outils d'aide à l'élaboration et à l'adoption de politiques de santé publique agissantes. Quant aux essais cliniques, de loin les plus nombreux, la publication d'un certain nombre représenta des moments cruciaux dans les différentes évolutions idéologiques, technologiques et pratiques qui ont donné à la médecine des armes efficaces pour vaincre la maladie. HOPE pour les IEC, 4 S pour les statines ou encore RALES pour les antagonistes des récepteurs des minéralo-corticoïdes: qui ne se souvient des conséquences majeures qu'eurent ces études sur les façons de penser et de faire des cardiologues? Peut-on oublier, dans l'histoire des bêtabloquants, la véritable « révolution culturelle » qu'occasionnèrent CIBIS-II, MERIT-HF, COPERNICUS et nombre d'autres petits essais qu'agglomérèrent des méta-analyses pour renverser des concepts qui désignaient l'insuffisance cardiaque comme une contre-indication à la prescription des bêtabloquants? Pour mesurer le scepticisme qui accueillit ce changement de cap, lisons encore ce passage d'une lettre, publiée en 1975, que le *British Heart Journal* adressa au Dr *Finn Waagstein*, le principal idéologue de l'indication des bêtabloquants dans l'insuffisance cardiaque[269]:

« Dear Dr Waagstein,

The editorial committee maintains an active interest in congestive cardiomyopathy and having read the title of your text, I was not surprised that a series of criticisms would emerge.

The importance of your paper as we see it is that it suggests a new and almost revolutionary treatment with drugs that might be expected to aggravate rather than improve the condition... »

En aidant à bien délimiter les sphères d'efficacité et de nocivité des interventions, les essais assurèrent en quelque sorte le « service après découverte » de la révolution technologique. Ayant en main des savoirs et des moyens d'interventions mieux calibrés, les médecins purent réaliser de meilleurs diagnostics et administrer des traitements plus efficaces tout en garantissant la sécurité des patients.

N'allez pas croire que cette construction de la discipline en cardiologie eût été un long fleuve tranquille!

Les protagonistes du système de santé: les professionnels de la santé, les patients, les industries, l'Etat et ses démembrements se livrèrent des combats parfois très dévastateurs. Faits objets d'analyse en anthroplogie et en sociologie, les rapports qui lièrent les uns aux autres se présentèrent comme un choc de deux extrémismes. L'un, adossé sur le concept parsonien, consacra l'asymétrie du rapport médecin/patient totalement en faveur du premier[270]. C'est lui qui culmina dans une dérive suprématiste et omnipotente de la médecine, en faisant la seule instance de jugement et de réparation de la maladie alors perçue comme une déviance sociale.

Le concept illitchien naquit comme une radicale contestation de la posture précédente[271]. *Ivan Illitch,* son promoteur procéda par une inversion des rôles dans ce rapport: l'homme et la société cessèrent ainsi d'être des aires d'application de la pratique médicale pour reprendre leurs rang et rôle de procréateur de tous les éléments de la culture, dont la médecine.

Heureusement, analysant avec lucidité l'impasse vers lequel eût conduit une telle opposition épistémologique, *Freidson* développa un point de vue médian, acceptant la relation médecin/soigné comme une transaction primordiale, qui devait rester sous le contrôle du groupe pour éviter que des abus soient perpétrés[272]. Le sociologue fait le constat que le parcours historique de la médecine est jonché d'incessants renouvellements idéologiques, faisant que les vérités d'une époque soient devenues les grands mensonges de leur lendemain. Subséquemment, il contraint le discours biomédical à rester une relativité qu'il eût fallu requestionner en permanence. De ce point de vue, les études cliniques apparaissent comme des « audits internes » de la médecine par lesquels elle met à jour les comptes à rendre à la société car, comme le dit si bien *Freidson* lui-même, « la médecine est un pouvoir qui reçoit son accréditation du social, s'exerçant dans le social et produisant du social ».

Cette position de sagesse, comme il faut la considérer, astreignit les professionnels au devoir de rendre compte de leurs actions. Les payeurs des services (Etats, agences d'assurance, patients, etc.) furent d'autant plus intransigeants sur ce point que les services de santé devinrent de plus en plus gourmands en financement dans un monde où la crise économique n'était pas la moindre des endémies.

Mais en laissant l'essentiel du financement des études cliniques aux mains des laboratoires et des industries, des parties mendiantes d'arguments favorables à la commercialisation des produits, comment s'étonner qu'il y ait souvent eues des situations d'entourloupes? Comment concevoir que le producteur d'une molécule finance un projet qui signerait la mort commerciale de ladite molécule? Ainsi a-t-on observé, dans l'histoire de la médecine et de la cardiologie, que certains domaines de la recherche médicale, moins attrayants ou dévastateurs pour l'industrie, ont été totalement abandonnés. Quel intérêt auraient des investisseurs privés à s'engager dans des projets visant la résolution des problèmes de santé publique? Des questions thérapeutiques d'importance sont ainsi restées, de longues décennies, sans réponse.

A ce propos, l'exemple de l'étude AFFIRM (financée par une agence fédérale - *National Heart, Lung and Blood Institute* américain -) est fort édifiante[273]: comme sévissait la mode de la réduction des fibrillations auriculaires à l'aide des médicaments anti-arythmiques, dans cette étude, on décida de comparer, chez plus de 4 000 patients en fibrillation auriculaire, deux stratégies thérapeutiques, médicaments anti-arythmiques *versus* médicaments ralentisseurs de la fréquence ventriculaire (digoxine, bêta-bloquants ou antagonistes calciques). Après un suivi moyen de trois ans et demi, l'essai montra qu'il n'existe pas de différence significative entre les deux stratégies thérapeutiques sur la mortalité globale des patients.

Un autre exemple à prendre? C'est avec l'hypertension artérielle, un problème majeur de santé publique qui vit les diurétiques – thiazidiques -, les premières ayant permis de la combattre, être frappés d'obsolescence au profit de « nouvelles classes d'antihypertenseurs ». Une tendance que vinrent doucher les résultats de l'étude ALLHAT[274] qui laissèrent à beaucoup une impression de provocation. Cet essai randomisé, mené en double aveugle, a comparé l'efficacité d'un antagoniste calcique (amlodipine) ou d'un IEC (lisinopril) par rapport à un diurétique thiazidique (chlortalidone) sur le risque d'accidents coronariens ou cardiovasculaires. Les participants étaient âgés de 55 ans ou plus, avec une hypertension artérielle légère à modérée (stade 1 ou 2) et au moins un autre facteur de risque coronaire. Publiés en 2002, ses résultats robustes, non ambigus et généralisables dans la frange d'hypertendues la plus nombreuse, présentèrent des équivalences entre les trois, à la fois dans la baisse de la pression artérielle, la prévention des accidents coronariens fatals ou non fatals et la réduction de la mortalité. Dans la prévention des AVC et de l'insuffisance cardiaque, le thiazidique, un moyen si peu onéreux, se révéla même supérieur.

Et le diurétique réintégra le premier panier des moyens thérapeutiques de l'hypertension artérielle!

Ces deux exemples montrent bien qu'aujourd'hui, les praticiens auront de plus en plus besoin de ces essais à promotion institutionnelle pour résoudre des questions de choix thérapeutique, autour desquelles graviteraient beaucoup de conflits d'intérêt.

Cette même sollicitation de l'appui institutionnel s'imposera pour prendre en charge un autre souci; celui se référant à l'exploitation des conclusions d'essais en dehors des milieux où ils ont été menés. En effet, utiliser des résultats de travaux occidentaux ou asiatiques pour guider la pratique au Cameroun coure le risque de procéder d'une extrapolation fallacieuse. Dès lors, il apparaît judicieux de conduire les mêmes expérimentations, à défaut du Cameroun, au moins dans la même « écologie » de gestion du capital-santé. En incluant ainsi des populations effectivement soumises aux conditions d'exercice des praticiens, de tels travaux consolidés seraient plus pertinents que ceux faits avec des populations vivant aux Etats-Unis ou en Europe, fussent-elles afro-descendantes.

La médecine basée sur les évidences (EBV) en cardiologie

A l'entrée des années 2000, la médecine disposa d'un nombre considérable de procédés plus ou moins couramment utilisés pour aider les praticiens à diagnostiquer, prévenir ou traiter les maladies. Malgré des décennies d'évaluation et des tonnes de résultats de recherche confirmant ou réfutant leur efficacité, on constata encore de graves insuffisances touchant à la diffusion et à l'exploitation de ces données dans la « vraie vie » telle que la présentent les rapports entre le soignant et le soigné dans les enceintes hospitalières. Ces difficultés translationnelles entre la recherche et la pratique ne furent pas sans rappeler le vieux et dommageable combat qui opposa la biomédecine perçue comme un corps de théories abstraites et l'art médical, une application de routines cliniques recevant leur autorité des opinions et des expériences des experts.

Les premiers jalons créant des chemins de traverse entre l'« évidence clinique » et l'« expérience clinique » furent posés au cours des années 1960 par le couple *Suzanne* et *Robert Fletcher* et *Alvain Feinstein*. Les premiers, au bénéfice de solides formations en santé publique et en médecine clinique, entreprirent de montrer que les données fournies par les études épidémiologiques pouvaient être exploitées par les praticiens. En 1981, ils publièrent « *Clinical epidemiology: The essentials* », un traité poignant décrivant les fondements scientifiques de la pratique clinique[275]. Dans la même période, *Feinstein*, un mathématicien reconverti à la médecine, choisit comme cible de ses réflexions la résolution des incertitudes qui enveloppaient le « vieux travail » de clinicien. Impliqué dans un projet épidémiologique sur le rhumatisme articulaire aigu dans un hôpital à New-York, il s'appliqua à crédibiliser les conclusions épidémiologiques en y incorporant des analyses statistiques que lui rendait facile sa formation de base. Lorsqu'il mena ses interventions auprès de ses patients en combinant les résultats de l'étude avec le raisonnement clinique, l'amélioration de rendement enregistrée dans le service fut telle que celui-ci finit par fermer ses portes, faute de malades. Il proposa le terme « *clinical epidemiology* » pour désigner ce nouveau programme d'enseignement de la médecine qui germait dans son esprit[276].

Dès 1967, la *McMasters University*, dirigée par son doyen *John Evans*, fut la première école de médecine à introduire l'épidémiologie clinique comme un cursus d'enseignement formel. Le tout nouveau « *Department of clinical epidemiology and Biostatistics* » fut confié au Dr *David Sackett*. Dans tous ses discours, celui-ci partageait son opinion qui ne voyait pas en l'épidémiologie clinique autre chose que l'« application, par le médecin ayant la charge directe du soin médical au patient, des méthodes employées au cours des essais diagnostiques ou thérapeutiques ». En 1981, avec *Brian Haynes, Peter Tugwell,* et *Victor Neufeld,* ils firent une série de publications dans la *Canadian Medical Association journal* dans lesquelles les auteurs détaillaient leur enseignement de ce qu'ils nommèrent « Critical Appraisal » [277], la nouvelle manière qu'ils proposèrent aux médecins pour lire les résultats des études et appliquer, au lit du malade, les informations qu'elles fournissaient. *Sackett* désigna le Dr *Gordon Guyat* pour prendre en charge l'encadrement des résidents de médecine interne. C'est à ce titre que son protégé énonça le paradigme de « Médecine scientifique » en 1990. A travers ce terme, *Guyatt* projeta de modéliser et généraliser la pensée de son mentor. Mais cette nouvelle façon d'enseigner la médecine se heurta à la défiance de ses collègues qui l'accusèrent de prétendre que les décisions médicales, telles qu'elles furent prises jusqu'à son « idée de génie », n'étaient pas scientifiques. Réceptif à ces critiques, il changea le nom de son paradigme en « Evidence-Based Médicine » (Médecine Basée sur les Evidences). En 1991, le terme est publié dans le *Journal Club editorial*[278].

Ce fut le point de départ de longues années de travail qui virent un certain nombre de personnes se démener pour donner un contenu attrayant et crédible à ce qui s'apparente alors à une véritable révolution dans l'enseignement de la médecine. Toujours à leurs postes à la *McMasters University*, *Gordon Guyatt*, *Deborah Cook*, *Roman Jaeschke*, *Jim Nishikawa*, *Pat Brill-Edwards*, et *Akbar Panju* soumirent une large gamme de sujets au creuset de leur concept; avant de créer, avec d'autres académiciens, l'« *Evidence-Based Médicine working group* ». Après avoir fait le constat, au cours des assises qu'organisa ce groupe, que le paradigme occasionnait une modification radicale des pratiques cliniques, les membres ne manquèrent pas de rechercher les facteurs qui pouvaient limiter sa portée.

Au rang de ceux-ci, ils notèrent d'abord que l'EBM accordait un intérêt quasi-exclusif à la qualité de l'évidence pour très peu à son applicabilité sur des scenarii cliniques singulières; ensuite qu'elle fournissait des explications insuffisantes sur les biais, la précision et la rentabilité de ses résultats. A l'issue des travaux, ils soulignèrent le besoin d'allier au « guide du lecteur » un « guide de l'utilisateur » des résultats d'études.

Entre 1993 et 2000, un total de vingt-cinq travaux fut publié pour aider les cliniciens à comprendre, puis à appliquer des données *in vitro* sur des malades spécifiques. Leur principal support, le *Journal of the American Medical Association* (JAMA), multiplia des éditions du « *User's Guide to the Medical Literature* »[279]. Au début, ce fut une série d'articles expliquant des concepts basiques comme le niveau de certitude (précision) ou encore l'ampleur de l'effet. Puis, sous la pression des diverses influences socio-politiques sur lesquelles nous reviendrons plus loin, l'ouvrage travailla de plus en plus à former les médecins à un nouveau devoir: celui de rendre compte de leurs interventions et les soumettre au libre choix et à la préférence des décideurs politiques, des payeurs des services de santé et des patients.

A la même période (1993) fut fondée la « *Cochrane Collaboration* », à l'initiative de *Tom Chalmers, Ian Chalmers* et *Murray Enkin* qui réunirent autour d'eux près de 70 chercheurs internationaux. Le nom de ce regroupement fut choisi en l'honneur d'*Archie Cochrane*, un médecin anglais qui, alors qu'il subissait les affres de la captivité pendant la 2e Guerre Mondiale, conduisit une étude (non randomisée) pour convaincre ses tortionnaires que l'ajout des extraits de levures à l'alimentation des prisonniers les guérirait des œdèmes généralisés qu'ils présentaient. Plus tard, il devint un fervent défenseur de la méthodologie des essais randomisés et contrôlés. Cet attachement fut couronné, en 1971, par la publication de « *Effectiveness and Efficiency* »[280], un livre dans lequel il fait le procès de la pratique médicale en Grande-Bretagne, qu'il accusa d'utiliser un grand nombre de ses interventions sans avoir la preuve de leur efficacité et de leur innocuité.

La *Cochrane Collaboration*, plus connue à travers ses publications de la *Cochrane Library*, a su saisir au bond les opportunités de stockage et d'exploitation des données qu'offrait l'éclosion de l'informatique. Elle est aujourd'hui la plus grande banque des données médicales - publiées ou non - au monde et le meilleur poste de travail pour préparer les revues systématiques (méta-analyses). Par-là, elle s'est hissée comme le plus grand laboratoire où se confectionne le « gold-standard » de la matière première de l'*Evidence-Based Medicine*, celle qui attribue le niveau d'évidence le plus élevé à une procédure.

Des critiques substantielles de l'EBM, il y en a eu.

Une première l'accusa de vouloir transformer un processus complexe comme la construction d'une décision médicale, articulée autour d'une accumulation d'années de savoirs et de savoir-faire, en une simple application d'algorithmes construits sans que compte soit tenu des particularités du lit de malade. Ni le type et la sévérité des symptômes ni les contextes psychologique et socio-culturel du patient et du soignant, des facteurs pourtant critiques à la fois dans le choix et le résultat de la transaction clinique, ne retiennent franchement son attention.

A côté de cette accusation – excessive - d'« inutilité opérationnelle », des « conservateurs » de la profession prononcèrent une autre s'apparentant à de la trahison, rattachée au concept de « meilleur évidence disponible » tel qu'il fut perçu par les autres acteurs de la transaction clinique. En effet, analysant le grand enthousiasme que provoqua l'EBM, aussi bien auprès des décideurs politiques, des payeurs publics et privés et des patients, et les faveurs qu'ils lui accordèrent, il ne fut pas long avant de trouver leur justification dans le fait que cette nouvelle manière de faire, à ces acteurs qui se plaignaient de l'asymétrie de l'information médicale, offrait un moyen de contrôle et de coercition sur l'activité médicale. Voyant la plupart des comptes des caisses de sécurité sociale virer au rouge, de plus en plus de voix ne s'élevaient-elles pas pour appeler à l'encadrement de la liberté des choix de pratiques des médecins, fort peu préoccupés par leur coût? Au souci d'efficacité initialement chevillé à l'EBM, vint ainsi se greffer celui de l'efficience conçu pour donner plus de lisibilité aux dépenses de santé. L'efficience visait ouvertement la rentabilité et, dans un panier de moyens susceptibles de servir à la prise en charge d'une maladie, il fut question de privilégier le financement de ceux qui permettaient de traiter le plus de patients possibles sans avoir recours à un surenchérissement de l'enveloppe.

Une reprise en main de la santé par des rationalités économiques. Une dépossession d'un pouvoir régalien des médecins que des siècles de triomphe sur les maladies infectieuses avaient solidement fortifié. C'est à peine si le médecin se vit encore allouer un coin suffisant pour dialoguer avec le « souverain patient », consigner ses valeurs, souhaits et objectifs et lui présenter le menu des choix disposé à l'étal. L'EBM, par cette entreprise d'« apolitisation » de la délivrance des soins de santé qu'elle prétendait aseptiser de leurs composantes superflues et subjectives, n'aurait-elle pas, au contraire, renforcé la main du politique dans la santé? L'interrogation est si poignante qu'aujourd'hui, certains n'hésitent pas à la prolonger en demandant si l'EBM n'est pas devenue un principe fondateur du biopouvoir utilisé pour hiérarchiser les financements en santé et, partant, les maladies avec ceux qui en souffrent.

Par ailleurs, l'EBM aborde le soin de santé en ignorant les rôles tenus par ses autres acteurs; comme si son résultat n'eût dépendu que de la « conscience » du seul médecin. Qui y aurait-il alors pour « modéliser » aussi les vertus que doivent arborer l'industrie, les décideurs, les financeurs et les consommateurs finaux des services de santé?

La cardiologie, toujours à l'avant-garde des innovations, fut l'une des premières disciplines à s'engouffrer dans cette brèche épistémologique. Le terreau était prêt: un développement exceptionnel des techniques diagnostiques et thérapeutiques, avec un bon nombre régulièrement et méthodiquement évalué au cours de nombreux essais et de méga-essais randomisés et contrôlés, de quoi d'autre eussent eu besoin les chercheurs du domaine pour conduire des méta-analyses et créer des guidelines? La matière fut d'autant plus consistante que se développa la notion de registres cliniques, un système de consignation continue de données cliniques, thérapeutiques et pronostiques installé à diverses échelles des groupes (pays, régions, villes, groupes socio-professionnels).

L'ACC (*American College of Cardiology*), l'AHA (*American Heart Association*), la BHS (*British Heart Society*), l'ESC (*European Society of Cardiology*) ou encore la SFC (*Société Française de Cardiologie*): nul ne pourrait arriver à nommer toutes les nombreuses sociétés savantes nationales ou internationales qui se sont mises à la tâche de pourvoir les cardiologues en guidelines sur divers sujets préoccupant leur pratique sur le terrain.

Aujourd'hui, la spécialité apparaît comme la mieux lotie en ces outils devenus incontournables dans la pratique médicale moderne. Devant l'abondante moisson, un peu plus d'un millier de publications de documents de ce type, une importante tâche supplémentaire consiste, pour des professionnels, à les adapter à leur environnement non seulement clinique, mais aussi social et économique.

Deuxième partie

La cardiologie en Afrique et au Cameroun

Avec ces extraits des différents visages que la cardiologie s'est construite au fil du temps et à travers les espaces, nous avons pu revivre en même temps les grands moments des évolutions de la pensée et de la praxis humaines en général. Etant la créature divine la moins bien outillée de façon intrinsèque pour survivre dans un environnement régi par des règles implacables, l'« oublié du partage des vertus et des performances », grâce au « feu de Jupiter » que Prométhée vola pour lui venir en aide, dut donc acquérir ses moyens d'adaptation de manière artificielle, en procédant par tâtonnement. Payant régulièrement le lourd tribut de ses maladresses, il plia de nombreuses fois sans rompre, faisant à chaque fois de ses échecs autant d'occasions d'apprendre et d'avancer.

D'abord victime et prisonnier résigné de Dieu et de l'Univers, il confia entièrement son destin à ces suprématies qui le surplombaient. Puis il apprit à décrire ses perceptions des phénomènes, à les partager et les confronter avec les autres. Avec l'organisation des premiers regroupements humains, naquit en tous le besoin de se serrer les coudes dans l'adversité; et ainsi se mirent en place les premiers systèmes sociaux en tant que mise en commun des besoins et des moyens pour les satisfaire. Après avoir accumulé des expériences d'observations passives et bâti des opinions pour les caractériser, il entreprit de construire des cadres de procédures plus actives permettant de les étudier et de les modéliser rationnellement. Il fut attendu qu'en respectant un schéma de comportements préétabli, on accroisse les chances d'obtenir un résultat qui n'avait plus lien avec la fortuité: ce fut le début de la science expérimentale, une modalité plus agressive du rapport de l'homme avec la nature tel que nous le connaissons aujourd'hui.

C'est grâce à un tel cheminement « à petits pas » que naquirent et se développèrent la médecine en général, la cardiologie en particulier. Partant de l'époque multiséculaire du mysticisme magico-religieux jusqu'au très récent paradigme de la pratique médicale basée sur les évidences, il y eut une longue période de conflit au cours de laquelle l'art et la science, les deux instances qui encadrent obligatoirement l'action humaine, se livrèrent bataille autour de l'infortune individuelle et sociale que constitue la maladie. Ce fut seulement à la 2ᵉ moitié du XVIIIᵉ siècle que furent mis en correspondance la maladie avec l'organe, et le symptôme avec la lésion. Se faisant gloire de saisir l'altération organique et la maladie à partir d'une codification de signes cliniques, l'anatomo-clinique triompha de la divination et du mysticisme. La poursuite d'une critique constructive de cette sémiologie, le développement de méthodes d'explorations ingénieuses et l'essor de moyens thérapeutiques de plus en plus efficaces: ainsi naquit la cardiologie, particulièrement dynamique au milieu de maintes autres spécialités médicales.

Quoique fort peu mentionné dans les travaux, l'Afrique et le Cameroun, à plus d'un titre, vécurent aussi naturellement ces différents chamboulements. Acteurs mineurs des remarquables évolutions enregistrées grâce à la révolution scientifique, il n'est pas sûr qu'ils aient observé la même passivité pendant les différentes époques préscientifiques; une passivité même à réinterroger car il est possible qu'elle n'eût été qu'une imposition persistante, exercée à l'occasion des rencontres successives avec de « mauvais amis » que l'histoire avait mis sur leur chemin.

La cardiologie en Afrique sub-saharienne

Afrique: problématique d'un héritage médical

Quoique cela soit très peu mentionné dans les travaux, le continent noir, un vaste territoire abritant une riche diversité culturelle et environnementale, n'a pas manqué de développer, lui aussi, des systèmes médicaux pour résoudre les préoccupations sanitaires de ses habitants. Nous glissons ce passage ici comme un bref énoncé d'une vérité anthropologique qui rétablit la maladie et la médecine en tant qu'œcuménismes ethnographiques et, par-là, atteste qu'en Afrique, il a bien existé une médecine parente de la biomédecine, et des solutions thérapeutiques aux dysfonctionnements cardiovasculaires qui sévissaient ici aussi avant la « cardiologie ».

Et ce n'est pas la matière qui va nous manquer!

Faut-il rappeler les arguments indiscutables que nous fournissent les études de l'Egypte Antique et qui fondent la thèse défendue par *Cheick Anta-Diop* que l'Afrique a été le berceau de l'Humanité et de ses cultures[281]? Avec les premiers résultats de l'entreprise récente de ré-analyse des données ethnographiques sur l'Afrique, voilà autant de substances qui rendent notre cadre de travail exigu pour loger une telle construction.

L'idée de l'Histoire de l'Afrique – ici celle de la médecine et de la cardiologie –, à sa naissance, est déjà frappée d'incomplétude, souffrant d'une impasse épistémologique faite sur son contenu précolonial. Arguant d'une indisponibilité des outils de communication avec le passé lointain que sont les écrits, les œuvres d'art et les résultats des études archéologiques, tout semble se dire comme si la vie avait commencé ici à l'arrivée des explorateurs et des colons arabes et européens. Quid des pillages perpétrés dans les patrimoines « indigènes »?

Cet important travail de mémoire, que ne purent plus continuer de conduire des fils d'Afrique pris en chasse par une idéologie d'avilissement et de prédation, tomba entre les mains d'ethnologues et d'historiens étrangers prisonniers de leur temps. Intellectuellement incapables de recul, d'honnêteté et de neutralité, aussi les différentes analyses et conclusions qu'ils tirèrent de leurs recherches ne purent se départir du paradigme de la « sous-hommisation » de l'altérité africaine. Ballotés entre préjugés colonialistes et approche humaniste, ils laissèrent sur le carreau les exigences de la démarche scientifique. Les récits de Tintin au Congo, un pur produit de cet atelier éditorialiste, agrémentent fort à propos cette sous-évaluation de la richesse culturelle africaine.

Une forte activité de ré-analyse de ces données coloniales occupe de plus en plus d'équipes à travers le monde et certains de leurs résultats sont saisissants. Dans son ouvrage « *Out of our minds: Reason and madness in the exploration of Central Africa* », *Johannes Fabian*[282], lorsqu'il se rendit compte des erreurs d'analyse commises par les ethnologues africanistes de la fin du XIXe siècle, se fendit en un coup de gueule dévastateur, traitant les anthropologues auteurs de pareilles œuvres d'« *explorateurs épuisés, alcooliques, morphinomanes, fous amoureux ou impaludés dont le mode de connaissance procédait plus de l'extase que de la froide rationalité* ». Et pan!

Ce qu'on nomme – non sans dédain – aujourd'hui médecine traditionnelle s'affiche pourtant avec un paradigme, une organisation, un déploiement et des résultats dont l'analyse ne conduit pas toujours à un constat d'inefficacité ou d'efficacité fortuite. L'accusation d'inertie qu'on lui fait, incapable qu'elle serait d'actualiser son abécédaire, est-elle fondée lorsqu'on sait qu'elle est victime, autant que toutes les autres composantes des cultures africaines, d'incessantes et violentes manœuvres d'extinction? D'ailleurs, sa subsistance active actuelle n'aurait-elle pas valeur d'héroïsme?

Le recours à des outils d'analyse exclusivement positivistes constitue la principale raison de cette méprise de l'histoire. Les acteurs de la relecture de l'important matériel ethnographique emmagasinée par les enquêteurs coloniaux posent que pour saisir l'univers de la médecine traditionnelle et identifier ses contributions au développement des systèmes de soins contemporains, il convient de s'attarder sur les spécificités des cultures africaines, d'analyser les changements sociodémographiques pré- et per-coloniaux et d'apprécier les connaissances des plantes médicinales par les africains.

Impact des spécificités des cultures africaines

La maladie, autant que la médecine, sont des phénomènes sociaux culturellement homologués. C'est-à-dire que l'histoire, la culture et l'environnement - des identifiants majeurs d'une société - soumis à la diversité, constituent aussi les outils sur lesquels s'appuie toute société pour trouver la meilleure façon d'organiser la recherche et la gestion des ressources qu'elle confère à la satisfaction des besoins liés à la maladie.

Dans la grande diversité culturelle qui a maillé le continent africain, le point de jonction est indubitablement le système de croyance, c'est-à-dire le construit immatériel et irrationnel qui motive et assure l'efficacité de l'action humaine. En rangs serrés autour de l'animisme, les africains sub-sahariens vivaient en communion avec leur environnement, bâtissant leur vertu sur l'entretien des bons rapports avec les esprits présents dans les différents éléments de la nature. Les africains confessaient un monde immatériel peuplé de divinités et de génies où cohabitaient les ancêtres, c'est-à-dire des « morts qui ne sont pas morts » puisqu'ils continuaient à peser sur le quotidien des vivants. Quelle mouche eût-il piqué un habitant d'*Akoeman* – région du centre du Cameroun - pour nourrir le projet d'abattre le Bubinga (*Guibourtia demeusei*), le plus gros arbre de la forêt qui loge les esprits des ancêtres les plus illustres et des animaux les plus gigantesques? Dans cette posture, le « Moi » individuel se fondait dans une personnalité de groupe représenté par la famille ou le clan.

Comment ne pas reconnaître une forme de revalorisation de ce paradigme en parcourant le concept de développement durable, une construction idéologique qui semble avoir révélé le génie de *Gro Harlem Brudtland* (directrice générale de l'OMS entre 1998 et 2003) et qui efface, comme qui dirait, la séparation entre l'organisme humain et son environnement?

L'autre spécificité de l'Afrique est son modèle d'enculturation basé sur l'oralité. L'absence d'écriture, l'argument massue qui ôtait toute prétention à une histoire au vieux continent, a perdu des plumes depuis que *Jacques Biebuyck*[283] et bien d'autres ont démontré l'immense richesse et la fécondité contenues dans les contes pittoresques et les proverbes africains. Aussi bien la transmission des connaissances médicales que l'éducation aux bons comportements de santé, le schéma de l'apprentissage en culture africaine était « écouter et regarder – regarder faire – aider à faire – faire ». Quelle manière originale d'assurer le dynamisme à la pratique médicale en ne la plaquant pas sur du marbre? L'utilisation des contes et fables, même ainsi illustrés dans des bandes dessinées ou des films dits de dessins animés, dans la plupart des sessions d'apprentissage contemporains est, sans aucun doute, un avatar de l'oralité africaine.

Impact des changements socio-démographiques

Comme tous les regroupements humains dans le monde, la démographie africaine fut d'abord tributaire de facteurs intrinsèques, en rapport avec la fécondité des populations; puis extrinsèques, liés à l'environnement naturel abritant l'offre alimentaire et le risque pathologique (notamment infectieux). Mais de graves accidents de l'histoire survinrent aussi avec leur lot de facteurs exogènes.

D'abord ce furent les traites négrières orientale et saharienne (dès le VIIIe siècle) et occidentale (XVe-XIXe siècles). Après avoir vu ses enfants déportés dans différentes régions du monde - près de 40 millions de noirs africains suivant une estimation minimaliste ne tenant pas compte des victimes des razzias multiples -, c'est un continent dépeuplé qui accueillit l'abolition de l'esclavage à la fin du XIXe siècle. Il était donc indécent de relier ce sous-peuplement à une inefficacité de la médecine traditionnelle dans la lutte contre les maladies.

Le malheur avait tout juste changé de nom, prenant le visage non moins hideux du colonialisme, une mutation opérationnelle qui faisait faire au noir, sur place, ce qu'on l'amenait faire hors de chez lui. La politique coloniale consista en la création de grands centres de production de matières premières utiles pour le fonctionnement des usines en Métropole. En entreprenant de regrouper des populations pour constituer des agglomérations faciles à gérer autour de zones d'exploitation (champs, mines), ces vastes manœuvres d'anthropisation de l'environnement africain advinrent avec leurs conséquences épidémiologiques désastreuses. Au Cameroun, interrogeons-nous pourquoi la plupart des villages prospères de souches autochtones sont juchés au sommet des collines – dont ils portent même souvent le nom (*Nkolmeyos, Nkoleyen, Nkout* ou encore *Nkolebae*: le préfixe « Nkol » voulant dire colline en *Bene*, une langue de la région du Centre). La vérité est qu'une telle disposition spatiale est née comme une solution que les africains trouvèrent pour minimiser l'influence des réservoirs et des vecteurs de pathologies comme le paludisme, les filarioses ou la maladie du sommeil. Dans le même ordre d'idée, il est connu que l'itinérance des campements pygmées a significativement partie liée avec la survenue de décès, en série ou frappant un jeune ou une femme enceinte; l'endroit étant alors considéré comme porteur de malheur.

Lorsqu'on a rappelé tout ce qui précède, il n'est pas moins indécent de dénigrer la médecine traditionnelle parce qu'elle serait inopérante pour contrer les grandes endémies créées par l'anthropisation coloniale. Ce n'est que très récemment, à l'orée du XXIᵉ siècle, que le monde a pris conscience des désordres engendrés par une transformation anarchique des écologies.

Et un vaste mouvement mondial de voir le jour, après plusieurs siècles de raillerie de ses vrais auteurs!

Impact de la connaissance des plantes et des éléments de l'environnement

Dans les cultures africaines, le corps des savoirs et des savoir-faire qui soutient la tradipratique est secret et détenu par une classe spécifique – une des plus respectées - de l'échelle sociale. Jadis, la transmission se faisait suivant un lignage bien précis; par exemple chez les Bas-Congo, elle allait de l'oncle au neveu utérin. On observait aussi des situations où le guérisseur, pris de sympathie pour un malade qu'il venait de soigner, décidait de lui céder le secret de sa thérapie. Un troisième type d'acteurs, de plus en plus nombreux depuis peu, extérieurs à l'ethnoculture et mieux désigné sous le nom d'« herboristes », s'est engagé dans un apprentissage païen procédant par des enquêtes ethnobotaniques couchées par écrit. La dénomination de « tradipraticien », trouvée par l'OMS pour atténuer la charge péjorative que dégagent les termes guérisseur, sorcier ou féticheur, pêche donc par son manque de nuance entre ces différentes modalités d'accès au métier.

Ainsi donc, le tradipraticien issu de l'enculturation africaine, produit de la linéarité familiale ou clanique, est à la fois un voyant-ritualiste capable de poser un diagnostic suivant un paradigme local (*nguegang* chez les Fang-Betis, *ngambi* chez les Dualas, *ngâfengâme* chez les Bamouns, *nganga* chez les Dschangs, *nganga-nkisi* chez les Bas-Congo) et un guérisseur requérant les vertus thérapeutiques des éléments objectifs de son environnement pour guérir ou soulager (*mbomebiang* chez les Fang-Betis, *mota-boanga* chez les Doualas, *ngâfu* chez les Bamouns , *Ngan-afu* chez les Dschangs ou encore *nganga-bilongo* chez les Bas-Congo). Pour sa part, non imprégné de la religiosité qui enveloppe la tradipratique, l'unijambiste « herboriste » est uniquement guérisseur; sans influence sur les esprits, ses capacités diagnostiques flottent entre 2 paradigmes non-maîtrisés, l'un positiviste et l'autre symbolique.

Tirant ses ressorts de la magie, la combinaison idéologique qui sous-tend la recherche du diagnostic en tradipratique privilégie les phénomènes psychologiques et sociaux aux dépens des phénomènes biologiques. Incidemment, la maladie, toujours d'origine exogène ou endogène, sera alors attribuée soit à un agent anthropomorphique symbolique (Ancêtres, démons, sorciers), ou alors à un caprice divin. Le modèle exogène indique une responsabilité du malade ou de son groupe (transgression d'un interdit, affront) tandis que le modèle endogène se rapporte au destin ou à la malchance. En intégrant la parole du malade et l'impact de sa souffrance sur son entourage au centre du diagnostic médical, la tradipratique empêche la mise hors champ des victimes de l'infortune et valorise une praxis médicale associant le don des soins, une posture purement technique à la manière d'un pousse-seringue électrique, à des comportements de bienveillance et de réconfort.

Que de fois avons-nous eu à observer et admirer la prestigieuse connaissance de leur environnement naturel par les tradipraticiens! C'est un tel émerveillement qui transparaît dans les écrits de *Daniel Biebuyck,* rapportant sa rencontre avec des guérisseurs de la tribu *Wanienga* (Congo démocratique - province du Kivu). Ceux-ci, avec une maîtrise déconcertante, ont pu lui nommer couramment près de 200 plantes à usage médicinal sans faillir dans leur caractérisation à l'aide de critères objectifs. Sans aucun recours instrumental, sans aucune consignation écrite, une classe sociale quasi-professionnelle, a développé et pérennisé une identification objective de centaines d'éléments croissant dans leur environnement, y discriminant même entre les genres, repérant les déplacements d'animaux à partir de traces indistinctes pour les profanes. Inspirés de ces performances, que d'articles, de thèses et de livres, des presque plagiats ayant valu à leurs auteurs des titres académiques parmi les plus prestigieux! Les prenant en main avec les outils qu'offre la science, les recherches botaniques et pharmacologiques n'ont cessé de préciser les effets identifiables, mesurables et reproductibles des différents extraits de cette pharmacopée. La consultation des relevés des scientifiques (ethnologues, biochimistes) permet d'identifier différentes classes thérapeutiques. Bon nombre d'entre-elles prennent en charge des problèmes gastro-intestinaux (vermifuges, anti-diarrhéiques, purgatifs). D'autres, comme l'ibogaïne alcaloïde du Tabernantha, sont dotées de propriétés psychotropes, notamment consommées en abondance pendant les cérémonies rituelles organisant la rencontre entre les vivants et les Ancêtres pour maintenir le lien d'appartenance clanique et augmenter la fécondité des membres.

La tradipratique peut apparaître fort démunie pour nommer et prendre en charge les maladies cardiovasculaires. Mais peut-être faut-il rappeler qu'au regard de la contexture démographique du continent à ces époques, ces affections étaient plutôt des « maladies orphelines ». La tradipratique n'avait aucune conscience de l'hypertension artérielle. Les morts subites étaient invariablement mises en relation avec le mauvais sort. On usa tout de même des purgatifs et des diurétiques, efficaces pour soulager des états congestifs. L'ouabaïne, extrait du strophantus, une plante utilisée en tradipratique pour la fabrication des flèches empoisonnées pour la chasse et la pêche, connut aussi un passé glorieux comme tonicardiaque et anti-arythmique. Des extraits d'Acanthacée, un irritant vasodilatateur, servaient à la prise en charge des douleurs thoraciques aussi bien angineuses que de toute autre cause. Les ulcères de jambes, souvent des syndromes post-phlébitiques considérés comme des « pièges mystiques », étaient traités par de longs mois de bain d'« Elôn » (Cesalpiniacées ou Tali), suivi de pansement avec de la peau d'« Abèngak ».

Au sujet des modes d'administration des thérapeutiques? On observa les mêmes que ceux qui furent en vigueur dans la médecine pré-rationnelle en Occident. Les laxatifs, les purgatifs, les vomitifs, les saignées, les scarifications, les bains ou encore les massages: telles procéda-t-on pour purifier les organismes en expulsant, extirpant ou extrayant le mal; repousser et bloquer sa pénétration; bref pour rétablir les équilibres à l'intérieur des corps, et entre celui-ci et son environnement.

Ainsi donc, à la vérité, nous constatons que la médecine traditionnelle, victime des accidents fâcheux de l'histoire, a vu son évolution être interrompue et bloquée à un stade préscientifique. Ses nombreuses ressources, derniers gisements naturels des connaissances médicales, font partie du panier des matières premières qui sont quotidiennement prélevées par un ordre mondial agressif et mercantile. Ses contributions les plus déterminantes aux progrès de la biomédecine concernent moins les innovations techniques elles-mêmes que leur expérimentation et leur calibration.

Naissance et développement de la cardiologie

Le professeur *Edmond Bertrand*, que l'on ne présente plus: un acteur majeur de la cardiologie en Afrique, à la fois praticien, formateur avant d'en devenir la muse et l'historien.

C'est revêtu de cette dernière tunique qu'il s'arrête, jette un coup d'œil en arrière et s'engouffre dans ses mémoires pour nous révéler les premiers pas de la cardiologie dans notre continent. Dans un article original, intitulé « *Histoire de la cardiologie en Afrique sub-saharienne*[284] », il décrit la spécialité comme relativement récente et peu connue. Le repère que prend le doyen honoraire de la faculté de médecine d'Abidjan, le voyage de *Paul Dudley White* en Afrique en 1959, plutôt que de marquer la première occurrence diagnostiquée d'une maladie du cœur, ou la première énonciation du terme « cardiologie » en tant que profession médicale en Afrique, se présente comme le moment où le monde occidental triomphant se rendit compte que dans cette partie du monde aussi, les maladies cardiovasculaires existaient avec un certain nombre de solutions plus ou moins élaborées pour les résoudre.

Qui était *Paul Dudley White*?

Un pionnier de la cardiologie américaine parmi les plus illustres de son temps (1886-1973); un des fondateurs de l'*American Heart Association* en 1924 – dont il fut le président entre 1941 et 1943 -, un acteur central de la mise en application de la *National Heart Act* (signé par le président

Truman en 1948) à travers le *National Heart Institute*, un fervent avocat de la cardiologie préventive; ajoutez-y le lobbyiste pour le compte de la *Cohorte de Framingham*, l'universitaire partisan de l'enseignement sur le lit du malade ou encore l'acteur du concept américain de philanthropie scientifique, vous seriez encore loin d'avoir épuisé le recensement des mille et une vies qui ont meublé l'existence du professeur émérite *Paul Dudley White*. Il n'est pas anecdotique de présenter à part *White* le cycliste des rives de la *Charles River* de Boston, un circuit de cyclisme récréationnel qui porte encore son nom aujourd'hui: la « *Dr Paul Dudley White Bike Path* ». Il choisit cette discipline pour inciter les américains à faire le sport et à lutter contre l'obésité.

Membre-fondateur de l'*International Council of Cardiology* en 1946, puis de l'*International Society of Cardiology* en 1954, il s'appuya sur la philanthropie scientifique, un moyen efficace que ses collègues et lui développèrent pour suppléer à l'insuffisance, à la timidité et à la fugacité des financements institutionnels de la recherche appliquée en cardiologie, pour créer l'*International Society of Cardiology Foundation* en 1957. C'est grâce aux ressources récoltées dans ces regroupements qu'il put se déployer pleinement pour promouvoir la cardiologie non seulement aux Etats-Unis, mais aussi dans le monde entier. Il commença par organiser des formations pour des praticiens venant des cinq continents et bon nombre de ses élèves sont devenus des pionniers de la cardiologie dans leurs pays respectifs. Puis, il se saisit de son bâton de pèlerin pour parcourir le reste du continent américain, l'Europe, l'Asie, l'Australie, mais aussi l'Afrique. A chacune de ses étapes, il consigna des informations sur l'épidémiologie et la prise en charge des maladies cardiovasculaires, aida à élaborer les cadres et à mettre en route l'exercice de la cardiologie. A Londres, il visita Sir *James Mackenzie* et *John Parkinson;* la liberté d'esprit, la curiosité et la soif du contact avec l'altérité furent telles qu'il fut l'ami d'un certain nombre de chercheurs soviétiques – pays qu'il visita une demi-douzaine de fois - et le premier médecin occidental à aller scruter *de visu* la pratique de la médecine en République Populaire de Chine. Une telle hyperactivité et tant de données ne pouvaient pas manquer de lui fournir de la matière pour la rédaction de « *Heart Disease* » en 1931[285], sans doute le précis fondateur de la cardiologie; mais aussi de 11 autres ouvrages et 758 articles scientifiques qu'il publia au bout de ses 88 années de vie sur terre.

Celui qui se définit, à un moment de sa vie, comme un « citoyen du monde » vint donc aussi en Afrique. C'était en 1959.

Le Dr *Schweitzer*, le constructeur de l'Hôpital de Lambaréné au Gabon (1913) comptait parmi ses contacts et amis. Alors que celui-ci essuyait de vives critiques de la part de ses collègues occidentaux qui jugeaient surannées ses méthodes de pratique de la médecine dans une partie du monde où il jouait le rôle de pionnier, *White* ne se montra pas aussi acerbe et suggéra, avec le sourire, au médecin alsacien d'accélérer le développement de la biomédecine en Afrique équatoriale.

Il visita aussi un certain nombre d'autres hôpitaux et universités en Afrique du Sud, en Ouganda, en Egypte, au Kenya, au Congo-Brazzaville et au Congo démocratique. Dans ses bagages, l'énorme cardiologue américain ramena dans son pays, non pas un appareil révolutionnaire à l'instar du galvanomètre à cordes d'*Einthovein* que son compatriote *Alfred E. Cohn* ramena d'Europe en début du siècle, non pas le récit d'une intervention spectaculaire comme celle que le sénateur *Hubert H. Humphrey* vécut dans les laboratoires de *Gurvitch* à Moscou; mais des données originales touchant à la nature et aux caractéristiques des affections cardiovasculaires. M. *Dudley* n'eut pas la chance de *C. P. Donnison*, un médecin anglais qui rapporta, dans son ouvrage « *Civilization and Disease* » paru en 1938[286], n'avoir pas diagnostiqué de maladies cardiovasculaires après avoir examiné 238851 patients kényans. Il confirma la réalité de l'hypertension artérielle et rencontra de nombreuses maladies du myocarde avec leurs causes plus souvent inaccessibles. Un groupe d'affections lui fut fort familier, les cardiopathies post-rhumatismales qu'il avait mises du cœur à combattre dans son pays après qu'elles eurent ôté la vie à sa jeune sœur *Dorothy*. Il trouva-là l'occasion de dérouler son discours sur les bénéfices de la cardiologie préventive, initiant les équipes africaines de Makerere (Ouganda), du Cap (Afrique du Sud) et des autres centres aux méthodes de lutte qui avaient permis à l'Amérique d'éradiquer quasiment le rhumatisme articulaire aigu dans son pays.

Si les maladies coronaires – qui avaient emporté son père – étaient rarissimes, *White* par contre, découvrit la fibrose endomyocardique, une énigmatique cardiomyopathie inconnue au moment où sortit « *Heart and Disease* », décrite par *Arthur William* en 1938 et qu'il eut l'occasion de voir dans des bocaux à Kampala.

Dans ses notes de voyage, *White* mentionna aussi une cause d'anévrisme du ventricule gauche inhabituelle en Occident, mais assez fréquente en Afrique: la tuberculose.

Les Universités du Cap et de Makerere ne manquèrent pas de lui faire bonne impression par la qualité de leurs études anatomiques et cliniques sur les maladies cardiovasculaires. *A. G. Shrire, B. J. P. Becker* et *A. D. Guillanders* pour la première, *A. G. Shaper* et *J. P. N. Davies* pour la seconde y formaient déjà des cardiologues pour le compte des pays anglophones d'Afrique.

Comme le note fort opportunément *Edmond Bertrand*, en ne visitant pas l'Afrique de l'Ouest, *Paul Dudley White* n'eut donc pas l'occasion de constater l'activité des équipes nigériane et sénégalaise par exemple qui, à l'époque de son voyage, conduisaient déjà des travaux épidémiologiques et cliniques dans ces pays respectifs.

Que se passa-t-il dans les pays après ce qui ressemble fort bien à un adoubement international de la jeune cardiologie africaine? Comment naquit la *pan-african society of cardiology* (PASCAR)?

En Afrique du Sud

Pour être tout à fait exacte, la naissance de la cardiologie en Afrique du Sud se situe en 1957 – soit 2 ans avant la visite de *Dudley* -, l'année de création de la *South African Heart Association* (SAHA). Réunis autour du Dr *Maurice Nellen* et du Pr *Val Shrire* (Université de Cape Town), des Pr *J. B. Barlow* et *Leo Schamroth* (Université de Wits) et du Pr *Andries Brink* (Université de Stellenbosch), les praticiens sud-africains à l'œuvre dans la prise en charge des maladies cardiovasculaires, paraphèrent les documents officialisant leur regroupement professionnel, la toute première dans le domaine de la santé en Afrique du Sud. Il semble que le voyage africain du Pr *Dudley* ait eu pour déclencheur une invitation qu'il reçut de la SAHA pour marquer l'entrée du pays au sein de l'*International Society of Cardiology*.

Les cardiologues sud-africains purent alors participer à des conférences internationales, en organiser un certain nombre à la maison au cours desquelles intervenaient des orateurs de renom. En ces temps-là, leur formation se faisait suivant un schéma qui comprenait 4 années de Médecine interne et 2 années dans un service de cardiologie attitré. Avant l'ajout des Etats-Unis, les destinations des jeunes étudiants allaient vers les Pays-Bas, les Royaume-Unis, l'Allemagne et la Belgique. Il en fut ainsi pendant plusieurs d'années, le temps pour le pays de se doter de lieux de formation performants. Toutefois, la coopération avec l'Occident resta relevée, permettant de fréquentes remises à niveau sur le plan technologique en particulier.

Pas du tout « larguée », bien au contraire, l'Afrique du Sud colla à l'évolution de la cardiologie mondiale. L'électrocardiogramme, l'échocardiographie, les biomarqueurs et toutes les modalités de l'imagerie cardiovasculaires, peu après la codification et la généralisation de leur usage, ont toujours été disponibles et manipulés dans le pays. Avec une volonté toujours réaffirmée d'être à la page de l'actualité, la cardiologie sud-africaine, aussi bien non-invasive qu'invasive, interventionnelle ou chirurgicale, est sans nul doute, la plus performante en Afrique. Comment s'étonner que l'exploit de la première transplantation cardiaque ait eu lieu à Cape-Town en 1967?

Tant de performances ont longtemps été obérées par l'insoutenable cruauté du régime d'apartheid. Aujourd'hui encore, en absence d'une couverture santé généreuse, une immense majorité de citoyens ne peut pas toujours en bénéficier.

Calquant sur la pratique américaine de philanthropie scientifique, la SAHA mit un peu plus de 2 décennies pour créer la *National Heart Foundation* (NHF), un organisme de collecte de fonds destinés à financer la recherche, la formation et l'éducation sur les facteurs du risque coronarien. Commencée par un petit groupe dirigé par le Dr *Cyril Wyndham*, la NHF tint sa première réunion en tant qu'organisation autonome en 1982, sous la houlette du Dr *Bill Davidson*. En 2007, la *Stroke Society* se joignit à la NHF pour former la *National Heart and Stroke Foundation* (NHSF), un acteur majeur dans la gestion des affections cardiovasculaires en Afrique du Sud.

Appuyées par le *Johns Hopkins Hospital* (USA), les premières recherches, conduites par *W. H. Craig*, ont surtout porté sur les aspects cliniques rares ou inhabituels tels que les cardiomyopathies dilatées idiopathiques, le lien entre l'hypercholestérolémie familiale et les coronaropathies ou encore les cardiopathies d'origine génétiques. Les premières analyses n'ont pas infirmées la thèse qui voulait que les populations de race noire aient été moins sujettes aux cardiopathies ischémiques, au contraire! En effet, tandis qu'explosait l'incidence des maladies coronaires (angor, infarctus du myocarde et cardiopathies ischémiques) au sein de la population blanche, ces maladies restaient rares dans les autres races présentes en Afrique du Sud.

R. H. Goetz est l'inventeur du pléthysmographe en 1934, un dispositif qui rendit de grand service dans le diagnostic des thromboses veineuses profondes. *Allan McLeod Cormack*, Américain d'origine sud-africaine, reçut le Prix Nobel de Médecine en 1979 (en duo avec *Hounsfield*) pour sa contribution dans le perfectionnement de la tomodensitométrie; sans oublier la grande campagne d'éradication du rhumatisme articulaire aigu engagée par *Bongani Mayosi*, une occurrence qui sévissait au sein des populations défavorisées noires et métisses.

Pour disposer d'un canal de publication des travaux, voici plus de 30 ans que fut créé le *Cardiovascular Journal of Southern Africa* (1989) qui fit place au *Cardiovascular Journal of South Africa*. Aujourd'hui annexé dans *Cardiovascular Journal of Africa* (CVJA), le journal est devenu une revue prestigieuse produite en deux versions électronique et écrite, et accessible sur PubMed. Le CVJA est, depuis 2005, le journal officiel de la *PanAfrican Society of Cardiology* (PASCAR) avec des éditeurs régionaux au Cameroun, au Nigéria, au Kénya, au Maroc et en Afrique du Sud.

Aussi avancée que se présente la médecine en général, la cardiologie en particulier, il reste que l'Afrique du Sud n'est pas encore parvenue à corriger les inégalités sociales en santé qu'ont engendrées les odieuses pratiques de la politique d'apartheid qui gouverna le pays pendant de longues décennies.

Au Nigéria

Ce grand pays de l'Afrique occidentale ne bénéficia pas de la visite du Pr *Dudley*. Pourtant des équipes y abattaient déjà un travail remarquable. A Ibadan peu avant Lagos, Enugu, Jos ou Ile-ife, ils sont un certain nombre d'acteurs comme *D. G. Abrahams, G. M. Edington, A. U. Antia* ou encore *A. O. Williams* et *A. C. Ikeme* (qui travaillaient aussi Makerere) à mener notamment des travaux en anatomie, cardiopédiatrie, sur les cardiomyopathies du post-partum ou encore sur l'hypertension artérielle.

Cette importante activité, en 1964, conduit à la création d'un registre de maladies cardiovasculaires dans lequel on retrouva la quasi-totalité des pathologies du système.

Bien que des activités de recherche cardiovasculaires aient ainsi débuté dans le pays plus d'une décennie avant, c'est en mars 1971 que fut créée la *Nigeria Cardiac Society* (*NCS*). Son tout premier dirigeant, le Pr *A. U. Antia*, eut autour de lui d'autres pionniers comme *Edington, Abraham, Cockshott, Brokington, Parry, Ikeme* ou encore *Falase*. Lorsque ce dernier prend la tête de l'association 8 ans plus tard, il lance et finalise l'idée d'un regroupement à l'échelle continental qu'on dénomma « Pana-African Society of Cardiology – PASCAR - » (nous y reviendrons).

A son origine, la *NCS* se fixe deux grands objectifs. Primo: collecter et fournir l'information sur les maladies cardiovasculaires dans le pays; secondo: promouvoir et vulgariser, au sein de la population, l'adoption des comportements conformes aux mesures préventives tirées des études.

En 1974, le président de la jeune association est présent comme invité spécial de l'*American College of Cardiology*. La même année, au cours du 7e congrès mondial de la cardiologie, la *NCS* est admise en tant que membre de l'*International Society and Federation of Cardiology* (ICSF), aujourd'hui *World Heart Federation*.

Ibadan et Unugu comptent, à côté de Naïrobi, Khartoum et Abidjan, parmi les premiers centres de chirurgie cardiaque sub-sahariens créés au cours des années 1970. A l'hôpital universitaire d'Enugu, la première opération à cœur ouvert eut lieu le 1e février 1974, œuvre d'une équipe de chirurgien dirigée par *M. Yacoub, F.A. Udekwu*.

L'activité se développa mais fut bien vite victime de problèmes conjoncturels qui firent émigrer les chirurgiens les plus expérimentés partout à travers le monde.

Depuis le début du 21e siècle, la *NCS* dispose d'un journal scientifique, le *Nigeria Journal of Cardiology* apparaissant en ligne avec une impression papier bisannuelle.

En Côte-d'Ivoire

L'histoire de la cardiologie au pays des éléphants est intimement chevillée à l'Institut de Cardiologie d'Abidjan. Mais cet établissement lui-même apparut comme une volonté d'amplifier et de bonifier une prometteuse activité préexistante. En effet, en 1961, les Dr *H. Merle* et *Yangni-Angate*, alors en charge de la chirurgie générale à l'hôpital de Treichville à Abidjan, n'hésitent pas à opérer les patients souffrant de péricardites constrictives, d'abcès péricardiques et pleuropulmonaires, de tumeurs médiastinales et de divers traumatismes thoraciques. Définitivement accroché à cette sous-spécialité, en 1971, *Yangni-Angate* se rend à Houston au Texas pour une formation spécifique en chirurgie cardiaque. Ses encadreurs ont pour noms les Pr *Michael Debakey* et *Danton Cooley*. Lorsqu'il rentre dans son pays, il est rejoint par le Pr *Metras* de France, le Pr *Ouezzin-Coulibaly* et le Dr *Ouattara*. Ensemble, ils entreprennent de réactiver les activités de la chirurgie cardio-thoracique à l'hôpital universitaire de Treichville. Ils sont tout de suite pris sous l'aile du Pr *Edmond Bertrand*, un brillant cardiologue sur le terrain des soins, de la recherche et de l'enseignement cardiovasculaires depuis le début des années 1960; sans oublier le lobbyiste qui sut vendre aux politiques et aux investisseurs le très ambitieux projet de l'*Institut de Cardiologie d'Abidjan* (*ICA*). En 1976, la structure est inaugurée par son Excellence le président Houphouët Boigny en personne. Le programme de chirurgie à cœur ouvert se met en place et le 11 mars 1978, le trio de chirurgiens réalise la première intervention de l'*ICA*.

Très vite le Pr *Edmond Bertrand* et ses équipes érigent l'*ICA* comme un fleuron de la cardiologie dans la sous-région ouest-africaine. En 10 ans d'activités, un bon millier de patients venant de toute l'Afrique subsaharienne y sont opérés. Une intense animation scientifique se développe, fouillant au milieu d'une panoplie de pathologies cardiovasculaires comme les cardiopathies rhumatismales ou congénitales, les fibroses endomyocardiques, les maladies coronaires ou encore l'hypertension artérielle. Rien d'étonnant donc que très rapidement, l'*ICA* ait pris en main la formation des cardiologues particulièrement en Afrique francophone. Dans le cas du Cameroun notamment, le Pr *Kingue* ou encore le Pr *Ndobo* et les docteurs *Monkam Mbouende* et *Mbouley Kotto* en sont des purs produits.

Mais le lien entre la médecine, l'économique et le politique trouva encore ici une occasion de se vérifier lorsque les déboires politiques et économiques que connut la Côte d'Ivoire imprimèrent leur déteinte sur le fonctionnement de l'*ICA*. L'engagement des équipes, un soutien politique actif, la gestion rigoureuse d'un budget toujours disponible, la confiance des fournisseurs ou encore le fonctionnement d'un service de maintenance: autant de choses qui avaient constitué la force de l'*ICA* pendant plus d'une décennie, passèrent du vert à l'orange, puis au rouge en 1999 avec d'importants services de l'établissement qui fermèrent leurs portes.

Il fallut attendre février 2005 et l'aboutissement d'un projet de réhabilitation cofinancé par l'Etat ivoirien et le Royaume d'Espagne pour voir la structure reprendre des couleurs.

Au Sénégal

Lorsque le Pr *Papa Koate* rentre à Dakar en 1958, il trouve, en activité autour des pathologies cardiovasculaires, *C. Bergeret, G. Charmot, M. Payet, J. Delahousse* ou encore *M. Sankale*. Il ouvre sa carrière africaine comme médecin-traitant, consultant de cardiologie dans le service de médecine de l'hôpital Aristide Le Dantec, un CHU de Dakar. En 1961, il créé une clinique cardiologique dans ce service. Dix ans plus tard, il prend les rênes de la clinique de cardiologie de la Faculté de Médecine et de Pharmacie de Dakar. Le Pr *Papa* s'occupa aussi de recherche et de formation avec notamment la création de l'Ecole des Infirmiers et Infirmières d'Etat en 1963 et la dispensation d'un Enseignement Médical du cycle du Doctorat d'Etat en médecine. Avec ses élèves, *M. Serigne* et *A. Kane*, il mène des travaux sur les cardiopathies rhumatismales, la maladie coronaire et l'hypertension artérielle.

Depuis ces premières bases, beaucoup de choses ont été mises sur les rails, aussi bien dans la pratique, la recherche que dans la formation des cardiologues. Aussi bien en cardiopédiatrie, en chirurgie cardiaque ou encore en cardiologie interventionnelle, des activités se produisent, certains avec l'appui d'organismes transnationaux comme la chaîne de l'espoir. Le projet de création de l'Institut du Cœur de Dakar, une promesse de l'ancien président Abdoulaye Wade, aux dernières nouvelles, continue de se peaufiner entre les experts sénégalais et étrangers.

C'est non sans fierté que le Pr *Serigne,* chef du service de cardiologie interventionnelle au CHU de Dakar, déclara le 20 janvier 2015, à l'inauguration de son service: « Nous avons 80 cardiologues, soit un cardiologue pour 150 mille habitants. Nous faisons mieux que l'Afrique du Sud qui a un cardiologue pour 450 mille habitants, mieux que le Nigéria qui un a cardiologue pour un million d'habitants ».

Créée le 25 mars 1983, la Société Sénégalaise de Cardiologie (SESECAR), la société savante de cette importante famille tient régulièrement ses congrès et marque activement sa présence à de nombreux autres à travers l'Afrique et le monde.

Autres

Ils sont nombreux, les pays africains qui ont déjà pris à bras le corps la problématique des maladies cardiovasculaires au sein de leurs populations. Nous n'avons pas évoquer l'Afrique du Nord ici; mais relevons que l'organisation de la cardiologie dans les pays du Maghreb, dans les aspects aussi variés que la formation, le recherche ou l'activité sanitaire stricto sensu, est assez proche des standards occidentaux. L'Egypte, le Maroc et la Tunisie sont d'ailleurs des membres très importants de la PASCAR.

Les deux Congo, Kinshasa et Brazzaville, des sites de recherche où, respectivement *G. Peuchot* et *P. Beheyt* avaient édifié *White* en lui présentant des résultats qui faisaient émerger la tuberculose comme une étiologie des anévrismes ventriculaires, n'ont pas connu la progression souhaitée. Encore une fois, l'engluement dans d'interminables luttes politiques n'a pas permis à *C. Baramoue, J. L. Nkoua, G. Kimbally-*

Kaky, K. A. Tshiani ou encore *B. Longo Mbenza* de valoriser le potentiel opérationnel et scientifique de ces deux pays.

A Makerere, l'unité de recherche cardiovasculaire que l'OMS installa pour récompenser des pionniers (*A. G. Shaper, K. Somers, M. S. R. Hutt* et *A. K. Patel*), elle non plus, souffrit pendant un long temps des combats politiques ougandais. Assez récemment, un certain dynamisme y serait revenu pour faire renaître les espoirs suscités par la grande lumière que ce pays lança sur les connaissances sur la maladie de Davies.

Au Kenya, au Gabon, au Bénin, au Mali et un peu partout en Afrique sub-saharienne, les ouvriers des maladies du cœur sont en activité avec des connaissances de plus en plus aiguisées même lorsque les moyens à leur disposition ne permettent pas toujours de les mettre en application.

D'abord la radiologie, l'ECG, puis l'échographie-Doppler cardiaque et vasculaire au cours des années 1980 ont conduit à réfuter l'avis de rareté de certaines pathologies cardiovasculaires comme les maladies veineuses thromboemboliques ou les maladies coronaires chez les sujets noirs. Des réflexions sont menées et des actions enclenchées çà et là pour résoudre, à l'échelle nationale ou sous-régionale, les difficultés que soulèvent encore la disponibilité très limitée des offres de service de chirurgie cardiaque et de cardiologie interventionnelle.

Histoire de la PASCAR

Voici donc une quarantaine d'années que fut fondée la PASCAR, une idée d'un petit groupe de cardiologues africains qui s'étaient sentis orphelins au milieu d'un *Congrès Mondial de Cardiologie* qui ne faisait aucune attention aux spécificités que présentaient les maladies cardiovasculaires et leur prise en charge dans leur continent, à une époque où celui-ci s'engageait à peine dans le chantier de construction de ses structures sociales.

Avant la PASCAR, il y eut le groupe de travail de cardiologie tropicale créé par *Edmond Bertrand* au sein de la Société Française de Cardiologie en 1976; en 1978, l'Institut de Cardiologie d'Abidjan organisa des séminaires à l'adresse de cardiologues africains. Il y eut même la Société de Cardiologie ouest-africaine, que beaucoup considérèrent comme une maladroite tentative de dissidence à la PASCAR organisée par les pays francophones de l'Afrique de l'ouest.

Malgré les tourments socio-politiques qui ont ébranlé les pays et qui ne l'ont pas épargnée, la PASCAR a tenu bon et son remarquable parcours ne mérite-t-il qu'on lui paye une visite?

Répondant à un appel du Pr *Ayodele Falase* - alors président de la Société Nigériane de Cardiologie - en novembre 1979, la parturition eut lieu, l'année d'après à Ibadan. Sous l'encadrement des firmes pharmaceutiques, de l'Organisation Mondiale de la Santé (OMS) et de l'hôpital de l'Université d'Ibadan, un comité de réflexion fut créé. En dehors de professionnels nigérians, on eut aussi le Pr *Papa Koate* du Sénégal, le Pr *Muna* du Cameroun et bien d'autres têtes venant de l'Afrique australe et de l'Afrique orientale. En mai 1981, leurs travaux préparatoires permirent de tenir le premier congrès de la PASCAR à Badagry (toujours au Nigéria). Cent vingt cliniciens et scientifiques vinrent de 15 pays africains, dans un regroupement qui fut l'un des tous premiers réunissant les pays anglophones et francophones. Bien qu'il se fût agi de la première rencontre, l'on ne perdit pas le temps. Les premiers échanges d'expérience: les succès, les échecs et les défis rencontrés dans la pratique clinique et la recherche constituèrent le riche menu qui se clôtura par l'inauguration officielle de l'organisation continentale. On était le 6 mai 1981 lorsque le Pr *Papa Kouaté* fut choisi par ses pairs comme le premier président de la PASCAR.

A la sortie du congrès, tous les participants eurent à cœur de réorienter leurs activités suivant le nouveau cap que venaient de leurs fixer la PASCAR, à savoir la prévention et le traitement des maladies cardiovasculaires, l'éducation et la formation des professionnels de santé aux affections cardiovasculaires, l'éducation des populations sur les facteurs de risque cardiovasculaires et la promotion des investissements en faveur de la recherche cardiologique. La tâche ne s'annonçait pas facile comme il fallut atomiser une croyance que maints discours, appuyés par des études, avaient bien ancrée dans les têtes des décideurs politiques, voulant que la rencontre d'une maladie cardiovasculaire en Afrique soit une « curiosité »; combien de ministres de la santé africains prirent au sérieux la prémonition juste que fit la PASCAR en les prévenant que le jour n'était pas loin où l'hypertension artérielle serait une épidémie en Afrique?

Le déploiement international commença. Le 2ᵉ congrès à Naïrobi (Kénya) en avril 1983 pour « faire le point sur les problèmes cardiovasculaires sous les tropiques »; le 3ᵉ congrès au Caire - conjoint avec celui de la Société Egyptienne de Cardiologie – en 1985 pour évaluer l'apport des nouvelles techniques comme l'échocardiographie sur les cardiopathies touchant le jeune africain - le rhumatisme articulaire aigu notamment -: ces deux rencontres précédèrent, la même année (1985), la réunion de Harare qui regroupa une cinquantaine de participants venant du monde entier. L'importance de Harare tient au fait que c'est au cours de cette réunion-là que fut mis en place un programme de recherche entre les scientifiques américains et africains.

En 1989, la PASCAR se réorganisa en créant 5 démembrements régionaux qui devaient se réunir tous les 2 ans. C'est au cours de la même rencontre que l'hypertension artérielle fut étiquetée pour la première fois comme un facteur majeur impliqué dans la morbi-mortalité en Afrique. Après la non-tenue de la rencontre d'Addis-Abeba, prévue en 1991 dans une Ethiopie en proie à la guerre civile, on eût dit que ce fut pour mieux organiser le grand congrès qui suivit à Yaoundé en avril 1993. Appuyé par la *Fondation Rockfeller* et un certain nombre de firmes pharmaceutiques, il regroupa 500 spécialistes, incluant des experts dépêchés par l'*American Heart Association*, de l'*OMS* et de l'*International Society and Federation of Cardiology*.

Yaoundé revint à la charge en février 1997 pour organiser un important atelier sur l'hypertension artérielle et l'échocardiographie, sous l'encadrement d'éminents cardiologues américains (*Richard Cooper* et *Julian Haywood*) et africain (*George Mensah*): c'était peu après que la PASCAR ait activement participé, en 1995, à la conférence des ministres africains de la santé organisée par l'*OUA*. Ensuite la PASCAR, sombrant dans une soudaine et prolongée inertie entre 1998 et 2003, réduisit ses activités à des apparitions sporadiques de ses dirigeants dans les grands congrès mondiaux.

Après plus de 5 années d'hibernation opérationnelle, l'espoir renaquit en octobre 2004 à Accra. Au cours du 7ᵉ congrès qui se tint dans la capitale ghanéenne, la PASCAR relooka ses instruments administratifs (nouvelle constitution, nouveau comité exécutif) et, pour rappeler l'impératif de concertation, les participants débattirent autour de la « prévention des maladies cardiovasculaires en Afrique: le temps de la concertation. » Par ailleurs, la rencontre offrit la première occasion de jeter les bases d'un journal panafricain qui servirait de canal de communication pour les recherches conduites dans le continent.

L'année suivante, la flamme d'Accra brûlait encore et ce fut bien sous sa chaleur que la PASCAR organisa le premier atelier panafricain sur le rhumatisme articulaire aigu et les cardiopathies post-rhumatismales à Drakensberg en Afrique du Sud. Au sortir de ces travaux, la Déclaration de Drakensberg énonça la stratégie africaine pour prévenir et contrôler ces pathologies. Ce fut également au cours de ces travaux que le *Cardiovascular Journal of South Africa,* renommé « *Cardiovascular Journal of Africa* » (CVJA), devint le journal officiel de la PASCAR. Aujourd'hui, l'organe est devenu le plus important portail d'information sur la cardiologie en Afrique.

Naïrobi 2007, Abuja 2009, plus récemment Khartoum 2017, Johannesburg 2019: la PASCAR a définitivement pris sa place et montré son influence sur la prise en charge des maladies cardiovasculaires sur le continent noir. Ainsi solidaire du grand mouvement de Renaissance africaine, un paradigme qui sonne le tocsin qui annonce la ressuscitation des génies de la glorieuse Egypte Antique, la PASCAR ne ménage aucun de ses efforts pour rechercher des solutions aux infortunes cardiovasculaires qui, de plus en plus frappent l'Afrique et le monde.

La cardiologie au Cameroun

Le Cameroun, un tableau vivant en représentation d'une mosaïque des environnements et des peuples, un patchwork des œuvres divines entreposées dans un triangle implanté au cœur de l'Afrique.

Démographique, culturelle ou biogéographique, la diversité camerounaise s'expose en tout et partout. Dans une Afrique, elle-même, le continent le plus hétérogène, cette pluralité a souvent valu au pays le nom flatteur d'« Afrique en miniature ». Quel agréable projet serait-il de parcourir ces 475650 km^2 de superficie s'étirant sur une latitude de près de 1200 km? On aurait alors le privilège de traverser des zones écologiques et climatiques variées prospérant entre le bassin du Congo au sud et les rives du Lac Tchad au nord. La chaleur et l'humidité dans toutes leurs nuances; la pluie et le soleil mijotant les existences dans les forêts, les savanes et les steppes; l'Océan Atlantique recueillant une abondante offrande hydraulique, témoin de la générosité des lieux; des montagnes, parfois prises de toux et crachotant alors quelques flammes d'amour; et les reflets polychromiques, l'écho des sons polyphoniques et le rayonnement calorifère des silences en tant que lecture perpétuelle du testament du passé au présent et au futur: voilà le Cameroun au milieu duquel notre voyageur verrait s'exprimer et s'épanouir, sous l'œil bienveillant de leurs ancêtres reposant à côté des cases, plus de 250 ethnographies, et par millions, des espèces fauniques et botaniques de toutes sortes et de toutes envergures. Quelle belle leçon que toutes ces images de la vie en un endroit où la diversité s'est faite plaisir, réunissant des créatures banales et sans valeur en soi, telles de petites pierres sans préciosité propre avérée, pour en faire un site idyllique semblable à un gros diamant agréable à regarder!

Cette diversité ainsi vantée du Cameroun n'a pas manqué, à un degré significatif, d'avoir une traduction éco-pathologique au sein duquel les maladies cardiovasculaires se sont montrées fort présentes.

L'objectif de cette partie, convient-il de le rappeler, est de rendre hommage à tous ceux qui, les premiers, sans autres moyens que leur savoir et leur volonté, se sont investis dans le champ de la lutte contre les maladies cardiovasculaires. Nous l'avons structuré en 2 volets traitant, le premier de l'historiographie générale de la biomédecine au

Cameroun, et le second de la naissance et du développement de la cardiologie dans ce pays.

Histoire brève de la biomédecine au Cameroun

La biomédecine, une épistémologie fort avancée dans sa construction et déjà mise en application en Occident, arriva au Cameroun avec la colonisation. De la même manière que cela se passa en Occident avant l'émergence du positivisme, elle entra en confrontation avec les principes de la tradipratique, fondés sur la magie, la divination, les invocations des esprits sans oublier le recours aux plantes.

Pour narrer l'histoire de l'introduction de la médecine rationnelle au Cameroun, nous allons nous appuyer sur la documentation coloniale et quelques récits de rares témoins africains, mais en les soumettant à une relecture critique. Par cette entreprise, nous voulons requestionner les discours triomphalistes et auto-glorifiants qui s'affichent dans les consignations des médecins coloniaux, réexaminer les images de propagande contenues dans les archives de la médecine coloniale et essayer de discriminer entre les motivations des acteurs qu'on sent osciller entre un humanitarisme voyeuriste et une expérimentation dissimulée du biopouvoir; par-là, l'objectif escompté est d'arriver à mieux saisir les raisons qui font que, après plus d'un siècle d'étroits contacts avec les ethnocultures camerounaises, la biomédecine continue d'être, quelque part, ressentie comme l'intrusion d'une externalité coercitive à laquelle on se plie souvent non sans traîner les pieds. Bien identifier le problème, a-t-on coutume de dire, est le premier pas vers sa solution; aussi est-il attendu qu'une bonne analyse de l'histoire contribue à mieux concevoir le recadrage à effectuer pour atténuer cette polarité nocive entre la biomédecine et la médecine traditionnelle.

D'abord, les pratiques de la biomédecine arrivèrent dans les colonies pour prendre en charge les soucis sanitaires des citoyens de la Métropole affectés à l'administration coloniale. C'est dans cet ordre d'idées que fut créé l'*Hôpital Gustav Nachtigal*, un établissement construit en 1896, à Bonanjo-Douala, pour délivrer des services médicaux de pointe - pour l'époque - aux « blancs ».

Les premiers « hôpitaux » visant une patientèle indigène eurent les mêmes conditions de naissance qu'en Occident.

Œuvres des missionnaires chrétiens, ces endroits aménagés au sein des paroisses furent, en effet, moins un lieu de soins ayant un objectif de guérison ou de soulagement que d'accueil d'indigents frappés par des plaies affreusement surinfectées, la lèpre, la tuberculose ou la maladie du sommeil; il était fréquent que des aveugles, des vieillards abandonnés, des veuves et des orphelins y trouvent aussi refuge. Baptistes, catholiques (pallotins) ou évangéliques, ces « saints hommes » venus sauver les âmes des africains, se préoccupèrent aussi des corps qui les contenaient et qui étaient quotidiennement agressés par les insectes, les parasites et les bactéries. Les premiers soins furent délivrés par des religieuses formées sommairement pour accueillir les malades, entonner la prière et fournir un pack pharmacologique comportant systématiquement un antimalarique, un « vermifuge » et un antibiotique. Ce dernier, donné contre les maladies sexuellement transmissibles, était particulier par son « administration communautaire »: alignés dans la « salle des injections », les « chauds lapins » victimes de la syphilis ou de la chaude-pisse étaient invités à baisser la culotte et exposer leurs fesses. La peur au ventre, les yeux fermés, ils attendaient la douloureuse introduction de l'aiguille suivie de la paralysante inoculation d'une solution préparée dans une grosse seringue commune. Paralysés par la douleur, ils restaient cloîtrés de longues minutes à méditer sur les punitions du péché de la fornication: les brûlures mictionnelles, et maintenant l'épreuve de l'injection du « propidon ».

Ayant observé avec attention le succès que rencontraient ces initiatives religieuses, les administrateurs se hâtèrent de les insérer dans les plans d'action qu'ils proposèrent à la Métropole. A leur analyse, en plus de rendre sympathique l'occupant et ainsi détendre ses relations avec les populations autochtones, l'hôpital indigène se révélerait comme un moyen efficace pour accroître, aussi bien quantitativement que qualitativement, la main d'œuvre qui travaillait à l'extraction des matières premières dont les usines européennes avaient tant besoin: ne voilà-t-il pas assez d'arguments pour obtenir l'assentiment de la hiérarchie et le déblocage des moyens d'action? Mais, sans précédent dans l'histoire de la colonisation, l'entreprise n'eut personne pour justifier d'une quelconque expérience pour la mettre en route. Si on pouvait entrevoir une tâche plus aisée dans les grands centres urbains naissants (Yaoundé, Douala), il n'en fut pas de même dans l'arrière-pays où la dispersion de l'habitat et l'absence des voies de communication rendraient inefficient une activité en poste fixe.

Ces difficultés se présentèrent comme une aubaine pour *Louis Pasteur* et ses disciples, néo-concepteurs d'une médecine élevée au rang de biopouvoir grâce à l'efficience incontestable de la révolution pasteurienne. Exposée en vain en Métropole, leur ambition de « pasteuriser » la société toute entière y était jusque-là accueillie avec scepticisme et méfiance. Aussi trouvèrent-ils dans les colonies une occasion de les mettre en application dans d'immenses territoires qui prirent le visage de « laboratoires coloniaux ». Dans ce vaste programme politique, l'idée était de discipliner, assainir et sauver les populations indigènes au point où celles-ci, se confondant en reconnaissance, n'auraient plus rien souhaité autant qu'être sujets de la France. En venant à bout des épidémies et des infestations par les insectes, l'objectif était de rendre l'intérieur des pays accessible au développement et d'effacer l'hideux souvenir des bords d'océan où s'exerçait le commerce des esclaves. Par-là, les élèves de *Pasteur*, animés de nobles raisons morales et scientifiques, se drapèrent du manteau d'opposants à l'agression et au pillage auxquels s'adonnaient les autres colons.

Les pasteuriens prétendirent qu'ils avaient enfin des éléments objectifs pour faire triompher le rêve des hygiénistes depuis le XIXe siècle: la socialisation de la médecine avec son implication directe dans les réformes sociétales. Associant en un tout indistinct la santé, l'économie, la politique et la défense, ils définirent leur entreprise comme un déploiement de la science au profit du vivant, de l'écologie et de l'économie.

Pour ces hommes, il n'y avait rien de mieux que l'élaboration d'une bonne politique de santé pour aboutir aux paramètres qui forgeaient et entretenaient les conditions du développement et du bonheur.

A écouter *Charles Nicolle*, seuls le médecin, le savant et l'instituteur avaient le droit au titre de « colon »; eux qui étaient prêts à donner, non à voler.

Une version française de la repentance coloniale.

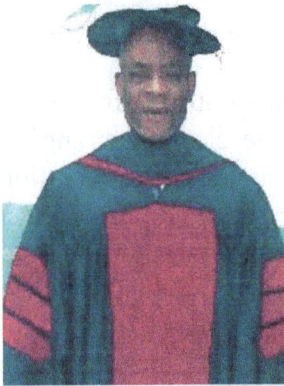

Le Pr Paul Hagbe est né le 12 juin 1934 à Sokelle, un village de l'arrondissement de Pouma. Elève au Lycée Général Leclerc, il obtient son baccalauréat en 1956 et s'inscrit à la faculté de médecine de l'université de Montpellier où il termine ses études médicales en 1963.

Il s'engage pour la spécialisation, d'abord à Montpellier, puis à Strasbourg et l'Hôpital Broussais de Paris et en ressort, tour à tour, avec un diplôme des pathologies tropicales et un CES de Cardiologie.

En 1973, il est reçu au concours d'agrégation en médecine, section cardiologie.

Pr Hagbe, pouvez-vous nous parler de votre retour au Cameroun, et du début de votre pratique médicale et académique ?

Après mes études en France, je retourne au Cameroun en 1970. Face à moi, j'ai tout de suite deux vastes chantiers : la clinique et l'enseignement.

Mes débuts en clinique sont facilités par le soutien d'un grand homme : le docteur Fonlon, philosophe et ministre de la santé publique étrangement non contaminé par le virus des lenteurs administratives, et qui a tout fait pour me mettre à l'aise (logement à l'hôtel avant l'octroi d'un logement de fonction, voiture et chauffeur de service).

Après que j'eus renoncé à deux mois de congé qu'il m'avait accordé, il me nomma médecin-chef de l'ancienne Mefou qui regroupait Esse, Awaé, Akono, Ngoumou, Bikok, Nkolbisson et l'ensemble des dispensaires urbains de Yaoundé.

Le Pays manquait de médecins. En dehors de Yaoundé et de Douala, il n'y en avait même pas un par département ! A Yaoundé même, il s'agit très majoritairement d'expatriés concentrés à l'Hôpital Central, maix ceux-ci n'acceptent aucune collaboration avec nous. Le Dr Fonlon, en voulant harmoniser ce fonctionnement aberrant, connut tout de suite de sérieux problèmes dans sa carrière.

Et qu'en a-t-il été à l'université ?

Alors, ici, laissez-moi commencer par une anecdote : quand je retourne au Cameroun, je découvre que l'OMS, en préparation de l'ouverture du CUSS, m'avait accordé une bourse qui, malheureusement, s'était égarée dans des ministères à Yaoundé.

A mon arrivée au CUSS, la première promotion entre en 2e année et vous pouvez imaginer quel hâte m'animait de partager mes connaissances ! Je m'y mets immédiatement et suis nommé, quelque temps après, directeur technique. Un poste bidon qui ne me donnait même droit à un simple bureau. Je restai là à me tourner les pouces jusqu'en 1978, l'année où le Pr Ngu Lifanji, le mari de l'autre, prend la tête de l'établissement. Il me confie aussitôt d'importantes responsabilités. La solide collaboration qui se noue entre-nous fit d'ailleurs grand bien à l'établissement.

Pr, vous vous engagez donc dans ces deux chantiers : pouvez-vous nous nommer avec qui vous êtes à cette époque ?

Alors, à mon arrivée à l'Hôpital Central de Yaoundé, je trouve le Dr Roussillon qui dirigeait l'équipe des cliniciens français du pavillon Pasteur. Mais malgré l'amitié dont il nous honore, il n'y a malheureusement aucune collaboration sur le plan professionnel.

En cardiologie, le Dr Ekande Lobe est déjà installé en clientèle privée à Douala ; le Dr Menanga arrive peu après, un monsieur avec des qualités humaines hors pairs. D'ailleurs, lui et moi devenons tout de suite amis. Mais il est affecté en dehors de Yaoundé. Le Pr Ngu, une cardiologue expérimentée, me rejoint au pavillon Lagarde après la Réunification du pays : quel soulagement fut le mien car, enfin, j'avais quelqu'un pour aider à gérer les 120 lits de médecine où on trouvait des cas de méningites, de tétanos et des abcès hépatiques si foisonnants à cette époque ! Le Dr Mbatkam, un médecin généraliste, m'épaulait déjà du mieux qu'il pouvait, mais l'arrivée du Pr Ngu me fit un effet de bol d'air. Le Pr Muna nous rejoindra bien plus tard. Voilà donc les vrais pionniers en cardiologie : Hagbe, Ekande Lobe, Menanga, Ngu et, plus tard Muna.

Avec l'ouverture du CUSS, l'Hôpital Central devient un hôpital universitaire de fait et cette mutation ne se passe sans difficultés. Par exemple : très vite exigu, le pavillon devient le siège de fréquents malentendus entre M. et Mme les professeurs Ngu, le Pr Ancelle (hépatologue) avec sa femme dermatologue, le Pr Monekosso (alors directeur du CUSS), le Pr Ouandji et de tant d'autres docteurs et étudiants. Etant le conseiller médical de l'hôpital, il me fallait beaucoup de tact pour atténuer les rivalités entre l'université et la santé publique et amener ces grosses têtes à se soumettre à la discipline hospitalière ; à l'instar de la règle qui voulait que même les universitaires prennent des gardes.

Cela a dû être chaud, en effet ! Comment voyez-vous le développement de la maison, de cette époque à nos jours ?

Au départ, il a régné entre nous une saine amitié tissée autour de l'amour que nous avions pour la cardiologie. J'avais créé, avec le concours de tous, la société camerounaise de cardiologie. Je lui ai assigné ces nobles ambitions : répertorier les maladies cardiovasculaires dans le pays, trouver des consensus sur les prises en charge préventives et curatives, promouvoir des programmes de recherche dans le domaine des maladies cardiovasculaires.

Mais un grave problème est venu détruire cette belle harmonie, ourdi par les chefs de l'époque. Du jour au lendemain, il est né une opposition entre médecins francophones et anglophones ; les uns et les autres prétendant être nantis des meilleurs diplômes et revendiquant les meilleurs classements académiques. Dites-moi : les français et les anglais s'étaient-ils jamais, eux-mêmes, arrêtés à de telles idioties ? Non, mais certains aînés nous y ont pourtant poussés, pour asseoir leur main-mise en s'appuyant sur nos rivalités.

A partir de votre position privilégiée, comment analysez-vous l'évolution des maladies cardiovasculaires au Cameroun ?

Au crépuscule de ma carrière, je totalise plus de 40 ans de pratiques cliniques et d'activités académiques. Au bout de ce petit parcours, effectivement, on a vu arriver et passer des choses.

Quand je quittai la France en 1970, mes patrons me recommandèrent de m'atteler à décrire les différents visages des maladies cardiovasculaires au Cameroun. Les seuls outils dont nous disposions étaient la radiographie du thorax et l'ECG ; ce dernier même était rare. Et c'est avec cela que nous sommes parvenus à tordre le cou au discours qui voulait que les maladies cardiovasculaires soient rares en Afrique.

Il ne faut surtout pas négliger la clinique, cette mère de la Médecine !

Rien qu'avec la clinique, j'ai pu redresser, à Garoua, un diagnostic d'infarctus du myocarde qui était, en réalité, une dissection de l'aorte. Le ministre Fonlon fut très fier de moi. La même année, le Dr Bourdé et moi avons posé le premier pacemaker à un instituteur de Bafang, avec l'aide d'un rustique écran de radioscopie.

…Evidemment l'arrivée de l'échographie et de l'hémodynamique vinrent améliorer grandement nos connaissances et nos compétences. Nous pûmes alors conduire des projets de chirurgie cardiaque. Je peux regretter le fait que certains responsables m'aient toujours écarté avec la complicité de certains cardiologues qui n'avaient pas compris combien il était important que nous nous concertions préalablement à toute activité. C'est cela même qui est à la base de ce bilan mitigé que chacun peut faire de ces programmes. Moi, le chef de la cardiologie, je ne puis vous dire ce que sont devenus les malades qu'ils avaient opérés au CHU ou à l'Hôpital Général et je ne crois pas qu'il y ait quelqu'un pour nous le dire.

Quel message pouvez-vous lancer à l'adresse de la jeune génération ?

Mon message, ou plutôt, mes messages sont simples : restez unis ; collaborez fortement car la médecine est une activité pluridisciplinaire et, à l'intérieur de chaque discipline, partager permet de s'enrichir ; restez fidèles aux recommandations des sociétés savantes qui permettent d'améliorer toujours et toujours ses connaissances et ses compétences. Cherchez toujours à faire de vos actions des exemples. Combattez pour améliorer la santé et guérir vos malades et, enfin, respectez les aînés.

Pour finir, Pr, comment une personne qui a été aussi active que vous occupe-t-elle maintenant ses journées ?

D'abord, étant très pieux, je prie beaucoup. Ensuite, je consacre aussi beaucoup de temps à la lecture, à la discussion avec des jeunes ; je regarde l'actualité télévisée et le football – les matchs de la ligue des champions – quand je ne joue pas au piano pour mes petits-enfants.

Sur quoi je prie ? Eh bien ! pour vous, mes anciens élèves, afin que Dieu vous donne la force et la sagesse de développer la cardiologie et la médecine dans notre pays. Je n'oublie pas de prier pour l'amélioration des conditions de vie de nos populations.

Le Dr *Eugène Jamot* (1921 – 1931) fut le concepteur de la première monture d'organisation et de gestion d'un système de santé au Cameroun. Il eut aussi la charge de l'implémenter en grandeur nature.

Sa cible? La maladie du sommeil, une parasitose débilitante et mortelle qui sévissait dans les vastes forêts du Cameroun et de la région coloniale du Haut-Nyong en particulier. Le médecin militaire s'entoura d'équipes mobiles et hétéroclites, composées entre autre des stagiaires du Pharo (Institut de Médecine Tropicale du Service de Santé des Armées), d'infirmiers et aussi d'indigènes à tout faire (porteurs, chasseurs, pêcheurs, guérisseurs, etc.). Sous la pluie ou le soleil, sur les routes et les sentiers couverts d'ornières boueuses, de grands animaux prédateurs, des serpents parmi les plus venimeux, des piqûres très infestantes d'anophèles et de mouches tsétsé ou encore des indigènes « cannibales »: tels furent quelques-unes des innombrables difficultés qu'ils affrontèrent courageusement. Avec foi et engagement en son action, le Dr *Jamot* conduisit des activités de dépistage et de soins aux malades de la terrible zoonose. Les séquences de « lomidinisation » de longues colonnes de sommeilleux, à elles seules, étaient un spectacle qui valait le détour. Les nombreuses photos qu'ils se prirent ainsi en action garantissaient le plus grand prestige aux acteurs occidentaux. Dans le même temps, une importante activité d'assainissement du milieu de vie s'organisait dans le but de rompre le cycle de transmission de la maladie à l'homme. Chacune des zones ainsi assainie devenait *de facto* un poste de santé fixe placé sous la responsabilité d'« infirmiers » locaux sommairement formés à la reconnaissance et à la prise en charge des maladies contagieuses.

Malheureusement, la migration de cette entreprise à Bafia, une autre région du pays fortement frappée, ne connut pas la même réussite que celle enregistrée à Ayos. En effet, à la suite de surdosages répétés de la lomidine, près de 400 indigènes y perdirent la vue. Cette grave occurrence entacha l'œuvre du Creusois, même si le « rapport final sur la maladie du sommeil » qu'il sort en 1935 n'est pas très disert à ce propos. Il flotta toujours une impression de doute sur les bénéfices réellement tirés de ces campagnes.

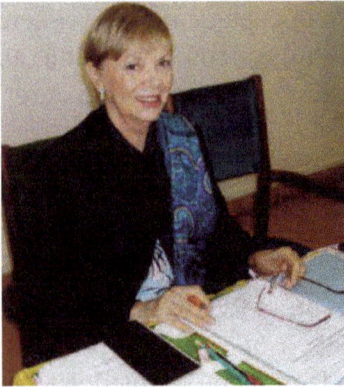

Pr Ngu Blackett Kathleen, a wonderful Newcastle born lady. Primary school in this city, she migrated alongside of her mum to the South East where she ran secondary training in an anglican girl school. As she was quiet good in sciences, she decided to train in medicine. The other reason of her choice came from her love of detective novels and, precisely when she considered medicine as a detective searching for the culprit.

She read medicine at the University of Newcastle where she was awarded her MD degree in the 1960s. She continued with specialization at St Thomas' London.

It's also at that time that she met the man of her life, the very one who convinced her to come and have this great carrier in Cameroon.

Pr Ngu, one of the pioneers of cardiology in Cameroon! May you say a little about your coming to Cameroon and the beginning of your activities?

Obviously I came in Cameroon because of my husband. We came by the ship which accosted at Bota.

My Husband and I started in both Victoria and CDC hospitals. The experience was quiet interesting with a good environnement. We could see 20-50 patients a day. Later after the Reunification, we moved to Yaounde, in view of the creation of the new faculty of medicine (CUSS and now FMSB). I was contacted by Dr Tran-Dinh-De Dina. At that time, he was a WHO advisor at the Ministry of Health and Population.

I worked at the Yaounde Central Hospital that became the teaching hospital by then. The students were very enthusiastic. After, the CHU was created, and that time, it was to offer quality care to patients with good technical facilities to reduce oversea evacuations. Together with Prs Hagbe and Muna, we managed cardiology facility. Both medical and academic experiences were quiet good.The change of setting from Newcastle to Cameroon didn't really influence me, because, I believe you will ask about my adaptation, as my husband usually said, there is no tropical medicine, but there is medicine in the tropics.

Can you name your contemporaries at that time you developed medicine and cardiology in Cameroon?

Well, There were Prs Hagbe, Monekosso, Rene Essomba : that is the older generation with Pr Muna. We worked at the Yaounde Central Hospital and CHU where a cardiology unit was opened. Dr Nguimbous then came, just before the younger generation from CUSS like Prof Ndobo, Prof Din-Dzietham among others. I did work with other doctors though not directly related with cardiology like Prof Nkam, Dr Josephine Mbuagbaw. As an aside, I was really saddened by the death of the Prof Peter Ndumbe whom I taught in CUSS. He was a bright student and later a good dean here in Yaounde and Buea.

How would you describe the development of cardiology in Cameroon up to the present day?

It has grealty changed. In the beggining, when I started working at the Victoria hospital, we had an X-ray machine, and with that, I could do some few catheterizations. In the CDC camp hospital you will see cases of rheumatic fever every day, but today you rarely see it though present.

The opening of a medical school with the training of medical doctors, later specialists greatly favoured the development of cardiology in Cameroon. Cardiac surgeries were now possible with the facilities at that time. It is rather unfortunate that today, some people specialize into cardiology for money, because today you see echocardiography results with horrendous interpretations. I remember during a general assembly, I organized training and made videos on how to do certain investigations in cardiology. The DVDs were free, but we usually take free things for granted. That is why I love to talk about the passion and love for cardiology or whatever you do. If you put the patient at the center of your practice, you will always have it right.

And what to say in the presentation of cardiovascular diseases?

Yes of course! In the past, when I arrived at the CDC, there were cases of rheumatic fever everywhere, 2/3rd of consultation were mostly about rheumatic fevers. Hypertension at the time was only about 15% but we find ourself today at 35%. I believe lifestyle plays a big role in this.

For example, in the past, rice was a meal only served during Christmas in Cameroon, bread was not very common, you will see a queue at a bakery at the time called « Boulangerie française » to have a loaf of bread. Whereas today, rice is everywhere, bread with chocolate or butter commonly called here in Cameroon « pain chargé ». And we know the effect of white flour on our health; in fact some studies point white flour as one of the cause of obesity and refined grains as a risk factors to type 2 diabetes; as we know both are risk factors of cardiovascular deseases. People do less and less sport, which contributes to the increase of cardiovascular diseases today.

But I believe we should focus more on prevention. I try as much as possible to practice what I preach, I do sport daily, follow low salt diet, etc... I believe that the cost of treating diseases is higher than if we focused on prevention. Today we have a problem of compliance, so many medications to be taken at various hours of the day. Despite that, the prevalence of hypertension hasn't fallen back. Why not include from the early onset, in kindergarten and primary school, health or nutritional education, this will have an impact on the younger ones. Teaching them how and what to eat.

Well Pr, after so many years in the field of medicine, as both clinical and academic, what message could you give to the younger ones?

The message is quite simple, let the patient come first. The patient should participate. We have the responsibility to educate our patients. Today we barely examine our patients and give them lots of laboratory investigations to do, without even telling them what they are suffering from. Those investigations are very expensive together with the medications. We should be able to build trust, bridge the gap between ourselves and our patients. So as I said the message is to communicate with the patients; let them participate and feel involved in their treatment. Be dedicated to what you do.

Then again, the key message I will like us to retain is to educate our patients. Prevention can never be more emphasized. We need to make the patient take part in the process of treatment as I earlier said. Only then we will be able to do good to our patients and the country at large.

Pr, to what do you passion of? Could you tell our readers what are your hobbies?

My hobbies? Oh! I love sport; I do a lot of footing. I love ballet dancing; I did a lot of ballet when I was a young girl. And I equally love reading; as I said detective novels are my favourites. I do a lot of poetry writing and I enjoy cooking. I love singing but I am not much a good singer but knitting is one of the things I love to do.

And don't forget teaching! I love teaching and research. Research is what makes medecine so special and avoids routine. Doctors should be encouraged to do research. You can find yourself having patients suffering from hypertension in your hospital and you ask yourself why do I receive only patients with hypertension, you begin to look for the cause, and once more the notion of prevention comes in.

Cela ne sonna pourtant pas l'abandon du projet des pasteuriens, bien au contraire! A la lumière des résultats jugés probants du rapport susmentionné, l'administration prit résolument les choses en main en créant, dans un texte colonial datant du 07 Juin 1938, un sous-secteur public articulé autour de petits établissements indigènes: ce furent la naissance du centre d'instruction d'Ayos et des hôpitaux indigènes de Yaoundé et de Douala (prédécesseurs de l'Hôpital Central de Yaoundé et de l'Hôpital Laquintinie respectivement).

Pour avoir une idée exacte de ce qui se passa dans la périphérie et même, à quelques nuances près, dans les grandes villes, rien de mieux que la consultation d'un article de *Guillaume Lachenal*:

«Le médecin qui voulut être roi. Médecine coloniale et utopie au Cameroun [287] », une discussion illustrée rendant compte de l'amplification de l'expérience d'*Eugène Jamot* par son élève, le médecin-commandant *Jean Joseph David*.

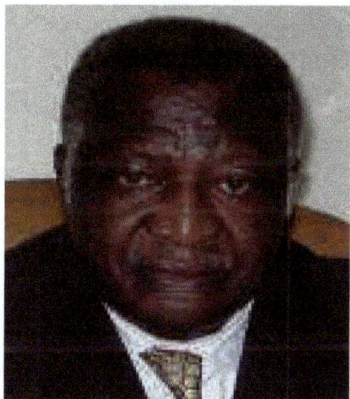

Pr Walinjom Fombad Tenjericha Muna : not possible to present sufficiently a such « multipurpose » citizen ! Mr Muna, the fifth of the uterine siblings, was born in 1946. He attended Cameroon Protestant College of Arts, Science and Technology (CCAST) before leaving his country for US thanks to an american scholarship program. It is important to say that, at that time, the young man went to US to read architecture, and that, because of racism, he moves on to medicine. He reads medicine to Seattle university and graduated MD in 1673 and PHD the next year. He trained in internal medicine (1974-1976) at Johns Hopkins Hospital Baltimore and in cardiology (1976-1979) at NHLBI/NIH Bethesda Maryland USA and Yale New-haven Hospital.

In Pr Muna, one may know just of his past eminent position: general manager of the General Hospital-Yaounde (1988-1996), president of the Cameroon Cardiac Society, or general secretary and president of the Pan African Society of Cardiology). He has also served on several International Task Forces for the National Academy of Science and the Institute of Medicine (USA). He is a founding member of the Cameroon Academy of Sciences and Chairperson of its Public Health Forum. He has been President of the National Epidemiology Committee of Cameroon for over 2 decades. He is a WHO expert and adviser on cardiovascular diseases and has served on several local, regional, continental and international task-forces and conferences on Tobacco control. He has provided the leadership for developing comprehensive anti-tobacco legislation for Cameroon. He is a Past President of the Tobacco Control Commission for Africa. He is the Chairperson of the Ethical Committee of the Chantal Biya International Research Center and President of the WHO Technical Advisory Group on eHealth. He is Knight, Commander and Grand Officer of the National Order of Valor of Cameroon and has received several other local and international distinctions over the years.

This emeritious world citizen passed away on the 24th february 2019 at Hôpital Américain de Neuilly-sur-Seine (France).

Pr Muna, you are a pioneer of cadiology in Cameroon and Africa as a whole. Can you tell us a little about your return to Cameroon and the beginning of your medical and academic practices.

I came-back in Cameroon in 1978. I started working at the Central hospital in 1979, with Prof Hagbe. The setting was a basic one compare to the setting of Yale University which was advanced. I had to change in a setting where cardiovascular sciences were quite different from the one at Yale, where there was all kinds of sophisticated instruments:

..echography, Catheterization and Yale was equally the biggest nuclear cardiology center in the US at that time with Dr Zaret (Barry Lewis Zaret, Professor Emeritus of and senior Research Scientist in Medecine, Cardiology), I was his assistant. So you can see I couldn't use any of those facilities here in Cameroun. So I had to learn to be a clinical cardiologist, i.e. learn how to use my stethoscope, and learn how to manipulate medication because there was not much you could do for patients. It was quite frustrating and, with competition with traditional medicine, cardiac diseases were easily carried away from hospital. I wrote a lot of articles about this experience in the Journal of American Medical Association (JAMA).

In 1974, I was on holidays in Seattle, and there, I worked with Physiocontrol company to develop one of the first portable defribillators and so, in compensation, I was given one as a gift. In those days it was quite expensive, so when I came to Cameroon later in the same year, I brought the gift, presented it to president Ahidjo during a big ceremony organised at the Yaounde Central Hospital where this gift was handed to Prof. Hagbe.

It was the first defibrillator in Central Africa, I think. You know defibrillators are quite important together with the pacemaker. When I came-back for good, I found that it was the only instrument, with an ECG machine which we borrowed from the intensive care unit, that could be used. There was no equipement, so I really can't say that there was a cardiology unit; but we had a lot of patients and the mortality rate was quite high.

After a short while the teaching hospital - CHU (Centre hospitalier universitaire de Yaoundé) - was opened. I was tranferred there with Prof Mbede and I opened the first international medecine service which I set up with many assistants that are big bosses today like Prof Biwole, Prof Nko'o, and Prof Masso among others.

At CHU we rapidly created a Cardiovascular Diagnostic Service and later, when the younger physician including one called Dr Kingue showed up, or Prof Nko'o before him, we all worked together in this service which was highly performant. Very soon after, we now set up to see that we were able to investigate patients locally, and could invite cardiac surgery teams to Cameroon to help us with operations while we take care of these patients after the surgeries. This was a concept familiar to me because in the US, we used to do the same with the Jamaicans and people of neighbouring Islands.

In 1982, when Paul Biya became president, there was a big national medical conference here. Let me remind you that I was very good at using the Echocardiography and so, I saw that with this device we could do a lot of diagnosis. With the support of Prof. Mbede I ordered an instrument called Siam-80 (a small instrument made by the Compagnie Française de Radiologie, GGR), that is the first instrument we bought and we did echoes on the heart, liver and all organs. I remember I used to do liver puncture.

So, during this conference, I staged with my team on the use of an exposed echcardiograohy and president Biya was going down the steps and saw us. He ask me what it was all about and I demonstrated by placing the transducers on his chest. He could see his heart bitting on the screen and was amazed.

He suddenly said: « we will take that. » That is how we got the first sophisticated echography device in CHU. It was called Echovideorex which the president gracefully offered to the hospital, and the very first one used in Cameroon!

Before catheterization was done in Cameroon; we placed some temporary pacemakers with Prof Hagbe at the Yaounde Central Hospital, later on at the teaching hospital. When we set up the catheterization and cardiovascular surgery program, then things went on very fast because, after we set the contact with Marseille, the team from there came here, operated patients and managed postoperative care.

That was the birth into non-invasive cardiology with ECG, chest X-ray and Echos, and invasive later on doing catheterization and cardiac surgeries.

Can you name a few contemporaries with whom you developed medicine and cardiology at the beginning of your career?

Well I was very lucky to study in the US, and moreover to do that with some of the biggest names in Cardiology. For example: I studied and trained with Proctor Harvey (an enhancer in the use of the stethoscope in cardiology), Eugene Braundwald (author of cardiology books), even Bernard Lown (original developer of the DC defibrillator and cardioverter, as well as recipient of the the the Nobel Prize). Lawrence (Larry) S. Cohen (Professor Emeritus of Medicine, Cardiology and Clinical Professor of Nursing) was my boss. Those are very famous physicians in America, and that actually started nuclear cardiology.

When I came to Cameroon, my contemporaries? I started with Prof. Hagbe with whom I worked at the Yaounde Central Hospital; later on with Prof Blackett Ngu. All of us were transferred to CHU where we made a team and worked together. But then, there were other cardiologists that worked in Cameroon like Dr Menanga who enlightened me on tropical cardiology, Dr Ekande Lobe, Dr Nguimbous, Dr Niot that were the pioneer people I met. Then, there were the younger ones like Dr Ndobo and Din-Dzietham (both of blessed memory) and Dr Samuel Kingue among others.

I was very active in organizing cardiology in the Africa continent, I started with the Cameroon Cardiac Society (CSS). Later, we created the Pan African Society of Cardiology (PASCAR) in 1981 in Badagry-Nigeria with Prof Ayodele Falase as its first president. Then followed Prof. Badawi from Egypt. I stated as general secretary for over 15 years and was later made president. This society was an umbrella to most cardiac societies over Africa. We were in collaboration with other international societies over the world like the American Heart Society, American College of Cardiology or European College of Cardiology. Cameroon at some point became an important focus of cardiology in the world because, in 1993, we organised one of the largest international conferences which brought together more than 800 renowned cardiologists, and was attended by various world cardiology associations. This narrowed down Cameroon on the world map as one of the reference countries in Africa in Cardiology study and research.

I may have forgotten about some renowned names but this is essentially the backbone around which things were built.

Pr, how would you describe the development of all these activities in Cameroon up till today ?

Thank you for this question.

I have to mention here that, with all what happened in 1993, it was very obvious that Cameroon could become a very big pole for cardiology. I was very lucky and honoured that president Biya, to whom I will always be grateful, named me director of the new teaching hospital which is the General Hospital Yaounde. With this, I had the means and opportunity to create a good cardiology departement because, in the decree that created the hospital, cardiology was a pole that the president wanted to be developed. And he gave me a leeway to develop cardiology. We continued the cardiac surgery experience there. We had lots of very good sonography equipment, and we developed electrophysiology together with 24-hours Holter ECG which was unheard of at the time. As the cardiac surgery continued, Prof. Nguimbous, and later Dr Pagbe came onboard. Our cardiology department became so renowned that scientist all over the world came to train in our services.

In summary, the General Hospital Yaounde was created to boost the cardiology know-how of Cameroon, trying to put Cameroon on the map, organize cardiovascular diseases. And we made many publications and collaborated with scientist from the US like Richard Cooper among others. This center became international in the sense that, we collaborated with a lot of international organization that were involved in helping to treat cardiac diseases, especially the team of Prof. Carpentier of hospital Georges-Pompidou, la chaîne de l'espoir with Prof Alain Deloche ; and later came again the team from Marseille with Prof Dominique Metras.

Have you noticed changes in the presentation of cardiovascular diseases throughout this long journey that is your carreer ?

Yes ! And this is very dramatic, when you work for over 30 years as I did, there is no doubt that there is a change. I cannot explain clearly what this so called epidemiologic transition is nor what is due to, but I can say that I followed it. We went from an epoque where we were with rheumatic diseases, and then we got familiar with the fact that hypertension was very important with its devastating complications such as cerebrovascular accident. We were actually pushed in 1987 to create an Hypertension Center where Prof. Kingue was very instrumental in initiating. We now moved from those infectious problem in cardiology to the effects of chronic diseases like diabetes and some of the secondary effects of obesity and hypertension. We slowly started seeing coronary cases with people with heart attack. Therefore, what has been described classically as the epidemiologic transition, we lived through it and it is real to point that chronic conditions have made diseases that I see people treating today very similar to those that I was treating in the US as I was doing my training. Because while doing my training, all what I saw was heart attacks among others when they were rare in Cameroon at the time I returned-back. But now, more and more are seen as complications of these chronic diseases. And it is not surprising that this problem has been taken up by the United Nations General Assembly which outlined some of these problems in the Millenium Development Goals (MDG).

So cardiovascular diseases are no longer limited to infectious diseases of the young but now have middle age and adults, and its management have become more sophisticated and expensive. Our surgical experience was never continued as we wished, and of course, I encourage the ongoing initiatives on this way that may help the country to build this other aspects of treatment of cardiovascular diseases.

The curriculum was equally strengthened at the level of the university in that department of cardiology emerged from the Departement of Medicine. There were now many research thesis done to encourage and study the problem ranging from risk factors such as diabetes, obesity, hypertension that we study today. I hope it continues.

Pr, from the top of this quiet rich carreer, what message could you give to the younger ones for the future of cardiology in Cameroon ?

The first message is to our country : cardiovascular diseases is the biggest killer ! We used to live with false impression that cardiovascular disease doens't exist in Africa. As a paradox, some are still living in that even though the disease pattern has changed as I said. Because of poverty, we are competing priorities and justly, one is to interest the youths in this because tomorow I don't know who will take care of all the patients with these diseases.

I will like to tell the young people that cardiovascular diseases are quite rich and they should remember that our passion can turn out to be our profession. We should realize that it is a calling for all of us, create opportunities and introduce this passion at a younger age in primary school, secondary schools because cardiovascular diseases are very important. We should stop looking at teaching as a job but a passion.

I was amazed when we were able to operate Cameroonians - free of charge - and bring life to them. That was striking. In the US, we used sophisticated equipment, but here, when you receive this old mother breathless, you give her a tablet and she can breathe again and improve her lifestyle, it is priceless. The possibility to do all these innovations here in Cameroon was equally memorable, pushing forward the aspect of prevention as we knew that we didn't have the funds for therapy. I was appointed president of the inter-ministerial group for tobacco law which has not yet been voted but I am sure they are still working on it at the ministry.

I am very proud of the fact that we focused on preventive to make a change and I still wish to make an appeal that preventive cardiology be our focus today. So my pride goes on the spectrum of prevention on hypertension, smoking and of course therapy.

Pr, readers may be interested to know about your hobbies...

I am interested in literature, art and music. I was a collector of jazz music in the US where I had jazzmen as closest friends. Do you know that I am the founder of « Festival jazz sous les manguiers » ? I also collect a lot of art object. Remember them that I went to the African games as a competitor in athletism ; I played in the national volleyball and basketball teams too. I played soccer, not very good but in US I was. These are some of the things that I can remember with a lot of fun and humility today.

Thanks so much professor Muna.

Application empirique de l'un des projets les plus ambitieux de l'histoire de la médecine coloniale en Afrique, terrain d'expériences délocalisées ou encore lieu d'avènement d'une gouvernementalité expérimentale: ainsi les différentes études présentent-elles souvent ce projet qui prit corps dans la Région coloniale du Haut-Nyong. Une lecture rétrospective de tous ces qualificatifs amène à relever un agenda dissimulé de ré-importation ultérieure vers une Métropole qui s'interrogeait, s'ajustait, se réformait et se réinventait. Notre point de vue se trouve d'ailleurs justifié en parcourant les propos de *Louis Tanon* (alors directeur de l'Institut de médecine coloniale de la faculté de médecine de Paris): « *L'hygiène de nos pays a tout intérêt à s'inspirer des expériences faites dans ces vastes territoires, où habitent des races relativement primitives, que la civilisation européenne n'a pas encore transformées* ».

Entre 1939 et 1948, le Gouverneur Général du Cameroun confia à des médecins coloniaux l'administration intégrale d'un vaste territoire, avec un objectif indiqué d'y conduire une expérimentation politique: la mise en place d'une utopie médicale. Précisément dénommé « Région médicale du Haut-Nyong », le territoire fut tout entier astreint aux impératifs de l'accroissement démographique et de la bataille contre les épidémies, et guidé uniquement par les savoirs, les savoir-faire et l'humanisme médicaux. Le Dr *David* et son adjoint *Koch,* en plus des missions sanitaires, s'étaient vus confier des pouvoirs sécuritaire et judiciaire. Dans le code de l'indigénat qui définissait le statut judiciaire des colonisés, ils inclurent des infractions comme les délits d'« inexécution des mesures de prophylaxie » ou encore de « simulation ou d'aggravation de plaies et blessures», tous passibles d'enfermement.

Les missions à mener? Nombreuses, dans la longue liste, beaucoup étaient assez éloignées de l'activité médicale *stricto sensu*. Pour la protection de l'enfance et l'accroissement de la natalité, on procéda à une médicalisation de la maternité (systématisation du dépistage et suivi des grossesses, et du contrôle de la croissance). Comme l'ambition était de forger un indigène nouveau, ouvert aux idées et confiant aux méthodes des « pasteuriens », le projet travailla ensuite à une réorganisation complète de l'école, insistant sur l'éducation. Celle-ci concerna aussi bien l'hygiène corporelle et de l'environnement, que la nutrition et la pratique du sport. Enfin, il fallut protéger l'adulte, le « produit fini » du processus, interdit de vagabondage (exode rural, émigration), à qui on apprit à utiliser ses bras vigoureux pour cultiver ou récolter les produits de rente (cacao, noix de palmiste et caoutchouc) et élever le petit bétail.

Noyées dans tous ces vastes chantiers, les médecins eurent encore un peu de temps pour poursuivre la lutte contre la maladie du sommeil suivant les mêmes méthodes qu'à l'époque du Dr *Jamot;* recenser, traiter et suivre les victimes de maladies vénériennes (syphilis, chaude-pisse). L'ambitieux projet d'une immense léproserie vit peu à peu le jour à Abong-Mbang. En réponse à la ségrégation dont les mutilés étaient victimes dans leurs villages de naissance, il fut prévu que deux milliers environ de lépreux y soient hébergés, en isolement complet.

En position de quasi-monopole dans la gestion sociale et politique de la «Région médicale», les « administrateurs médicaux » eurent toutefois à faire face à d'inattendus protagonistes: les religieux et les grands planteurs et opérateurs économiques européens. Les rapports entre les trois furent exécrables.

A plus d'un titre, le Dr *David* et ses équipes ne mirent pas de gants pour tailler des croupières à la clientèle des hommes de Dieu: face aux « sixas » des missions - pensionnat de pénitence et d'éducation des femmes chrétiennes avant leur mariage -, ils créèrent des centres d'internement et de surveillance des femmes enceintes ou syphilitiques, leur pendant administratif; avec préméditation, ils organisèrent fréquemment des visites médicales obligatoires les dimanches et les jours des grandes fêtes religieuses. Tout cela amena les Pères des missions catholiques à décrire ouvertement le Dr *David* comme un cinglé. Dans leurs homélies, ils ne manquèrent pas de stigmatiser la brutalité du système de santé administratif et, en même temps, promouvoir les dispensaires religieux.

Au plus fort de la crise économique qu'entraîna la 2e Guerre Mondiale, les restrictions amenèrent la Métropole à réduire tout à la fois les ressources humaines et financières. Il n'y eut plus de moyens pour continuer les politiques d'internement obligatoire, encore moins pour assurer les «corvées administratives». La concurrence s'ouvrit avec les grands planteurs européens qui payaient mieux les rares bras valides. Il ne resta plus à l'administration médicale que le recours aux malades et aux interpellations abusives, des pratiques qui ne furent pas loin de rappeler la douloureuse époque des travaux forcés. Un autre front de défiance envers le système de santé entretenu en sous-main par l'élite locale européenne.

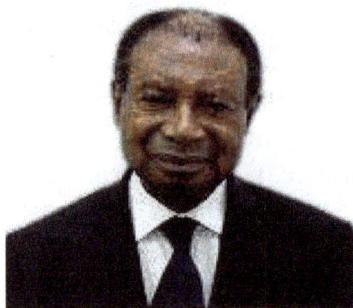

Dr Michel Marie Menanga: une grandeur discrète. Ainsi avons-nous choisi de commencer la présentation de cet homme qui aura passé sa vie à servir l'altérité sans revendiquer de phare ni de trompette. Née le 25 octobre 1936 à Yaoundé, la capitale camerounaise, il obtient son Doctorat d'Etat en Médecine en 1964, à la Faculté de Médecine de Paris. Quatre années plus tard, en 1968, il passe l'examen du C.E.S de cardiologie à la Faculté de médecine de Paris.

Rentré dans son pays natal en 1971, il sera tour à tour: médecin Chef de l'Hôpital départemental d'Ebolowa (1971-1974); puis chef de service de cardiologie et conseiller médical à l'hôpital Laquintinie de Douala de 1974 jusqu'en 1981. C'est à partir de cette année-là qu'il s'installe en clientèle privée. Le Cabinet Médical Dr Youmbi & Dr Menanga ou Polyclinique Joseph Sack - Clinique de l'Oliveraie: des enseignes bien connues où il exerça son art sur la place de Douala.

En 1990, il est nommé adjoint au délégué de la Communauté urbaine de Douala, un poste qu'il dut, apprend-on de source sûre, grâce à un engagement affirmé à maintes causes humanitaires. Rien d'étonnant, eût-on dit, puisqu'il était membre du Rotary Club Douala. L'O.N.M.C, la société Camerounaise de cardiologie et le conseil d'administration de l'hôpital Gynéco-Obstétrique de Douala comptent parmi d'importantes organisations auxquelles il prêta son expertise. Ce membre fondateur et d'honneur de la Société Camerounaise de Cardiologie nous a quittés en 2016.

Pr Menanga, merci d'avoir accepter de nous donner quelques informations sur votre illsutre géniteur, un des pionniers de la cardiologie au Cameroun. Pour commencer, pouvez-vous nous parler de son retour au Cameroun et du début de sa pratique médicale?

C'est avec un très grand plaisir que je me prête à cet exercice. Mon père retourne au Cameroun au début des années 1970, dans un pays où tout est à faire. Il y a déjà très peu de médecins, et de cardiologues n'en parlons pas. Son premier poste d'affection est l'Hôpital d'Enongal à Ebolowa. Il va y travailler pendant 3 ans et, avec l'appui d'une de ses anciennes connaissances de Bordeaux - le Dr Abdoulaye Souaibou, je pense -, il sera affecté à Douala. Il restera dans cette ville jusqu'à la fin de ses jours.

Comme il avait bénéficié d'une bourse étatique, il était lié à ce bailleur de fonds par un engagement décennal. Aux termes de cette clause contractuelle, en 1981, il quitte la fonction publique et ouvre le cabinet médical qui l'occupera jusqu'à sa mort. Mon père ne s'intéressait pas à l'enseignement; il me l'a maintes fois dit lors de nos causeries.

Vous souvenez-vous de quelques contemporains qui avaient travaillé avec votre père au début de sa carrière?

De ma position à cette époque, vous comprendrez que je n'aie pas de bons souvenirs. Je sais juste qu'il a travaillé avec le Dr Yongui Massock (dans son cabinet privé et ensuite, à la polyclinique Joseph Sack), et aussi avec le Dr Youmbi.

Pouvez-vous indiquer aux lecteurs quels ont été ses passe-temps?

Je ne sais pas si ça rentre dans la catégorie « passe-temps », mais je sais que mon père était beaucoup dans ce qu'on appelle les clubs services comme le Rotary club. C'était aussi un chrétien engagé avec ses habitudes dans la paroisse de Bonandoumbe où il faisait parti du conseil paroissial. A dire vrai, c'était surtout un homme qui aimait passer du temps avec sa famille.

Attendez que je vous raconte une anecdote:

Je faisais mes études en Belgique et en 1990, pendant des vacances de la première année que j'étais venu passer au Cameroun, il était à table et moi dans la chambre lorsqu'au journal de 13h, on annonce qu'on l'avait nommé délégué adjoint à la Communauté Urbaine de Douala (CUD).

En 1944, avec l'augmentation des cours mondiaux du caoutchouc et de l'huile de palme, il émergea un indigénat de plus en plus « riches », faits de négociants et de cueilleurs locaux. Les médecins-administrateurs, arguant d'un objectif de régulation qui n'était en réalité qu'une entreprise d'autofinancement de leur projet, instaurèrent tout de suite un système d'imposition mal accueilli par les populations.

Le « boom économique » de ces années-là reposa sur l'envolée des prix du caoutchouc et du cours du minerai de rutile. Or ces produits étaient très précisément extraits dans les zones abritant de redoutables gîtes de la mouche tsétsé. D'un autre côté, installé à Madouma, un autre gîte important des dangereux vecteurs, la grande léproserie d'Abong-Mbang prit le visage d'un grand foyer de maladie du sommeil. Ces éléments conjoncturels conduisirent à la résurgence de la maladie du sommeil, un autre échec, celui-là greffé au cœur même du prétexte qui avait servi à illustrer les bénéfices futurs des activités du projet de la Région médicale du Haut-Nyong.

Tant d'oppositions et de déconvenues provoquèrent bientôt de nombreuses campagnes de dénigrement, orchestrées aussi bien par les occidentaux même (Pères missionnaires, grands planteurs « blancs ») que la jeune élite autochtone, et inculquant aux indigènes la plus grande défiance envers le système de santé que les subconscients avaient grossièrement assimilé aux dérives et aux échecs du projet de «gouvernement médical».

Aussi décevants sur les plans sociologique et politique - et même médical -, des résultats qui auraient dû induire au moins une réorientation du projet, furent habilement contrefaits dans les différents rapports qu'établirent les médecins-administrateurs à l'adresse de la Métropole. Peut-être est-il important de signaler qu'à cause d'une conjoncture politique brouillée, le gouverneur *Brunot*, malheureusement resté fidèle au gouvernement de Vichy, fut pris en grippe par sa hiérarchie et remplacé par *Jean Mauzé*, un gaulliste pasteurien. Les rapports des médecins militaires passèrent alors tels quels, sans aucune lecture critique préalable du gouverneur du protectorat. Ayant entre les mains tous ces succès allégués par les pasteuriens, des facteurs d'encouragement pour une France qui avait plié sans rompre et qui était décidée à reconstruire son rayonnement à partir de ses colonies, le modèle du Haut-Nyong fit tache et d'autres zones d'expérimentation ne tardèrent pas à voir le jour non plus seulement au Cameroun, mais bien dans d'autres colonies françaises. Après l'indépendance du pays célébrée le 1er Janvier 1960, le Cameroun maintint le même mode de fonctionnement; tout au plus procéda-t-il à un petit réaménagement qui consista à étendre la création des « dispensaires indigènes » dans les autres grandes cités naissantes.

La première grande décision souveraine intervint en 1968, avec le décret N°68/DF/419 portant organisation et fonctionnement de la médecine hospitalière (curative) et de la médecine préventive. Le texte stipulait que la médecine hospitalière était assurée par des structures articulées en 5 échelons, les 4 premiers respectant les divisions administratives (cases de santé élémentaires, centres de santé développés, hôpitaux départementaux et hôpitaux provinciaux) et le dernier ayant une disposition transversale (hôpitaux centraux à Yaoundé et Douala).

Pour sa part, la médecine préventive s'appuyait sur les centres départementaux de médecine préventive auxquels se rattachaient les dispensaires antituberculeux, les dispensaires antivénériens et les centres de protection maternelle et infantile (PMI). Plus bas, les centres de santé développés et les cases de santé élémentaires avaient aussi des activités de médecine préventive.

L'expérience d'un développement du système de santé par zone éco-épidémiologique se menait courageusement lorsque survint, à l'échelle supranationale, la stratégie dite des soins de santé primaires adoptée à Alma-Ata en 1978. Son slogan: Santé pour tous en l'An 2000. Son objectif: Assurer l'accès aux soins de santé à toute la population, à des coûts abordables et avec la pleine implication de celle-ci. Abandonnant son schéma initial, le Cameroun s'engagea sur cette nouvelle voie, fruit d'une réflexion mondiale.

Mais l'An 2000, si lointaine en 1978, arriva et trouva la plupart des pays encore fort éloignés de l'objectif. L'échec était patent en Afrique et au Cameroun notamment. Il ne fallut pas moins de 3 conférences de chefs d'Etats pour tracer la nouvelle voie à suivre dans le continent. Lusaka 1985 adopta une segmentation pyramidale des systèmes de santé en 3 niveaux (stratégique, intermédiaire et périphérique); Harare 1987 le système du district de santé, un peu avant Bamako qui instaura le recouvrement des coûts tout en vantant les bienfaits du partenariat Etat-communauté.

Acteurs de cette intense réflexion stratégique, Le Cameroun, tout naturellement, reformula l'organisation et la gestion de son système de santé. Le décret N°95/013 du 07 Février 1995 introduit l'organisation en districts de santé. Ceux-ci correspondirent au segment périphérique du schéma de Lusaka, composé des centres de santé intégrés à la base, des centres de santé d'arrondissement d'un hôpital de référence dénommé hôpital de district.

Les hôpitaux provinciaux, l'Hôpital Central de Yaoundé, l'Hôpital Laquintinie de Douala, le Centre Hospitalier Universitaire de Yaoundé et les Hôpitaux généraux de Yaoundé et de Douala, non concernés par ce texte, furent régis par des textes particuliers en tant que structures du segment transversal. Cette disposition en faisait des instances de dernier recours et de formation.

A côté de cette organisation publique, les textes autorisèrent aussi le développement d'un sous-secteur privé lucratif et non lucratif.

La cardiologie, le système de santé et le Cameroun, une fille avec de très jeunes parents: ainsi représentons-nous d'emblée l'histoire que nous allons à présent relater. Avec courage et engagement, grâce au secours des amis, la fragile famille se démena pour grandir et remplir ses missions.

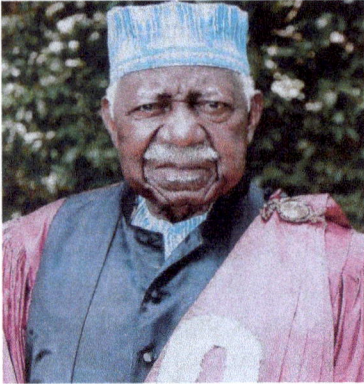

Le Pr Jean François Nguimbous aime à se présenter comme un fils de l'arrondissement de Messondo, département du Nyong et Kellé, région du centre. Né le 07 octobre 1941, il est ancien élève de l'école principale d'Akwa, du collège Joss (actuel Lycée Joss) et du collège Libermann. Son grand-frère Libang Nguimbous, un grand banquier à cette époque, veut lui transmettre sa passion pour les finances ; mais le cadet a son cœur qui bat pour la médecine. Il tente, sans succès, de muter sa bourse octroyée pour des hautes études de commerce. Pendant les 3 premières années à la Faculté de Médecine de Bordeaux, il est donc soutenu uniquement par son grand-frère. Puis il obtient une bourse de l'OMS. Il passe le concours de l'internat à Poitiers en 1969 et reste à l'hôpital de Niort jusqu'en 1972. Ensuite, il va se mettre à l'école des Pr Lebrigand et Jean Paul Binet pour sa spécialisation en chirurgie thoracique : C'est au sein du très renommé Centre Marie Lannelongue. Alors assistant à Paris, la mort de son grand-frère va le faire rentrer précipitamment au Cameroun en 1976 alors qu'il préparait son concours d'agrégation.

C'est en 1979 qu'il passera cet examen, grâce à un avis favorable du Ministre Fokam Kamga et à l'appui matériel du ministre Bello Bouba Maïgari, l'alors secrétaire général adjoint de la Présidence. A noter que l'université lui avait refusé son quitus : çà s'annonçait chaud pour le Pr Nguimbous n'est-ce pas ?

Pr Ngimbous, vous êtes le premier chirurgien cardiothoracique du Cameroun. Pouvez-vous nous raconter l'histoire de votre retour au Cameroun et du début de votre pratique médicale et académique?

Je suis rentré au Cameroun en 1976, précipitamment après le décès de mon frère Libang Nguimbous. Par la force des impératifs familiaux qui m'incombèrent désormais, je dus suspendre mon agrégation.

Dès mon arrivée, j'ai été affecté à l'Hôpital Central de Yaoundé. C'est M. Fokam Kamga, ministre de l'information et du tourisme à l'époque, qui avait parainé mon dossier. C'était un peu délicat car, bien qu'il y ait eu des cas, il n'y avait pas de chirurgie cardiaque ni même thoracique au Cameroun. Dans mes bagages, j'avais gardé une soupape de Jeanneret, un dispositif qui permettait de faire le vide dans le thorax pendant l'opération. J'ai donc commencé à faire des thoracotomies, des thoracoplasties, des lobectomies, et même des ruptures de la trachée dans cet hôpital. Les conditions étaient très difficiles parce qu'il fallait intuber certains patients. Heureusement j'avais Mme Befidi, une infirmière disponible et compétente qui pouvait vous isoler un poumon, réaliser une intubation sélective, etc. Autant que je me rappelle, il y avait un sous-préfet qui avait eu un accident au Nord-Cameroun et avait déchiré sa trachée. Sous la coordination du Prof Essomba, nous avons pu le sauver.

Après mon agrégation en 1979, j'avais introduit un dossier de candidature pour enseigner au CUSS. Je n'obtins aucune réponse en retour.

Alors, au cours d'un conseil d'administration très houleux de l'Université de Yaoundé, le ministre d'état et pro-chancelier Esso Laurent introduisit mon dossier. Il me connaissait en tant que camarade et savait que j'opérais à l'Hôpital Central avec des résultats probant, et ne comprenait pas pourquoi cela gênait certaines personnes.

Quelques mois après ce vote, nous avons reçu une équipe chirurgicale de l'Hôpital Salvator de Marseille. Nous sommes en 1987 et ce jour-là, le chirurgien chef, le Prof Goudard, tomba malade. La CRTV était passée la veille, pour nous informer qu'elle viendrait assister à l'« opération à cœur ouvert ». C'est Goudard qu'on venait filmer, mais il est malade. Que fait-on? Il me demande d'assurer l'intervention et c'est comme ça que pour la première fois, dans mon pays et en direct à la télévision, j'ai pu faire une opération à cœur ouvert au CHU de Yaoundé. Le directeur à l'époque, le Prof Mbede, avait mis le paquet pour que ça se déroule dans de bonnes conditions. Lorsqu'après, il devient ministre de la Santé Publique, il appuya davantage encore ce projet avec des moyens adéquats et tout marchaient bien.

Tous ceux qui avaient voté en ma faveur étaient heureux et fiers de leur décision.

Mais revenons en 1985 où je repars en France, à Marseille et à Lyon, à la tête d'une équipe complète de 17 camerounais dédiée à l'apprentissage aux métiers de la chirurgie cardiaque. Il y avait des chirurgiens (les Dr Teyang, Pagbe et moi), des anesthésistes-réanimateurs, des infirmiers de réanimation, des infirmiers de bloc opératoire et même du personnel pour la stérilisation. On a formé tout ce beau monde à Lyon, sous l'équipe du Prof Chassignole. Nous sommes rentrés en 1992 et, tout de suite, sommes mis au travail. On faisait des valves et des doubles valves et ça marchaient. L'Hôpital Général répondaient aux exigences de l'époque et par conséquent tenait son rang d'hôpital de référence: un hôpital de chirurgie cardiaque parce que c'est pour ça qu'on l'avait construit!

En revenant en 1992, j'ai le grade de professeur et cela va à nouveau constituer un motif de tirs contre moi: on me reprochait d'avoir passé ce grade à l'étranger alors que le Cameroun ne formait pas des chirurgiens cardiaques. Savez-vous que jusqu'à ce jour, je ne suis toujours pas intégré au grade de professeur titulaire? Ils sont même allés jusqu'à dire que je n'avais que des diplômes étrangers, du CEPE, BEPC, Baccalauréat (parchemins coloniaux, donc français) aux diplômes de médecine. Les 3 dernières années passées à Lyon (1989-1992), je faisais déjà des transplantations cardiaques; mais une fois chez moi au Cameroun, on jugea que je ne méritais pas le grade de professeur. Admirez-là toute la mesquinerie en grande affiche dans le corps médical.

Jusqu'en 2004, malgré ma maladie, j'ai continué à assurer la formation des médecins, en Belgique et à Paris, en chirurgie cardiaque.

Toutefois, jusqu'à ce jour, je continue à réfléchir à la création d'un centre de transplantation cardiaque au Cameroun.

Très émouvant! Pr Nguimbous, quelles étaient vos équipiers dans le difficile combat de la chirurgie cardiaque que vous venez de nous décrire?

Il y avait le Pr René Essomba. Malgré ce que beaucoup ont pu dire sur lui, c'était un homme et un chirurgien exemplaire. En pré- et per-opératoire, le Pr était assisté par Mme Befidi; mais en post-opératoire, malheureusement, il n'y avait pas de suivi. A l'époque il y avait des professeurs qui assumaient les fonctions de réanimateurs sans en avoir les compétences et des chefs de service de la réanimation qui étaient de fieffés bluffeurs. C'était donc des pharmacologues qui, parce qu'ils connaissaient les médicaments, se faisaient anesthesistes-réanimateurs et cela a constitué un handicap pour le Pr René Essomba. Je suis devenu son élève par respect car nous n'avions pas suivi la même formation. Quand tu trouves un ancien dans un service, tu le respectes! Et on s'est vraiment pris d'amitié; il m'aimait comme un fils. Au pavillon Fontan, nous avons travaillé en tant que collègue, mais son accueil fut celui d'un père à son fils. C'était un monsieur qui méritait beaucoup de respect; il était si simple que quand je faisais des thoracotomies, il m'assistait avec humilité. En quittant le service de chirurgie, il me donna son bureau.

Il y avait également le Dr Malonga que j'ai trouvé à l'Hôpital Central de Yaoundé, un aîné qui m'a accueilli. Il y avait aussi le Pr Zoung Kanyi de regrettée mémoire. Je ne vais pas juste parler de chirurgiens car il y avait aussi le Dr Niat et le Pr Simo Moyo en anesthésie.

Pr, si on vous demandait d'évaluer le chemin parcouru par la chirurgie cardio-thoracique au Cameroun jusqu'à nos jours, que diriez-vous?

Je crois que jusque-là, nous faisons un peu du forcing. Déjà au départ, il s'agit d'un sujet délicat et difficile et lorsqu'il vient épouser la complexité de la mentalité des camerounais! D'abord, pour faire cette chirurgie, il faut être un patriote et se dire que quoiqu'il advienne, je dois y arriver.

..Lorsque je l'ai dit, je suis au regret de constater qu'il n'y a pas de camerounais assez engagé dans le corps médical pour faire cette chirurgie-là; peut-être est-ce là la raison du manque de moyens pour une formation aussi onéreuse. La bourse que l'Etat offre n'est pas suffisante et sans l'aide de la famille, on ne peut pas aller jusqu'au bout. Ainsi; beaucoup de stagiaires partis pour relever ce défi, ont abandonné. Il est donc fondamental de revoir les bourses pour permettre aux gens de se former. Je ne crois pas, comme le disent certains, qu'il s'agit d'un manque de volonté politique. Il faut bien expliquer les choses au politicien. Et quand, dans le corps médical même, on agit comme si on ne voulait pas de cette chirurgie, comment le gouvernement peut-il encore prêter attention au sujet? Il se tournera naturellement vers la résolution des problèmes gynécologiques et pédiatriques. Et que fait-on alors des malades ayant des problèmes cardiaques qui doivent être opérés? On les sacrifie?

Quel message pouvez-vous délivrer aux plus jeunes pour que la chaîne des difficultés que vous venez de dérouler sur le développement de la chirurgie cardiothoracique et vasculaire au Cameroun soit rompue?

La question est bien posée, mais j'ai bien peur que le préalable à toute question de développement, ne soit pas encore posé au Cameroun, à savoir l'acceptation même de la nécessité de la chirurgie cardiaque. Et c'est effrayant n'est-ce pas? Pourquoi n'arrive-t-on pas à cerner les apports de cette discipline au Cameroun et à l'adopter? L'Hôpital Général de Yaoundé devait accueillir la chirurgie cardiaque, l'erreur est venue de qui? Nous sommes rentré en 1992 et avons opéré pendant 3 ou 4 ans et tout le monde a vu qu'il y avait des gens contre cette chirurgie, des hauts responsables et des confrères. Ça pose un problème, n'est-ce pas? C'est attrayant, mais les jeunes ne veulent pas s'engager dans quelque chose que des directeurs d'hôpitaux ne veulent pas. Montrons aux jeunes qu'il y a un avenir radieux pour le chirurgien cardiothoracique et ils vont s'y engager.

Pas très optimiste comme discours... Quelle est votre expérience la plus marquante en tant que chirurgien émérite du Cameroun?

Le Cameroun, pour moi, a été une école d'endurance. Il a fallu que je me batte à chaque seconde de ma carrière. Pas de moment de répit et tant qu'il y a encore la vie, même retraité, il faut se battre. Peut-être est-ce la meilleure expérience de vie que je peux vous apporter: bien qu'étant à la retraite, le professeur Nguimbous ne lâche rien. Il se bat toujours pour que le projet de transplantation cardiaque voie le jour dans son pays. Ne laissez pas d'autres s'occuper de votre destin.

« Pr Nguimbous, une vie de combat »: cette épitaphe vous conviendrait bien. Trouvez-vous du temps pour des loisirs?

Je n'ai pas de passe-temps. Je suis chef de village et chef traditionnel - en tant qu'africain -, voilà une facette à laquelle je tiens. Je sers mon pays dans le corps médical d'accord; mais je sors de quelque part: je suis africain, camerounais et bassa, 3 marques indélébiles de mon identité culturelle et psychologique. A la question « qui suis-je »? Je ne me satisfais pas de répondre que je suis le Pr Nguimbous, un professionnel de la santé. Mes origines géographiques, ethnologiques et génétiques ne me toléreraient pas un tel simplisme. Sur mes cartes de visite, vous voyez d'abord Mbombock avant Professeur et non l'inverse. Le Pr Nguimbous est guide dans son terroir; le mbombock voyage beaucoup, chaque week-end, en pays Bassa. Et je note que cela me permet d'avoir un avis crédible et pertinent sur la plupart des problèmes qui se posent à mon pays; et ça peut aider.

Naissance et développement de la cardiologie moderne: rôle des **pionniers.**

Comme cela se vécut dans les autres parties du monde, bénéficiant de l'effet d'un certain nombre de facteurs, la population du Cameroun est de plus en plus nombreuse – plus de 25 millions aujourd'hui contre 5 millions environ en 1960 - Au rang de ceux-ci, une mortalité infanto-juvénile en baisse (taux de mortalité infantile de 57‰ en 2015 contre 167‰ en 1960) en rapport avec une plus grande maîtrise des grandes épidémies et endémies infectieuses. Elle vit de plus en plus longtemps (espérance de vie de 57 ans en 2017 contre 41 ans et demi en 1960), adopte des modes de vie de plus en plus sédentaires et une alimentation faisant la part belle aux protéines animales et aux acides gras saturés, des produits bon marché de l'industrie.

Le décor idéal de la transition épidémiologique, un envers funeste qui sanctionna l'éclatante victoire que l'homme eut sur la satisfaction de ses besoins, prenant le visage des affres infligées à l'homme par les cancers, les maladies inflammatoires et les maladies cardiovasculaires.

Le phénomène devient manifeste dans le pays à partir de l'année 2010 et la cardiologie, une des spécialités qui était déjà très active au sein du système de santé national, fut alors de plus en plus sollicitée pour prendre en charge ces conséquences.

L'Hôpital Central de Yaoundé: la couveuse.

En prenant référence sur les critères énumérés par *Michel Bertrand* et *Christian Regnier*, il est difficile de situer la naissance de la cardiologie au Cameroun. Les premiers médecins, formés en France et en Angleterre, possédant un savoir et un savoir-faire spécifiques sur les maladies cardiovasculaires, le Pr *Hagbe*, les Dr *Lobe Ekande* et *Menanga* un peu avant le Pr *Ngu Blackett*, arrivent au tout début des années 1970. Le pays manque de médecins - le ratio est à peine d'un médecin par département -; une forte équipe de praticiens français se concentre à l'Hôpital Central de Yaoundé, travaillant en vase clos, refusant toute collaboration avec les professionnels camerounais qui se battaient comme de beaux diables dans des pavillons réservés. Un ministre de la santé qui voulut mettre un terme à pareille ségrégation se fit tirer les oreilles par sa « très haute » hiérarchie.

A leur départ, les français emportent ou brûlent tout; même leurs archives. Le jeune cardiologue *Hagbe*, rentré au pays en 1970, est nommé médecin-chef départemental de l'ancienne et immense Mefou qui englobait Esse, Awaé, Akono, Ngoumou, Nkolbisson, Bikok et l'ensemble des dispensaires urbains de Yaoundé. Le Dr Menanga, arrivant quelques mois plus tard (1971) et moins chanceux, est affecté à l'arrière-pays, à l'hôpital d'Enongal (Ebolowa). Le premier valorise son diplôme de pathologies tropicales heureusement obtenu à Montpellier. Le second se tourne les pouces, se ronge les ongles et s'arrache les cheveux dans une petite cité méridionale où les rares malades en haillons qui se présentaient à l'hôpital étaient des cas de diarrhée, de paludisme, de pian, d'helminthiase ou de hernies étranglées. Tant d'efforts fournis pour se former dans une spécialité de pointe en Occident pour se retrouver à soigner des maladies tropicales! Le Dr *Lobe Ekande*, peut-être le plus avisé des trois, s'installe en clientèle privée à Douala.

Comment le Pr *Hagbe* pourrait-il oublier cette réflexion sarcastique qu'un ministre avait eu à son endroit: « *Ce monsieur reste de si longues années en Europe soit disant pour faire la cardiologie! En voilà un autre qui est complètement coupé des réalités du pays: qui viendra-t-il soigner ici? Les maladies du cœur, c'est en Europe!* » Et si le ministre avait dit vrai? S'inquiéta-t-il sans arrêt. Il eut toutefois la consolation d'être soutenu en haut lieu, sur tous les plans, par le Dr *Fonlon* l'alors ministre de la santé, un philosophe à l'esprit très ouvert. D'autre part, venant de la Métropole, les médecins français le traitaient avec moins d'hostilité et de condescendance.

Au bénéfice d'un entregent du Dr *Abdoulaye Souaibou*, un ancien ami de Bordeaux qui le trouva en train d'errer dans les salles vides de l'hôpital, le Dr *Menanga* fut délivré du purgatoire d'Enongal et rejoignit l'Hôpital Laquintinie de Douala. Les trois années passées à Ebolowa lui avaient laissé un goût amer et de petites idées confuses avaient commencé à poindre dans sa tête. A Douala, il remarqua que le Dr *Lobe*, menant son affaire à sa guise, sans grande pression, s'en sortait plutôt bien. Et c'est cela même qui l'encouragea à franchir le Rubicon. Lié au service public par un engagement décennal signé en contrepartie de la bourse étatique, il rongera son frein pour finir son contrat et, en 1981, voilà le Dr *Menanga* qui s'installe aussi à son compte. L'hôpital public de Douala restera ainsi sans cardiologue pendant de nombreuses années. Avec le retour, peu après, du Dr *Baombe* qui choisit aussi de s'installer à son compte, la cardiologie à Douala fonctionnera, ainsi pendant de longues années, avec des prestations uniquement privées.

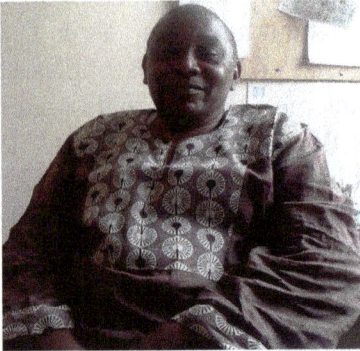

Le Dr Jean Jacques Pagbe est issu de la première cuvée des médecins sortis du CUSS en 1977. Il va, tour à tour, travailler à Mbouda et à Ambam avant son affectation à l'Hôpital Central de Yaoundé, dans le service du Pr René Essomba (Pavillon Fontan). Le médecin généraliste assiste le Pr Nguimbous lorsque celui-ci obtient le quitus de leur aîné pour commencer la chirurgie thoracique dans le service. Il est encore là lorsque le Pr Titus Edzoa y débute la chirurgie pédiatrique. Nommé chef de service des urgences, c'est de là qu'il passe un concours national de chirurgie cardiaque.

Il fait d'abord la chirurgie générale à Toulouse, avant de revenir à Marseille pour la chirurgie vasculaire. Les Pr Montiesse et Bergeron sont les Maîtres qui lui tiennent la main dans cet apprentissage au CHU de Timone.

Le Dr Pagbe rentre au Cameroun en 1991.

Dr Pagbe, vous êtes un pionnier de la chirurgie cardiaque au Cameroun. Comment s'est passé votre retour et votre entrée dans la profession?

Merci d'avoir pensé à moi dans votre travail de mémoire. Quelque chose de très important, mais qui n'est pas rentrée dans nos habitudes. Alors, avant de parler de mon retour au Cameroun, il faudrait d'abord dire que la chirurgie cardiaque débute au Cameroun au milieu des années 1980, sous la houlette des Pr Muna, Mbédé et Anomah Ngu; le second est directeur du CHU et le dernier ministre de la santé. En 1985, arriva d'abord l'équipe de Marseille avec le Prof Goudard; par la suite, l'équipe du Prof Chassignole vint de Lyon avec le soutien du Prof Nguimbous qui, en tant que chirurgien thoracique, était proche du cœur et avait entrepris d'aider cette équipe de français à s'installer au Cameroun. En 1985, tout démarre donc au CHU avec de très gros moyens parce que l'Etat du Cameroun avait mis un point d'honneur à faire en sorte que cette chirurgie puisse s'installer au Cameroun. Il faut dire que nous avions le défi des ivoiriens qui, bien avant cela, avaient déjà créé un institut de cardiologie à Abidjan et qui marchait fort bien. L'équipe dirigée par le Prof Bertrand avaient d'ailleurs vite commencé à former des ivoiriens et des africains. Le Cameroun voulait faire pareil et rattraper le temps perdu. Le CUSS, 2ᵉ Ecole de médecine en Afrique noire francophone (après Dakar), s'était laissé distancer.

Les équipes d'humanitaires continuèrent donc à opérer au CHU jusqu'au début des années 1990 lorsque vint la crise économique. Les moyens ayant subitement tari, la volonté seule ne suffit plus et l'activité s'arrêta. Le gouvernement décida de transférer la chirurgie cardiaque du CHU à l'Hôpital Général de Yaoundé.

L'Etat s'était engagé dans un changement de paradigme en privilégiant la formation des compétences locales qui auraient été actives en permanence dans un cadre idoine. Beaucoup de camerounais furent alors expressément formés aux tâches de la chirurgie cardiaque; le but était de faire une équipe complète partant des cardiologues, des chirurgiens, des anesthésistes, des infirmières anesthésistes jusqu'aux maintenanciers des équipements. C'est comme ça que seront formés par exemple les Pr. Binam, Biouelle, Nguimbous et Kingue, Dr Wankou et moi-même, je m'excuse pour ceux que j'ai oubliés.

..Notre retour marque donc l'engagement dans cette nouvelle politique, mais l'écueil financier est désormais présent qui empêche l'Etat de la déployer. Après que nous eûmes continué à opérer avec le reliquat de matériels de la période faste, le Pr Nguimbous et toute l'équipe sont très embêtés car les activités déclinent rapidement avant de s'arrêter complètement. En 1994, nous avons essayé de relancer l'activité en n'opérant que les enfants, appuyés par la chaîne de l'espoir et le Prof Alain Deloche, mais l'initiative ne survécut pas à ce que j'appelle les querelles de chapelle.

Dr, pouvez-vous précisez les noms des contemporains de cette aventure professionnelle?

Je pense que je l'ai fait plus haut. Comme cardiologues, il y avait les Pr Muna, Hagbe, Ngu Blacket, Ndobo et Kingue et le Dr Wankou; les chirurgiens comportaient le Pr Nguimbous, le Dr Teyan et moi. En anesthésie, on avait les Pr Binam, Biouelle et Nkam. En resumé, il y en avait une très bonne équipe formée.

Ces précisions sont très importantes pour nous. De la même façon, nous allons vous en demander sur votre jugement sur le développement de la chirurgie cardio-thoracique au Cameroun...

Alors! La chirurgie cardiaque n'a pas pu se développer à l'Hôpital Général, le lieu où l'Etat du Cameroun avait décidé de la situer. En dehors des difficultés financières bien réelles à cette époque, tout le monde se posa la question de savoir si les dirigeants de cette institution voulaient encore de cette activité. Ils refusèrent de créer des unités spécialisées, c'est-à-dire: un service de chirurgie cardiovasculaire, un service de cardiologie et une unité de réanimation cardiaque comme çà se fait ailleurs. Cela aurait mis tout le monde à l'aise. On ne peut pas développer cette activité sans passer par là. Trente ans plus tard, une telle organisation n'existe toujours pas. Heureusement les privés sont venus nous aider à Shisong où depuis quelques années, s'active une équipe de chirurgiens qu'ils ont formés; c'est vrai qu'ils sont encore assistés par les chirurgiens italiens, mais voilà un exemple à suivre. Le procédé de ce que j'appelle la chirurgie des missionnaires, choisi à l'Hôpital Général de Douala n'est pas viable. Pour asseoir la spécialité, il faut des équipes camerounaises travaillant en permanence, quitte à se faire assister par des occidentaux. Je pense qu'il faut une volonté politique de mettre de l'ordre en réinstallant chacun dans son registre: la cardiologie aux cardiologues, la chirurgie aux chirurgiens, etc. Et cela va booster la cardiologie au Cameroun.

Avez-vous observé un changement dans la présentation des maladies cardiovasculaires depuis ce temps?

Oui! Et un grand changement! Etudiants, nous avons été formés avec l'idée que certaines maladies ne touchaient pas les sujets noirs. Ainsi, l'hypertension, les maladies veineuses thrombo-emboliques et le diabète sucré, par exemple, étaient considérés comme des maladies de l'Occident. Notre lot était fait de maladies infectieuses. Progressivement, les choses ont commencé à changer; s'établissant peu à peu sous un modèle endémique, l'hypertension et le diabète sucré sont devenus des calamités à mettre dans le panier des problèmes de santé publique au Cameroun? Avec la multiplication des campagnes, les gens commencent à prendre conscience. Recevoir un malade souffrant de RAA est devenu une occurrence rare alors que dans le temps, cela était très courant. En chirurgie, on opérait beaucoup plus de cardites et aujourd'hui, les complications d'infarctus du myocarde ne sont plus des « curiosités ».

Certains disent que c'est parce qu'aujourd'hui, on dispose des moyens adéquats pour les détecter.

Donc, mon observation est que les maladies cardiovasculaires ont pris le pas sur les maladies infectieuses. . Le Pr Muna était directeur de l'hôpital; il nous a soutenus. Il y avait de très bons réanimateurs comme le Dr Niat Georges, le Dr Betard - un belge - et le Dr Biouelle, assistés infirmiers compétents. Nous avons pu enlever la masse: un paragangliome énorme. C'était extraordinaire! La dame a encore survécu pendant 5 ans au bout desquels elle a succombé à une insuffisance rénale terminale. En 1990, la dialyse n'était pas aussi répandue qu'aujourd'hui. Nous avions publié ce cas.

Cela démontre les vertus du travail en équipe!

Dr Pagbe, quel est votre message à l'adresse des plus jeunes qui suivent vos traces dans la construction de la chirurgie cardiaque au Cameroun?

Justement, je suis très content que malgré les difficultés que nous, les aînés, avons eues, il se trouve encore des jeunes camerounais qui se forment en chirurgie cardiovasculaire. J'ai vu une jeune fille à l'Hôpital de la Caisse (CNPS); ici même, je travaille avec un jeune chirurgien thoracique. En somme, je demande aux jeunes de ne pas se décourager. Cette spécialité a sa place au Cameroun comme toutes les autres. Je pense que notre génération a mal géré; ils doivent donc éviter de tomber dans les mêmes travers. Ils doivent s'organiser car la demande existe. Que chacun reste dans son domaine et que seul prime le travail. Ils ne doivent pas céder au mal camerounais: l'individualisme et les honneurs. La chirurgie cardiovasculaire, comme la médecine en fait, est un travail d'équipe. Je crois qu'il revient à la faculté de médecine de corriger cette déformation à la base en inculquant aux postulants du métier toute l'importance du travail en équipe, de l'humilité et de la simplicité.

Comme je le dis souvent, l'échec de la chirurgie cardiaque présente le visage de l'échec de la médecine au Cameroun.

Je ne vais pas limiter mon message à la « jeune génération ». Je lance aussi un appel aux pouvoirs publics pour qu'ils installent la chirurgie cardiaque à sa vraie place. Et pareille action de justice et d'équité sociales doit bénéficier à l'ensemble de la médecine. A l'époque, le médecin était le fonctionnaire le plus respecté. Bien payé, il était aussi logé et véhiculé. Nous avons eu cette disposition en héritage du système colonial et cela n'était que justice. Un médecin bien formé fait au moins 12 ans après le bac. Que s'est-il passé pour qu'aujourd'hui, le médecin soit la risée de la société, à la traîne devant l'homme politique, le magistrat ou le militaire? Une telle évolution vers la négativité doit être corrigée par le gouvernement.

Cela dit, le médecin, même ainsi pris à partie dans une société suicidaire, doit se rappeler qu'il fait un métier noble et ne doit regretter son choix en aucun cas.

Vous préconisez une remise en ordre du corps social en fait... Dr Pagbe, que faites-vous dans vos moments de détente?

Maintenant que j'ai un peu plus de temps, je reste beaucoup avec les gens de toutes les catégories. Parfois, je m'amuse à écouter dire même les choses apparemment insensées.

Je passe aussi beaucoup de temps au village à cultiver dans les champs. Passer du temps avec mes enfants compte aussi parmi mes plaisirs; regarder la télévision ou faire les devoirs avec eux. J'écoute de la musique et lis beaucoup. Je voyage beaucoup également de Makak à Douala; etc.

Le Pr *Ngu Blackett*, une cardiologue newcatleloise, très avancé sur son temps, ne s'arrête pas aux idées de l'époque et dit tout de suite oui à son mari - noir -, le très charmant Pr *Ngu Lifanji*, lorsque celui-ci lui propose de le suivre dans son pays, le Cameroun. Sur les bords de l'Atlantique, à l'ombre du Mont-Cameroun, le couple dépose ses valises au Victoria Hospital et au CDC camp Hospital. Les malades affluent, avec des pathologies très diversifiées, offrant une bonne occasion aux deux praticiens de mettre en exergue leur culture d'« interniste ».

Deux évènements nationaux vont écourter cette « belle expérience » comme la décrit le Pr *Ngu*: la création du CUSS (1969) et la Réunification du Cameroun (1972). M. et Mme *Ngu*, des têtes aussi bien faites, sont presque naturellement appelés à rejoindre Yaoundé pour appuyer l'ouverture de la toute jeune école de médecine. C'est à l'Hôpital Central, devenu hôpital universitaire pour les besoins de la cause, que le Pr *Ngu* mena désormais ses activités cliniques. Elle y retrouva le Pr *Hagbe*. Son arrivée au Pavillon Lagarde est décrite par celui-ci comme une bouffée d'oxygène qui redonna du courage et de la foi à la maigre équipe qui s'y démenait.

Puis vint le Pr *Muna*, un enfant de l'aristocratie camerounaise naissante. Féru d'architecture, c'est le racisme qu'il rencontra dans ce milieu aux Etats-Unis qui le reclassa – heureusement pour la médecine camerounaise – en cardiologie. Arrivé des Etats-Unis en 1978, il fait face à une certaine défiance du milieu médical et universitaire. A la suite d'une intervention souveraine du premier ministre *Paul Biya*, en 1979, il intègre le corps des enseignants du CUSS et l'équipe de l'Hôpital Central avec son petit pavillon universitaire.

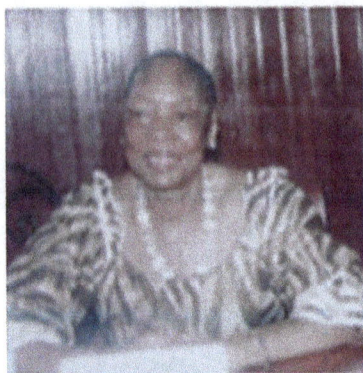

Pr Fidèle Ngo Njom Binam Bikoï. Lauréate de la faculté de médecine de l'Université de Bordeaux, elle termine ses études en anasthésie-réanimation en 1987, à Paris. Au bout de longues années de séparation, son retour au Cameroun lui permit de connaître enfin une vie de couple et de famille stable. Mais à peine commençait-elle à mettre pied à terre que le Pr Nguimbous l'enrôle dans la convention entre le Cameroun et les Hospices Civils de Lyon sur un projet de chirurgie cardiaque. Elle rejoignit donc l'équipe pour une formation d'anesthésie-réanimation. Au terme de celle-ci à l'Hôpital Louis Pradel de Bron, elle rentre définitivement au Cameroun en 1989.

Aujourd'hui Professeur émérite d'anesthésie-réanimation, cette sexagénaire est aussi l'épouse du non moins illustre anthropologue Charles Binam Bikoï et la mère de 5 enfants.

Pr Binam, vous êtes membre de l'équipe pionnière de la chirurgie cardiaque au Cameroun. Vous avez mis en route l'anesthésie-réanimation dans cette activité et bien d'autres dans tous les grands hôpitaux de Yaoundé. Comment arrivez-vous au Cameroun ?

Par mon père et ma mère bien sûr ; je suis camerounaise et née au Cameroun... Je plaisante! Eh bien! après mes études en France (à Bordeaux et à Lyon), je suis rentrée au Cameroun en 1989. J'ai été affectée au CHU de Yaoundé et, la même année, recrutée comme assistant au CUSS.

Au CHU, nous étions 4 anesthésistes avec 3 d'entre nous qui arrivaient fraîchement au Cameroun. Sous la direction du Pr Joseph Mbede, l'établissement offrait des conditions de travail qui n'étaient pas différentes de celles que j'avais connues dans les hôpitaux de Bordeaux ou de Lyon, aussi bien en termes d'équipements, de médicaments, de produits sanguins que de consommables. Dès notre retour aussi nous avons eu l'occasion d'effectuer la première mission de chirurgie cardiaque avec l'équipe de Lyon (Pr Chassignol).

Sur le plan académique, nous délivrions des enseignements d'anesthésie-réanimation, les bases aux étudiants à partir de la 4e année et un plus sérieusement aux médecins en spécialisation. A l'occasion, nous encadrions des thèses relevant de cette spécialité qui était encore très peu connue dans notre environnement.

Nous avons aussi très rapidement commencé la formation des infirmiers aide-anesthésistes à l'école des infirmiers catholique qui avait, la première, répondue positivement à notre projet.

Pr, quels étaient vos co-équipiers à cette époque-là où vous faisiez la mise en place de la spécialité et de la médecine au Cameroun ?

Evidemment il s'est toujours agi d'un travail en équipe ou chaque maillon était utile.

Si vous permettez, je commencerai par nommer quelques personnes de l'équipe de Lyon : outre Mme Estanova et Mlle Georges qui étaient nos principaux encadreurs, nous nous souvenons surtout de Jean Jacques Lehot, un être très discret et si humain, mais aussi très ferme et rigoureux.

...Il y avait aussi Jean Clerc, le petit dernier qui m'avait marqué par son courage, lui qui a osé me demander un jour si on pouvait vraiment relever le défi de la chirurgie cardiaque au Cameroun car, développait-il avec raison, il s'agissait d'une activité très exigeante, répondant à la loi du tout ou rien et ne laissant aucune place pour « l'à peu près ». L'ambiance était très agréable au bloc opératoire avec beaucoup de courtoisie. Heureusement car, en effet, le boulot était très stressant.

Au Cameroun, parmi les contemporains je citerai d'abord les chirurgiens au rang desquels le Pr Jean Francois Nguimbous et le Dr Pagbe Jean Jacques avec lesquels j'ai opéré des dizaines et des dizaines de cas de chirurgie thoraco-pulmonaire. En chirurgie vasculaire, avec le jeune Dr Fokou à l'Hôpital Général de Yaoundé, nous avons aussi effectué de nombreux cas relevant de ce domaine. La particularité de la chirurgie cardiaque au Cameroun était la « collaboration très étroite » des équipes chirurgicales avec les cardiologues. Ainsi l'équipe de la chirurgie cardiaque avait même à sa tête le Pr W. Muna, et ses autres collègues, les Pr Paul Hagbe, Blacket Ngu et Samuel Kingue étaient toujours là. Parmi les anesthésistes, nous avons travaillé plus étroitement avec le Dr Jean Moïse Biouelle ; plus rarement avec le médecin colonel Samson Nkoumou. Parmi les infirmiers, nous nous souvenons de Mme Colette Ngo Tjihe, une infirmière de bloc qui nous a marqués par sa rigueur au travail.

Depuis ce temps, comment a évolué l'anesthésie-réanimation de chirurgie cardiaque au Cameroun ?

A dire vrai, je décrirais cette activité là comme ayant été, au mieux sporadique, au pire inexistante car il n'y a pas eu à proprement parlé un service d'anesthésie-réanimation. Même pas à l'Hôpital Cardiologique de Shisong, çà n'existe toujours pas. A l'Hôpital Général de Douala la chirurgie cardiaque se fait encore sous la forme de mission comme au début du projet.

Pr, avez-vous noté une quelconque modification dans la présentation des maladies cardiovasculaires depuis cette époque-là ?

Sans aucun doute ! A l'époque, nous voyions beaucoup plus les valvulopathies et la chirurgie que nous effectuions consistait alors en des remplacements valvulaires, plus quelques malformations congénitales. Actuellement nous sommes plus souvent confrontés à des pathologies vasculaires : notamment l'hypertension artérielle qui, aujourd'hui, intéresse près de la moitié des adultes que nous recevons en consultation d'anesthésie.

Ainsi se forma la fine équipe des tous premiers parmi les pionniers de la cardiologie au Cameroun. Les seuls outils qu'ils eurent à leur disposition étaient le stéthoscope, le tensiomètre, la radioscopie et un appareil d'électrocardiogramme monopiste toussotant. En dehors de ces « équipements », ils eurent surtout le courage et la foi, deux ingrédients non mesurables qui leurs permirent d'imposer très vite la cardiologie au centre des préoccupations étatiques. L'exercice dans ces conditions austères leurs donna alors l'occasion de reconfirmer le rôle de première ressource pour le diagnostic occupé par l'examen clinique. C'est grâce à la maîtrise de sa présentation clinique que le Pr *Hagbe*, mis en mission par le ministre *Fonlon* en 1971, alla débusquer une dissection de l'aorte à Garoua alors que des médecins occidentaux l'avaient pris pour un infarctus du myocarde. Voyant le respect que lui apporta cet « exploit » de la part des « étrangers », le ministre n'hésita pas à se vanter en déclarant avec fierté que le Cameroun avait déjà aussi son cardiologue.

C'est en grande partie grâce à l'écoute du patient, à sa palpation, sa percussion et son auscultation que le Pr *Ngu* établit le diagnostic des cardiopathies post-rhumatismales et des péricardites tuberculeuses, atteintes cardiaques très courantes à cette époque. Le Pr *Muna* même ne raconte-t-il pas son plaisir de se remettre à la clinique après des années d'exercice à la Yale University où les équipements de pointe avaient fini d'abâtardir l'anatomo-clinique?

Comment alors s'étonner que les discours de toutes ces personnes en fassent des inconditionnels de l'examen physique et des apôtres d'un contact « humain » entre le médecin et son patient? Demandez à un ancien étudiant ou résident quelconque du Pr *Ngu* ce qu'il a retenu de cette généreuse enseignante en dehors des énormes legs théoriques et pratiques, il y a de fortes chances qu'il vous réponde en riant: « *pop!pop! pop!* », une onomatopée que la « mère » utilise pour abréger un exposé et aller à l'essentiel; puis, devenant plus sérieux, il enchaînera en vous citant le conseil favori du Pr: « *...Medecine is quiet simple, let the patient come first. Today, we barely examine our patients and give them lots of laboratory investigations to do, without even telling them what they are suffering from. ...Retain that we have to educate patients to make them take part in the process of treatment...* ». Ne soyez pas surpris non plus que le Pr *Muna* vous blâme à l'examen parce qu'au lieu de les faire vous-même en tant que partie intégrante de l'examen clinique du malade, vous avez consigné le fond d'œil, la bandelette urinaire et la glycémie capillaire comme des investigations paracliniques. Le Pr *Hagbe,* quant à lui, s'est fait le devoir de poursuivre l'œuvre d'*Einthoven* en tenant chaque semaine une classe d'entraînement à la lecture de l'électrocardiogramme au cours de laquelle il révèle aux résidents de médecine interne toutes les subtilités de cet examen. Mettez tous ces comportements en parallèle avec ces conditions d'exercice qui marquèrent les débuts de ces illustres carrières, et vous aurez compris qu'il s'agit-là, chez ces personnes rompues à la tâche, d'un solide système de croyance qu'elles ont veillé à perpétuer...

Le Dr Jean Moise Bioulle Meva'a est né il y a 66 ans, d'un père infirmier (les biens connus « infirmiers de Jamot » et d'une ménagère. Il rejoint Yaoundé au terme d'un cycle primaire suivi dans son Méssamena natal. Il poursuit donc son cycle secondaire dans la capitale camerounaise et, quand il passe son baccalauréat, il est parmi les meilleurs et, comme cela était d'usage, il doit rejoindre l'Ecole Polytechnique de Yaoundé. Vous imaginez bien qui va l'orienter plutôt vers le CUSS, le 2e choix! Médecin sept ans plus tard, il est affecté dans un centre de santé développé de Ndélélé, une misère qu'il endura pendant un temps et même, le lieu qu'il retrouve plus tard, l'hôpital de Zoetélé, n'est pas trop différent. Fort heureusement, l'année d'après, il est affecté à l'Hôpital Central de Yaoundé. Ouf ! Dans cet établissement, il est chef de service des urgences jusqu'à son départ pour la spécialisation en anesthésie-réanimation en France. Après ses études en Hexagone, il travaille quelque temps dans ce pays avant d'être enrôlé par le projet de chirurgie cardiothoracique avec son confrère le Pr Binam.

Dr Bioulle, vous êtes retourné au Cameroun en 1988 après votre spécialisation en anesthésie-réanimation de chirurgie cardiothoracique et une courte expérience d'exercice en Hexagone. Pouvez-vous nous raconter comment s'est passé ce retour ?

Dès mon arrivée au Cameroun, j'ai été affecté au CHU de Yaoundé. C'est là que je commence à exercer ma spécialité au Cameroun, après une brève expérience de 2 ans en France. L'activité de chirurgie cardiaque a débuté alors que j'étais encore en France, grâce à la coopération de l'assistance publique de Marseille (Pr Montiesse et Goudard) et des hospices civils de Lyon. Dans la partie camerounaise, on avait les Pr Muna et Nguimbous. Des missions ont eu lieu au CHU jusqu'à l'ouverture du bloc de chirurgie cardiaque de l'Hôpital Général de Yaoundé. Par la suite, la chaîne de l'espoir et l'Hôpital Broussais – avec le Pr A. Deloche- sont aussi arrivés. Deux anesthésistes-réanimateurs camerounais les ont accompagnés à chaque fois : le Pr Binam et moi. En préparation de la mission, des staffs de sélection des cas auxquels nous participions, étaient organisés. Par la suite, nous réalisions le bilan pré-anesthésique et préparions les patients retenus. Après avoir été très actifs au bloc, c'est encore nous qui assurions le suivi post-opératoire.

C'était stressant mais oh combien ! exaltant.

Répondant aux disponibilités financières que le Cameroun dégageait par intermittence, ces activités n'étaient pas continues. Entre les missions, bien évidemment, nous vaguions aux activités normales des autres types de chirurgie déjà couramment faites au Cameroun.

 Sur le plan académique, nous dispensions des enseignements théoriques et pratiques aux étudiants en médecine et aux résidents d'anesthésie et réanimation du CUSS.

Pr, comment naît votre intérêt pour l'anesthésie de la chirurgie cardiothoracique ? Avec qui commencez-vous et vivez-vous cette longue carrière clinique et académique que vous avez eu ?

Je suis tombé dans le programme de chirurgie cardiaque comme un cheveu dans la soupe. Pendant ma spécialisation à Dijon, je reçois une lettre du Pr Kaptue, alors qu'il

.. est directeur de la santé, m'annonçant que je suis attendu à l'Hôpital Salvator de Marseille où se trouvaient déjà les Pr Nguimbous et Nkam et le Dr Pagbe.

Nous rejoignons le service des Pr Montiesse et Goudard. Les Dr Blin et Messana complétaient l'équipe des chirurgiens. Côté anesthésie, ils étaient aussi 4: les Dr J.P. Aufray, B. Pons, F. Aucomte et Annie Auger.

Après Marseille, le Pr Nguimbous, le Dr Binam et moi-même poursuivons à l'Hôpital cardio-pneumologique Louis Pradel de Lyon. Dans cet établissement, on va retrouver le Dr Kingue alors en spécialisation de cardiologie. On travaille, entre autres, avec les Dr J.J. Lehot, Mlle Georges et Jean.

Au CHU de Yaoundé, on va travailler avec les Pr Binam et Nkam, et les Dr Simo Moyo, Herzog et Vitris; puis à l'Hôpital Général de Yaoundé, les Dr Bekaert, Niat, Sandjon, Hentchoya et Teyang Abel.

On ne saurait oublier le Pr W. F.T. Muna, les Dr Ouankou, Menanga et Fouda; ainsi que les très nombreux spécialistes avec lesquels nous avons interagit dans les blocs opératoires (ORL, stomatologistes, traumatologues, etc.)

Après un parcours aussi riche, y'a-t-il eu une expérience professionnelle qui vous aurait particulièrement marqués?

Nous avons exercé notre activité dans un anonymat quasi-absolu. Mais nous sommes toujours très émus par l'attitude de toutes ces personnes simples qui nous reconnaissent au marché et viennent nous embrasser et dire merci pour un service dont nous n'avons même plus de souvenirs. Des médecins et des infirmiers que nous avons formés et qui nous appellent ou nous envoient les messages de reconnaissance du monde entier pour nous remercier d'avoir été « heureusement » sévère et rigoureux envers eux.

Par ailleurs, nous pouvons être fiers après avoir apporté une contribution indélébile dans la publication des 3 ouvrages sur la prise en charge des urgences.

Et voici venu le moment de lancer vos messages, aux jeunes générations ou à tout autre intervenant du système de santé au Cameroun...

Notre message est un message d'espoir. Nous gardons espoir. Nous gardons espoir. A l'Hôpital St-Elisabeth de Shisong où j'ai été invité des fois, j'ai eu l'occasion d'admirer du matériel ultramoderne qui n'avait rien à envier aux structures des pays développés. Seulement, malgré cette fière allure, la zone souffre de son enclavement. J'y ai participé à quelques missions de chirurgie cardiaque: rien, là encore, à envier à ce qui se passe dans les hôpitaux du même acabit dans les pays développés. Les équipes locales sont dévouées, compétentes, exerçant leur métier avec amour et rigueur.

J'ai aussi été invité récemment par les anesthésistes de Douala, à l'occasion de leur journée scientifique. J'ai pu observer leur organisation et leur enthousiasme dans le travail: il y a de l'espoir. Oui, je crois qu'il y a de l'espoir!

Le message c'est « YES WE CAN » ou si vous voulez « qui veut peut ».

Merci Pr, pour cette note d'optimisme. Nous retenons donc que malgré les difficultés, il y a de l'espoir. Pour finir, pouvez-vous indiquer à nos lecteurs à quoi vous cansacrez vos moments de loisirs?

J'ai de nombreuses activités, en fonction de là où je me trouve. En ville, la prière, la lecture, la recherche sur le net, le bricolage, la cuisine, la guitare m'occupent largement. Souvent, je sors faire la marche à pieds.

Au village, je m'occupe de l'encadrement des jeunes; je fais de l'agriculture (cacao, plantain, maïs, pépinières pour mes différentes plantation); mais aussi le petit élevage (aviculture, caprins, ovins, porcins). Je me lance bientôt dans la pisciculture et le maraîcher.

Je tiens à remercier le Pr Samuel Kingue qui a eu la salutaire idée d'entreprendre ce travail mémoriel qui réhabiliterait, en quelques sortes, ces fils du Cameroun qui se sont dévoués à tracer des voies dans des domaines divers et n'ont jamais reçu la reconnaissance de la nation.

Il n'est pas anecdotique de rappeler que le Pr *Hagbe* posa le premier pacemaker en 1971, à un instituteur venant de l'arrière-pays, victime d'accès syncopaux que le « monopiste » avait étiqueté comme un bloc auriculo-ventriculaire complet; c'était quelques années avant le Pr *Muna* au CHU. Tout cela nous montre qu'ils commençaient déjà à acquérir une expertise qui était encore assez rares à cette époque. C'est justement en observant qu'ils ne se croisèrent pas les bras face à ces conditions d'exercice plutôt dépouillées que leur héroïsme devient encore plus patent.

Le volet chirurgical ne resta pas longtemps muet. En 1976, le Pr *Nguimbous* rentre précipitamment au Cameroun à la suite d'un drame familial. Chirurgien thoracique, ancien assistant des Pr *Le Brigand* et *Jean Paul Binet* du Centre Marie Lannelongue, il fut immédiatement affecté à l'Hôpital Central de Yaoundé.

Les évocations de la chirurgie cardiothoracique y sont faites « pour mémoire »; mais le jeune chirurgien, lui non plus, ne se laisse pas envahir par le découragement. Armé de sa soupape de Jeanneret, un dispositif qui permettait de créer le vide dans le thorax pendant l'opération, il convainc son aîné, le Pr *Essomba*, et voilà que l'équipe de l'Hôpital Central commence à effectuer des thoracotomies, des thoracoplasties et des lobectomies. Grâce à la dextérité de Mme *Befidi*, une infirmière du bloc que le Pr décrit avec beaucoup d'emphase, on réussit même à y réparer des déchirures de trachée, notamment celle d'un « chef de terre » victime d'un accident de la circulation. Le Pavillon Fontan, l'espace réservé au suivi de ces malades, avait pour médecin généraliste le Dr *Pagbe*, celui-là même qui deviendra chirurgien vasculaire de la « dream team » de chirurgie cardiaque que l'Etat du Cameroun entreprit de mettre en place quelques années plus tard.

Bien qu'étant professeur agrégé dès 1979, le Pr *Nguimbous*, pour des raisons obscures, n'est pas tout de suite recruté au CUSS; par conséquent, il ne fait pas partie de l'« élite » qui rejoint le CHU à son ouverture.

Le Centre Hospitalier Universitaire: les premiers pas.

Réunie autour du Pr *Hagbe*, la très remuante équipe de cardiologie mijota son ambition au sein du Pavillon Lagarde, celui-là même qui abritait tout le service de médecine interne au sein du petit établissement colonial. Elle sut si bien placer ses pions, à la fois en produisant de bons résultats et en ayant recours à un lobbying assidu auprès d'oreilles qui comptent, qu'à l'ouverture du Centre Hospitalier Universitaire de Yaoundé en 1981, la cardiologie se vit offrir un espace plus vaste et approprié. L'Hôpital Central resta vide quelque temps avant de voir arriver le Dr *Din Dzietaham*, puis le Pr *Ndobo* en 1984 (tous les 2 de regrettées mémoires).

Dès le départ, la mission principale qu'on assigna à cet établissement était de délivrer des services de référence aux citoyens, et ainsi réduire le poids financier des évacuations sanitaires à l'étranger. Il fut attendu de l'équipe, tout de suite transférée en ces lieux, qu'elle mette en musique cette stratégie en développant un service de médecine interne de qualité. Avec un peu plus de moyens humains et matériels, leur montée en puissance par rapport à l'Hôpital Central fut palpable. Avec l'acquisition du SIAM-80, un petit appareil rustique d'« échographie » manufacturé par la Compagnie Française de Radiologie (CFR), le cœur, le foie et bien d'autres organes intra-abdominaux purent être un peu mieux explorés. Plus tard, lors d'une grande conférence médicale nationale organisée à Yaoundé en 1982, un Président de la République curieux, faisant la ronde des stands, « surprit » le Pr *Muna* en train de faire une démonstration d'enregistrement échographique sur un « dernier cri » en exposition. Se proposant comme cobaye, l'illustre visiteur est émerveillé en voyant son cœur se mouvoir frénétiquement sur la vidéo.

Et sa décision fut immédiate: « We will take that! » Et voilà que le CHU se dota du tout premier appareil d'échographie sophistiqué: l'Echovideorex. Une fierté!

Cette réaction ne vous rappelle-t-elle pas l'histoire de l'acquisition du Boeing 747-Combi par le Cameroun pour le lancement de sa compagnie aérienne *Cameroon Airlines?* Le président *Amadou Ahidjo* revient d'Abidjan, fou de rage. A la dernière minute, le siège de la compagnie panafricaine *Air Afrique* qui lui avait été promis venait ignominieusement d'être attribué à la capitale ivoirienne. Pour protester contre une telle trahison de ses pairs, il décide de créer sa propre compagnie aérienne: ainsi naquit la *Cameroon Airlines.* Quelques jours après, il met son premier ministre, M. *Paul Biya* et son ministre des transports, M. *Augustin Frédéric Kodock,* en route pour Seattle aux Etats-Unis. Leur Mission? Aller passer des commandes d'avions à l'usine Boeing, le fleuron mondial de l'aviation.

A leur arrivée, l'usine met à la disposition du duo un agent commercial pour le guider dans sa visite des stands d'exposition des avions. Celui-ci les conduit naturellement vers des avions de qualité limite, petits et garnis d'une technologie d'avant-guerre, susceptibles de correspondre au porte-monnaie de ses clients qu'il pressent maigre. Les camerounais l'écoutent distraitement vanter les mérites des Boeings 707 et 727. Mettant ce manque d'attention sur le compte du désenchantement qui aurait gagné ses hôtes en constatant le dépassement du budget qu'ils avaient prévu pour leur achat, le commerçant fut très étonné de les voir se retourner et prendre la direction du mastodonte de la Maison, le Boeing 747, le dernier-né de l'industrie aéronautique avec moins de 5 spécimens en vol dans le monde.

Après, ce fut donc Echovideorex, un achat qui matérialisa les ambitions du jeune Etat « debout et jaloux de sa liberté ».

Echovideorex fut la première grande acquisition d'équipement du CHU. Dans le domaine particulier de la cardiologie, de plus en plus de maladies cardiovasculaires furent découvertes: les complications cardiaques du rhumatisme articulaire aigu, les cardiopathies congénitales, les péricardites tuberculeuses, les insuffisances cardiaques, etc. Les indications de chirurgie cardiaque se multipliant ainsi, le directeur du CHU, le Pr *Joseph Mbédé*, activement appuyé par le Pr *Anomah Ngu* alors ministre de la santé pubique, s'arrima à une expérience qui prenait corps dans le monde et qui consistait à solliciter l'aide de réseaux de missionnaires internationaux. Ceux-ci marquaient leur accord en débarquant avec des équipes d'experts et du matériel qui permettaient d'offrir de tels soins hautement spécialisés sur place. L'équipe de l'Hôpital Salvatore de Marseille fut la première à répondre favorablement en 1984. Conduite par le Pr *Goudard*, elle retrouva une équipe locale qui commençait à avoir fière allure avec des cardiologues, les professeurs *Hagbe, Ngu* et *Muna* et un chirurgien thoracique, le Pr *Nguimbous*. En dehors du CHU, il y avait le Pr *Ndobo* et le Dr *Din* de l'Hôpital Central et les « 3 privés » de Douala.

Ainsi, lorsque démarre la chirurgie cardiaque au Cameroun en 1984, c'est-à-dire 24 ans après son indépendance, le Cameroun compte 9 cardiologues pour 9 742 000 habitants, soit un ratio d'un cardiologue pour un million d'habitants; et un chirurgien cardiothoracique.

Le Pr *Goudard* et son équipe terminent leur première mission au Cameroun sur une note de satisfaction et, en rentrant à Marseille, quelque chose leur disait qu'ils allaient revenir sous peu. Et c'est justement le cas car le CHU et le gouvernement camerounais les invitent à nouveau 3 ans plus tard, en 1987. Ils enregistrèrent les mêmes résultats et cette fois-là, des nationaux eurent des occasions de se mettre en exergue, notamment le Pr *Nguimbous* qui remplaça au pied levé le Pr *Goudard* inhabilité par une « fièvre tropicale ». De même, la préparation des patients et le suivi post-opératoire vont être, pour l'essentiel, assurés par des équipes camerounaises. Les pathologies concernées par ces campagnes comportaient les valvulopathies post-rhumatismales, les cardiopathies congénitales, les péricardites constrictives et les troubles de conduction.

Toujours au CHU, en toute autonomie, l'équipe camerounaise réalisa les premières investigations cardiaques par cathétérisme (Pr *Muna* assisté du jeune Dr *Kingue*) et posa des pacemakers, près d'une décennie après celui du Pr *Hagbe*.

Encouragées par tant de prouesses de ses fils, dès cet instant, les autorités camerounaises, dans le domaine de la santé, eurent à cœur de relever le défi de la performance grâce à des services médicaux de qualité. Le CUSS, l'école de médecine du pays, n'était-elle pas la 2e en son genre à voir le jour en Afrique subsaharienne après celle de Dakar au Sénégal? Abidjan ne venait-il pas d'ouvrir un institut de cardiologie qui faisait la fierté de la Côte d'Ivoire et de son Président? Que manquait-il au Cameroun qui, en plus, détenait un avantage comparatif avec son bilinguisme?

Ainsi naquit le projet de création de l'Hôpital Général de Yaoundé: un pool d'excellence pour la cardiologie et la chirurgie cardiothoracique.

L'Hôpital Général de Yaoundé: un projet ambitieux

Comme le disait le Général De Gaulle, On ne fait rien de grand sans de grands hommes, et ceux-ci le sont toujours pour l'avoir voulu. Inspirons-nous de *Churchill* pour poursuivre que les grands hommes, parce qu'ils ont saisi que l'origine de leur grandeur réside dans la splendeur des œuvres accomplies, se soucient alors d'abord de la génération qui récolte les fruits de leur travail, …forcément toujours future.

L'Hôpital Général de Yaoundé, un grand projet minutieusement pensé et préparé que l'Etat dédia à la cardiologie. A ce propos, les discours des principaux acteurs à qui incomba la charge de le mettre sur les rails se rejoignent tous sans ambages: la création de l'Hôpital Général de Yaoundé a été conçue d'abord pour abriter un pool d'excellence des métiers de la cardiologie.

Galvanisé par les succès de la cardiologie au CHU, l'Etat affine son projet.

Nous sommes en 1985: le professeur *Nguimbous* est envoyé, tour à tour, à l'Hôpital Salvatore de Marseille et à l'Hôpital Louis Pradel de Lyon. Il est à la tête d'une équipe de 17 personnes (chirurgiens, anesthésistes, infirmiers, maintenanciers) mobilisées pour y suivre des formations spécifiques sur la chirurgie cardiothoracique. En particulier, le choix du second, très justement appelé centre cardiovasculaire et pneumologique, fut très judicieux. L'établissement de Lyon-Est au sein duquel nous avons eu le privilège d'affiner notre aptitude, est effectivement une référence européenne et même mondiale en la matière.

Et les souvenirs de l'équipe camerounaise continuent d'habiter des mémoires d'une certaine époque encore vive dans cet hôpital. Pendant que nous y séjournions, il fut ainsi fréquent que des personnes nous interpellent pour nous demander ce qu'était devenu le Pr *Nguimbous*, un tombeur des belles infirmières du 3e étage du « cardio ».

Tenez quelques noms de la cuvée française: Professeurs *Nguimbous, Biouelle, Binam* ou *Nkam* ou encore le Dr *Pagbe*, etc.

L'Hôpital Général, un fleuron architectural de 16 milliards de francs CFA, financé par le Royaume de Belgique dans le cadre d'une convention de coopération signée avec la République du Cameroun.

Le Pr *Muna* fut tout de suite mis à la tête de l'établissement lorsqu'il est ouvert en 1987. Il déménagea du CHU avec, dans ses valises, de jeunes cardiologues comme les Dr *Samuel Kingue* et *Mérimée Ouankou*. Le Dr *Fouda François*, un cardiologue recruté par l'hôpital, s'ajouta à cette équipe. Les Pr *Hagbe* et *Ngu* restèrent au CHU; le Pr *Ndobo* rejoignit le Dr *Din* à l'Hôpital Central: un quatuor de gardiens des « maisons-mères » de la cardiologie au Cameroun.

L'établissement que ces acteurs investissent répondait en tout point aux normes architecturales d'un hôpital moderne. Les salles et les couloirs, innombrables et interminables, étaient abondamment éclairés et aérés. Les voies d'accès autour et à l'intérieur des bâtiments permettaient une circulation aisée des usagers, y compris ceux transportés sur des brancards. Deux systèmes d'escalier, un avec des marches et l'autre sans marches, et deux ascenseurs facilitent les allées et venues entre les 6 niveaux du bel immeuble. Les salles d'hospitalisation disposent de sources d'oxygène murales. A l'intérieur des salles, un peu partout, des équipements de pointe fonctionnels pour les consultations, les investigations et l'hospitalisation des malades. Entre autres, on avait plusieurs appareils d'échographie et d'électrocardiogramme, une salle d'électrophysiologie, une salle de coronarographie et, pour couronner le tout, un bloc opératoire ultra-moderne pour la chirurgie cardiaque. Pour bien marquer sa vocation de site d'évacuation des malades venant de tout le pays et même de l'étranger, l'Hôpital Général de Yaoundé disposait même de son héliport.

Conséquents, les budgets furent à la hauteur des ambitions qui habitaient l'esprit des politiques.

La cardiologie clinique, proéminente au cœur du service de médecine interne, décuple ses capacités diagnostique et thérapeutique. La cardiologie interventionnelle se développe avec la mise en route d'une activité permanente de coronarographie diagnostique. Les défibrillateurs - externes et internes -, et les pacemakers: les équipes camerounaises essaient de coller à la modernité qui n'avait pas trouvée meilleure résidence que dans la cardiologie, une spécialité médicale dynamique et prestigieuse.

Tandis que des professionnels nationaux investissaient ainsi résolument les différentes sphères d'activités de la cardiologie, de son côté, la chirurgie cardiaque continua de fonctionner avec ses « missionnaires caritatifs ». Les professeurs *Carpentier*, *Alain Deloche, Metras* ou *Leca* continuèrent à rythmer, suivant les disponibilités de leurs agendas et les décaissements de l'Etat, cet important outil de la thérapeutique cardiovasculaire. La fine équipe locale, malgré des preuves de métiers avérées, dut vivre à l'ombre de ce patronage international. A la place du service de chirurgie cardiaque et de l'unité d'anesthésie-réanimation cardiothoracique que les spécialistes revendiquaient - parfois bruyamment -, les dix-sept ouvriers, aguerris aux frais du contribuable en France, durent se mettre en éclipse entre une cardiologie/médecine interne qui sélectionnait les indications opératoires et des chirurgiens « missionnaires » qui staffaient sur les dossiers ainsi préparés. Entre les lignes des déclarations des acteurs, on soupçonne que c'est à peine si les anesthésistes et les chirurgiens camerounais furent autorisés à servir les seringues et les pinces au bloc opératoire. Ils eurent bien quelques occasions de faire des gestes en absence de leurs « tuteurs », mais bénéficier aussi de la même sollicitude et des mêmes moyens de la part de leur hiérarchie resta une autre paire de manches.

Fut-on si loin de l'impossible amitié entre l'eau et le feu ?

Un tel choix de fonctionnement était-il conforme aux ambitions étatiques? L'Etat a-t-il eut tort de confier l'organisation d'un projet aussi sérieux, fondateur d'un système social vital, entre les mains de fils se vantant tous d'avoir travaillé dans les hôpitaux parmi les plus grands du monde? Doit-on s'étonner du résultat auquel on parvint au bout d'un peu plus d'une demi-décennie d'activités?

Du jour au lendemain, les budgets tarirent, une exigence supranationale imposée au pays que la mévente du pétrole et des autres produits de rente et la crise économique avait conduit à la queue des mendients. Incapable de générer des ressources propres suffisantes, l'hôpital ne mit pas long à péricliter. Les stocks de consommables s'épuisèrent peu à peu; les équipements et l'infrastructure, faute de maintenance, s'abîmèrent. Les services phares comme la coronarographie ou encore la chirurgie cardiaque fermèrent les portes. Cette dernière tenta bien de survivre grâce aux équipes de la Chaîne de l'Espoir, mais après la dernière mission effectuée en 1993, le pari ne put plus être tenu. L'hôpital Général de Yaoundé redevint un établissement sanitaire classique où prospéraient la gynécologie et l'obstétrique, la pédiatrie et la chirurgie générale. La cardiologie réduite à une pratique régionale, repris sa place de « sous-spécialité » se déployant au sein du service de médecine A.

La Société Camerounaise de Cardiologie: le couronnement d'un foisonnement de l'activité scientifique

Cette importante montée en puissance clinique ne manqua pas de produire de la matière pour une intéressante activité scientifique.

Au moment des indépendances, après plusieurs siècles d'outrage collectif du monde sur ses enfants et ses terres, mère-Afrique n'avait pas livré tous ses nombreux secrets. Toujours aussi attrayant aux yeux de ses profanateurs, pour les nouveaux explorateurs acteurs du paradigme positiviste, elle restait une curiosité à découvrir et une énigme à percer. Dans le domaine de la cardiologie: le Pr *Hagbe*, à son départ de la France en 1970, ne reçut-il pas la consigne de construire le descriptif des maladies cardiovasculaires au Cameroun? Comment les articles du Pr *Ngu*, rapportant ses rencontres recurrentes, dans le quotidien de sa pratique à Botha et à Yaoundé, avec les cardiopathies post-rhumatismales, n'eussent-ils pas retenu l'attention de la cardiologie mondiale qui regardait l'Afrique avec des prismes déformants? Les missionnaires, en dehors de l'humanitaire en grande affiche, eurent aussi à cœur de rendre compte de leurs expériences tropicales - même ainsi furtives -. Le Pr *Muna*, frappé par la manière de faire la médecine et la cardiologie au Cameroun, vit un certain nombre de ses récits publiés dans le *JAMA*.

Les cardiologues camerounais furent donc tout de suite embarqués dans l'entreprise mondiale de développement de la cardiologie. Le Pr *Muna* notamment, fut l'un des idéologues de la PASCAR. Non seulement il prit une part active, aux côtés des Pr *Ayadele* et *Papa Koate*, à la rédaction de ses textes fondateurs en 1979; mais il en devint même secrétaire général, puis président quelques années plus tard. En 1989, il obtint que le Cameroun abrite le siège de l'un des 5 démembrements régionaux que la PASCAR mit en place pour optimiser sa présence dans tout le continent. Lorsqu'en 1991, le regroupement panafricain, en raison des troubles politiques et sécuritaires qui sévissaient en Ethiopie, rate sa réunion d'Addis-Abeba, le Pr *Muna,* se faisant le porte-voix du Cameroun et d'une jeune association que ses collègues et lui venaient de mettre sur pied cette année-là même, la Société Camerounaise de Cardiologie (SCC), parvient à convaincre ses frères africains que le congrès suivant se tienne à Yaoundé: une belle occasion de présenter et de faire baptiser le nouveau-né par la communauté scientifique internationale. En Effet, parmi les près de 500 personnes qui firent le déplacement de Yaoundé en 1993, il y avait des délégations de l'*American Heart Association*, de l'*International Society and Federation of Cardiology* et de l'*Organisation Mondiale de la Santé*. Le congrès fut grandiose. Le petit groupe de spécialistes camerounais amené par le Pr *Hagbe*, bien chevillés à leur Etat, offrit à ses convives un accueil des plus chaleureux. Les exposés et les discussions scientifiques furent unanimement salués et tout le monde s'en alla avec ce sentiment que décrit le Pr *Muna:* « *...It was obvious that Cameroon could become a very big pole of cardiology* ».

Lorsqu'elle naît donc en 1991, la Société Camerounaise de Cardiologie s'affiche comme une volonté des cardiologues camerounais de se regrouper pour une meilleure promotion de la spécialité auprès du trio en interrelation au sein du système de santé: l'Etat, les professionnels de santé et les patients. Ses objectifs sont de stimuler les travaux de recherche et de vulgariser les résultats de travaux scientifiques, dans les différents domaines de la cardiologie (épidémiologie, physiologie, pathologie, prévention, thérapeutique).

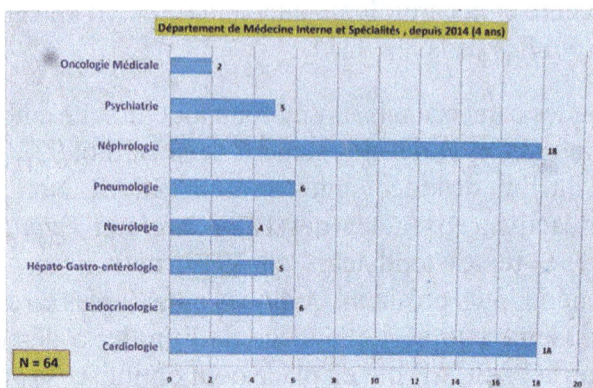

Figure 15.-Développement de ressources – Formation des spécialistes à la FMSB: dès l'ouverture de ces cycles en 2009, les résidents de cardiologie sont les plus nombreux (avec a néphrologie).

Après le Pr *Hagbe* qui en fut le premier président, lui succéda le Pr *Muna*, puis le Pr *Ngu*. Comme pour obéir à l'implacable loi du temps, le Pr *Kingue* occupa la tête du trentenaire regroupement professionnel entre 2014 et 2021, avant de la céder récemment au Pr *Menanga*, la digne descendance de l'autre...

En organisation régulière, la SCC tient un congrès scientifique tous les 2 ans. Le prochain, le 13ᵉ du genre, prévu pour le mois de mars 2023, apparaît certainement en bonne place dans les agendas de nombreux chercheurs africains et mondiaux. Il n'en faudrait pas moins au regard de l'assiduité et de l'implication de l'association et de ses membres dans tous les grands rendez-vous médicaux nationaux et mondiaux. Chaque fois que son expertise est sollicitée, la SCC se fait le devoir de répondre favorablement. Ainsi se dit-elle prête, dans son domaine spécifique, à aider l'Ordre National des Médecins et le gouvernement dans ce projet salutaire qui vise à définir les normes aussi bien des équipements et des pratiques, que des conditions d'exercice de la cardiologie au Cameroun.

Elle organise régulièrement des activités de masse soit pour promouvoir l'adoption des bons comportements de santé - comme la pratique du sport ou la lutte antitabac -, soit le dépistage des facteurs de risque cardiovasculaires. C'est à partir des données recueillies dans pareille activité, conduite à l'occasion de la journée mondiale de l'hypertension artérielle en 2011, que le Pr *Anastase Dzudie* et une forte équipe de cardiologues arrivèrent à la publication en 2012, dans le *BMJ*, des premiers résultats robustes sur l'hypertension artérielle au Cameroun[288]. Bien que ne disposant pas d'un organe de presse propre, de nombreuses publications de ses membres retiennent l'attention des journaux scientifiques de renom à travers le monde.

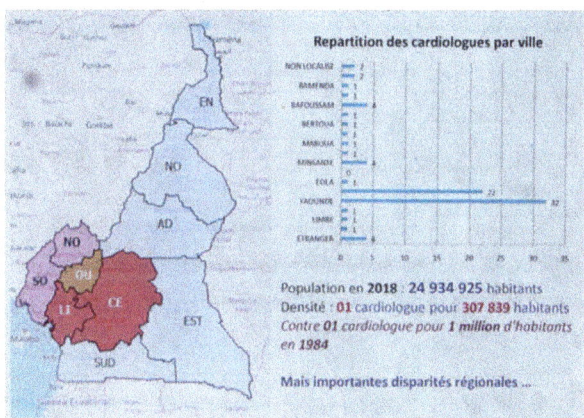

Figure16.- Développement de ressources humaines – Densité des cardiologues. Bien qu'en réunissant le plus grand nombre, Yaoundé et Douala cessèrent d'être les seules cités disposant de prestations de cardiologues.

Les pionniers, les Pr *Hagbe, Ngu et Muna* - le dernier récemment décédé -, en tant que présidents honoraires, continuent d'assurer l'encadrement moral d'une famille qui ne cesse de grandir aussi bien au plan humain que logistique.

L'essor de la cardiologie en dehors de Yaoundé

La création des cycles de formation aux métiers de la cardiologie au sein du CUSS, qui eût été la conséquence logique du développement du projet de l'Hôpital Général de Yaoundé, n'arriva pas. La situation donna même parfois une désagréable impression de verrouillage conscient à la base. Les jeunes apprenants durent donc emprunter les chemins de traverse de l'exil pour se spécialiser en cardiologie. Il y eut un certain nombre de destinations de prédilection comme l'Institut de Cardiologie d'Abidjan et la Faculté de Médecine de Dakar en Afrique. En occident, la France, les Etats-Unis, la Suisse, l'Italie et la Belgique accueillirent un bon nombre. D'autres vinrent de la Russie et de l'Ukraine.

Ressources disponibles pour la PEC des MCV en 2018	Disponibilité
Ressources Humaines	
Cardiologues (y compris en stage à l'étranger et ceux non encore affectés)	80
Chirurgiens Cardiaques	07
Chirurgiens Vasculaires	02
Chirurgiens Thoraciques	03 (02 retraités)
Cardiologues Interventionnels (Cathétérisme Interventionnel)	02
Cardio Pédiatres	02
Anesthésistes Réanimateurs Spécialisés en Chirurgie Cardiaque	03 (02 retraités)
Explorations	
ECG, Echo-Doppler, MAPA/Holter, ECG Effort (Formations sanitaires publiques et privées)	++++++
Angio Scanner (Hôpitaux de 1ème et 2ème catégories + Centres Régionaux d'Imagerie)	+++
Angio IRM	+ (2015)
Angiographie/ Coronarographie	+ (2009)
Dosage Troponine	+ (2007)
Dosages D-Dimères	+ (2007)
Dosage BNP	?
Thérapeutique	
Fibrinolyse	+/- (2010)

Tableau 5.-Ressources disponibles pour la prise en charge des maladies cardiovasculaires en 2018.

Après l'ouverture du cycle de spécialisation en médecine interne à l'Université de Yaoundé 1, une autre source de cardiologues provint d'un arrimage tacite à un modèle de spécialisation prévalent dans le monde anglo-saxon. L'aptitude au métier de cardiologue pu alors s'obtenir à l'issue de 4 années de spécialisation en médecine interne suivies de 2 autres de stage dans un service de cardiologie agréé. Au bout de longues années de contestation de ce modèle par les tenants de l'orthodoxie académique gaulliste, c'est en 2009 que la Faculté de

Médecine et des Sciences Biomédicales ouvre enfin un cycle de spécialisation spécifique à la cardiologie. Avec la néphrologie, la spécialité figura tout de suite en tête des effectifs de résidents de cet établissement (figure 15).

En 2018, le nouveau visage des ressources humaines affichait 80 cardiologues avec un ratio d'un cardiologue pour 307 839 habitants (tableau 5). Comparé à celui de 1984 (1/1 000 000), une remarquable évolution n'est-ce pas?

Alors que Yaoundé et Douala étaient restés très longtemps les seules agglomérations du pays à offrir des prestations de cardiologues, cet accroissement numérique permit à la spécialité de se déployer en dehors de ces cocons. D'ailleurs, les maladies cardiovasculaires ne s'affichaient-elles pas un peu partout comme une recrudescence épidémiologique frappante? Garoua, Bamenda, Ebolowa et cinq autres régions avaient cessé d'être des endroits où des cardiologues se tourneraient des pouces! Les Dr *Monkam* et *Ouane* à l'Hôpital Général de Douala – créé en 1988 – et *Bouelley Kotto* à l'Hôpital Laquintinie, réinvestirent le service public longtemps après le départ du pionnier *Menanga*. Quelques cliniques privées de la ville comme la Polyclinic Bonanjo ou le Centre Cardiovasculaire de Douala, offrirent aussi des services de cardiologie. Le nombre de spécialistes n'a cessé de croître au point où, aujourd'hui, la quasi-totalité des hôpitaux de région, les hôpitaux militaires de Yaoundé, Douala et Ngaoundéré et même un certain nombre d'hôpitaux de district disposent de services de cardiologie fonctionnels (figure 16).

Comment ne pas saluer et encourager des initiatives comme celles des équipes de l'Hôpital Général de Douala qui, après l'organisation régulières des missions de chirurgie cardiaque, vient de mettre en fonctionnement une salle de cathétérisme cardiaque et d'IRM myocardique? Ah ! Last but not the least : des offres similaires, depuis peu, sont aussi disponibles au sein des cliniques Poitiers, à Douala et Jourdain, à Yaoundé.

Le développement des ressources humaines a interessé à peu près toutes les modalités de la prise en charge des maladies cardiovasculaires. Ainsi, en 2018, le Cameroun comptait 7 chirurgiens cardiaques, 2 chirurgiens vasculaires, 2 cardiologues interventionnels et 3 anesthésistes-réanimateurs de chirurgie cardio-thoraciques. La fourchette des services offerts s'est aussi considérablement élargie avec un gain quantitatif et qualitatif des équipements et des prestations (tableau 5).

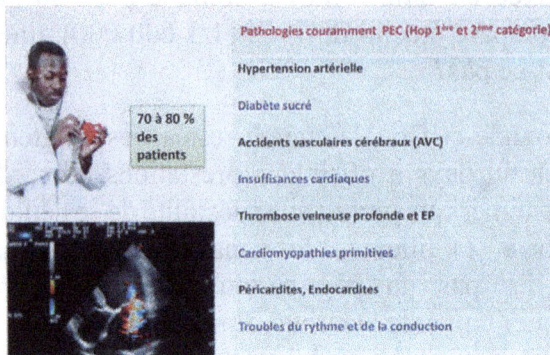

Figure 17.-Possibilités de prise en charge des maladies cardiovasculaires en 2018.

Tout à fait à part, l'histoire du *Shisong Cardiac Center*.

Profitant du vide engendré par le déclin de l'activité de l'Hôpital Général de Yaoundé dans l'offre des services de chirurgie cardiaque et de cardiologie interventionnelle, une OVNI apparut dans le ciel médical camerounais, telle une lueur se frayant un chemin entre les belles collines de Kumbo, un lieu pittoresque de la région du Nord-ouest. La lueur ne naissait pas *ex-nihilo*, mais comme une excroissance marquant la réussite d'une vieille structure hospitalière de près de 70 ans: le St Elizabeth Catholic General Hospital de Shisong. Créé par des sœurs missionnaires brixenoises (sud de l'Italie) en 1952, la préoccupation initiale de l'hôpital alla à la lutte contre la mortalité materno-infantile très en hausse en ces lieux reculés et où les lits étaient forts féconds. Avec rien ou presque - en dehors de leur foi -, les religieuses unirent leurs efforts pour mettre en route leur projet. La première maternité de *Shisong,* un bâtiment avec son toit de chaume, a offert des cartons en guise de lits à des mamans et à leurs bébés. Au fil des années, la structure a connu un développement remarquable: de belles infrastructures, des équipements ultramodernes et surtout des femmes et des hommes dévoués à l'accomplissement de leur tâche. Inspiré de l'esprit de St François d'Assise, leur credo, « *see and serve Christ in all by spending time to care* » était le fétiche immatériel qui soutenait moralement leur entreprise humanitaire.

Parmi les services-phares du St Elizabeth Catholic General Hospital figurent en bonne place le Cardiac Centre qui offre des services de cardiologie clinique, de cardiologie interventionnelle (cathétérisme diagnostique et thérapeutique, pacemaker) et de chirurgie cardiaque.

Le seul Bémol? L'enclavement qui rend difficile l'accès à cette structure si importante à la cardiologie camerounaise. A cela se sont ajoutées, depuis cinq bonnes années, les affres du soulèvement indépendantiste qui a mis la région sens dessus dessous.

Le Cameroun comme l'ensemble des pays du monde, flambant sous l'emprise des « presque épidémies » de l'hypertension artérielle et du diabète sucré, semble avoir bien pris conscience qu'il a besoin d'investir encore un peu plus et en permanence en cardiologie, aussi bien dans la formation des spécialistes que dans l'acquisition des équipements de qualité.

Pour conclure une analyse de la situation générale qu'il avait conduite en 2018, le Pr *Kingue* a relevé deux faits:

Le premier, dont on peut légitimement se satisfaire observe que pour les maladies cardiovasculaires les plus courantes dans l'écopathologie camerounaise - représentant environ 80% des atteintes -, on trouve des solutions de prise en charge à des conditions acceptables au niveau des hôpitaux de 1e et 2e catégories. Au rang de celles-ci, on a l'HTA, le diabète sucré, les AVC, l'insuffisance cardiaque, les maladies veineuses thrombo-emboliques, les péricardites, les endocardites et les troubles de rythme et de conduction (tableau 17).

Pour le reste, des pathologies majeurs nécessitant, pour leur prise en charge, la mobilisation d'équipements et de compétences encore en nombre très limité ou inexistants dans le pays, le défi reste entier ou presque. Dans ce panier, on trouve par exemple: les cardiopathies congénitales, les cardiopathies ischémiques, les valvulopathies, les troubles de rythme et de conduction à appareiller et le risque de mort subite (tableau 6).

Pathologies	Prévention	PEC médicale	Chirurgie Cardiaque	Évacuation À l'étranger
Cardiopathies congénitales	-	Diagnostic	**Shisong** HG Douala	+
Cardiopathies ischémiques	+/-	+/-	+/-	+++
Pathologie vasculaire (aorte, artériopathies, fistules A-V pour hémodialyse)	-	Diagnostic	HGY HGD Shisong	+
Valvulopathies	-	Diagnostic Traitement	Shisong HGD HGY (Arrêt)	+
Troubles du rythme	-	Diagnostic Traitement	**Défibrillateur I.** (Shisong)	+
Trouble de la conduction	-	Diagnostic	**Pacemakers** Shisong HGD HGY (Arrêt)	
Cardiologie du sport	+/-	Diagnostic		+
Mort subite	-	? Projet : automatiques	Défibrillateurs externes	

Tableau 6.-Maladies cardiovasculaires ne bénéfiçiant pas de possibilités de prise en charge optimale en 2018.

252

Conclusion

Etablir un rapport dialectique entre le présent et le passé n'est pas toujours possible ou souhaitable. Submergé par les mille et unes sollicitations impératives qui lui commandent de courir, courir et toujours courir pour saisir ou rattraper des ambitions glissantes, où l'acteur social trouverait-il alors le temps de se payer une ballade dans l'antériorité ou même seulement de jeter un coup d'œil en arrière? L'entreprise sus-évoquée peut aussi parfois comporter des risques de déstabilisation et même de destruction pour un héritier moral qui serait estomaqué en découvrant la monstruosité et la disgrâce qui auraient enveloppé des séquences de son passé.

L'histoire de la cardiologie, aussi bien à l'échelle mondiale qu'à l'intérieur d'un cadre aussi restreint que le Cameroun, raconte la genèse et le développement d'une grande famille de professionnels de la santé unis autour d'un même objecif: développer un faisceau de compétences et de moyens permettant de venir en aide aux victimes des infortunes individuelles et sociales que constituent les maladies cardiovasculaires.

« *Ce qui lie une famille, ce n'est pas le sang, c'est d'avoir usé les mêmes planches, rempli les mêmes poêles, et vu fleurir les mêmes jardins, année après année* » (Damien Luce dans son ouvrage « La fille de Debussy »); « *Une famille qui crie est une famille unie* » (Gérald Godin dans l'Ange exterminateur) ou encore « *...Dans la famille, il y a des difficultés. ...Dans la famille, parfois il y a de la bagarre. ...Mais la famille est – excusez le mot – une usine d'espérance, d'espérance de vie et de résurrection...* » (Pape François dans son discours lors de la fête de la famille à Philadelphie): elles sont innombrables les réflexions qui embrassent ainsi l'une ou l'autre des facettes qui enveloppent de complexités et d'incertitudes toutes les constructions impliquant l'homme même tout seul, et *a fortiori* lorsqu'il est en interrelation avec d'autres.

De plus en plus nombreux autour des mêmes cibles, les acteurs de la cardiologie construisirent très justement des modes de coordination de leurs rapports qui dégagèrent la saveur d'une vie de famille.

Des cardiologues? *Paul Hagbe, Michel Marie Menanga, Lobe Ekande, Ngu Katleen Blackett, Walinjom Fombad Tenjericha Muna* avant *Din Dzietaham, Pierre Ndobo* et les jeunes derniers, *Samuel Kingue, Yves Monkam et Mérimée Ouankou.* Des chirurgiens cardiovasculaires? *Jean*

François Nguimbous, Jean Jacques Pagbe. Des anesthésistes-réanimateurs? *Fidèle Ngo Njom Binam Bikoi, Jean Moïse Biouelle Meva'a*: tous ces grands noms de la médecine camerounaise et africaine sont les cerveaux et les mains qui ont pensé, puis mis en route la cardiologie dans notre pays. Ayant accepté, à une époque où d'autres opportunités de valorisation de soi plus accessibles et mieux rémunératrices ne manquaient pas, de se soumettre au dur et long apprentissage d'une spécialité médicale aussi complexe, ils sont revenus au Cameroun pour être les artisans de cette exaltante sphère de métier qui nous occupe aujourd'hui.

Au regard des difficultés de tout ordre, structurel ou conjoncturel, que rencontre le système de santé aujourd'hui, certaines pistes d'analyse peuvent conduire à formuler des interrogations qui pourraient aboutir à des incriminations. Par exemple, l'efficacité des services de l'Hôpital Général de Yaoundé, actionnée par une volonté politique forte, qui se manifesta par le déblocage de gros moyens aux équipes médicales, s'accompagna-t-elle toujours, de la part des bénéficiaires, de l'exigence de professionnalisme, de collaboration franche et sincère, d'intégrité morale et de patriotisme qu'eût commandés, en retour, cette générosité de l'Etat? Dans le vaste champ en friche qu'était la jeune nation, avec tout à planter, les fils du pays à qui le hasard de l'histoire offrit l'honneur de mener ces chantiers, surent-ils comprendre toute la portée que revêtait chacun de leurs gestes et comportements? Pour être un peu plus précis, les uns et les autres, appelés au CUSS et au CHU pour construire les bases d'un système fondamental pour la bonne marche de leur pays et de l'avenir d'un corps professionnel d'élite, remplirent-ils toujours ces missions avec honneur et fidélité? Ces hommes, mis en lumière précocement, avaient-ils compris que la grandeur n'est pas une acquisition *sui generis*, mais une construction patiente passant toujours par l'effacement de la personne pour ne laisser parler que ses œuvres? L'autosatisfaction, l'orgueil et l'hypertrophie du moi, d'inévitables mauvais compagnons des « réussites individuelles exceptionnelles », n'ont-ils pas pris leurs quartiers dans ces établissements en tant que mode de coordination procédurale des interactions entre les acteurs du système de santé?

Si de telles questions, parce que participant d'une certaine lecture critique de l'historiographie du système de santé, sont légitimes; les réponses auxquelles elles peuvent conduire et qui transparaissent dans certains passages des entretiens que nous avons retranscris plus haut, ne sauraient se constituer comme des contrepoids annulant ou négativant le bilan des activités de nos pionniers. S'il serait tout à fait recevable d'insinuer que le sort du projet « Hôpital Général » continue de hanter le système de santé aujourd'hui, à tous les échelons de la société, à commencer par un comportement de défiance bien en affiche des politiques vis-à-vis des professionnels de la santé, il convient tout autant de rappeler que seuls ceux qui ne font rien ne se trompent pas.

Cet ouvrage se décline comme une invitation à la fête en l'honneur de nos pionniers. D'avoir passé de longs mois à le construire nous a rechargés de la bonne énergie, positive et optimiste, celle-là même qui permet à la contemporanéité d'amplifier les réussites de son passé et d'en corriger les erreurs.

Fêtons nos pionniers...

Bibliographie

1. Histoire. Dans Dictionnaire Larousse poche 2017. [en ligne]. (Consultée le 24 Août 2019) http://www.le-dictionnaire.com/définition/histoire.

2. Salim Abdelmadjid. Joseph Ki-Zerbo: le Savant, le Politique et l'Afrique. *Esprit* 2007; 337: 83-108.

3. Comité des sages. Angelbert Mveng. [en ligne]. (Consultée le 24 Août 2019) http:// http://www.universitepopulairemeroeafrica.org/engelbert-mveng.html.

4. Alamy stock photo. [en ligne]. (Consultée le 25 Août 2019) https://www.alamyimages.fr/peinture-rupestre-de-la-grotte-de-pindal-mammouthblesse -emplacement-museo-arqueologico-coleccion-oviedo-lespagneimage220169255.html.

5. Carlyle Thomas. *Les Héros. Le culte des héros et l'héroïque dans l'histoire,* trad. et intro. Paris: Armand Colin 1900, 388 pages.

6. Halioua Bruno. La médecine au temps des Pharaons. Paris: Liana Levi 2008, 288 pages.

7. Julien Pierre. La médecine mésopotamienne: René Labat, Médecins, devins et prêtres-guérisseurs en Mésopotamie ancienne. *Revue d'histoire de la pharmacie* 1966; 189: 147.

8. Bariéty Maurice, Coury Charles. Histoire de la Médecine. Paris: Fayard 1963, 1217 pages.

9. Lorcin Marie-Thérèse. Les maladies de cœur dans les recettes médicales et pharmaceutiques de la fin du Moyen Âge. Aix-en-Provence: Presse Universitaire de Provence 1991, 474 pages.

10. Teyssou Roger. La médecine à la Renaissance et évolution des connaissances, de la pensée médicale du XIVe au XIXe siècle en Europe. Paris: l'Harmatan 2002, 658 pages.

11. Harvey William. De Motu Cordis la circulation du sang. Paris: le Seuil 1991, 308 pages.

12. Molière. Le malade imaginaire. Paris: Le Livre de Poche 2012, 200 pages.

13. Jean-Baptiste Senac. Traité de la structure du cœur, de son action et de ses maladies. Paris: Jacques Vincent 1749, 601 pages.

14. Bertrand Michel; Regnier Christian. Major Advances in Cardiology. Paris: Les Laboratoires Servier 2012, 102 pages.

15. Comte Auguste. Discours sur l'ensemble du positivisme, par Annie Petit. Paris: Collection GF N° 991 1998, 470 pages.

16. Laennec R. T. H. De l'auscultation médiate ou traité du diagnostic des maladies des poumons ou du cœur fondé principalement sur ce nouveau moyen d'exploration. Paris: J. -A. Brosson et J. –S Chaudé 1819, 456 pages.

17. Khouri R. Références des grandes étapes en cardiologie et chirurgie vasculaire. Paris: Louis Pariente 1993, 379 pages.

18. James WB, William HB. The electrocardiogram in clinical medecine. American Journal of Medical Sciences 1910; 140: 408-421, 644-669.

19. Acierno LJ. The history of cardiology. London and New-York: Parthenon Publishing Group 1994, 758 pages.

20. Levy I. Le Dictionnaire des Prix Nobel. Paris: Josette Lyon 1996, 429 pages.

21. Röntgen W. C. Ueber eine neue Art von Strahlen. *Annalen der Physik und Chemie* 1898; 64: 1.

22. Evens RG. Röntgen retrospective. One hunderd years of a revolutionary technology. *JAMA* 1995; 274(11): 912-916.

23. Bouillons J. des. Aperçu historique de la radiographie en France. Paris: Thèse pour le doctorat en médecine 1954, 176 pages.

24. Abrams HL. History of cardiac radiology. *Am J Roentgenol* 1996; 167(2): 431-438.

25. Sylvestre ME et al. Pioneers in angiography. Amsterdam: Elseviers Science Publishers 1987.

26. Colette Veyrat, Christiane Bruel. Une histoire de la recherche clinique en Cardiologie. *Med Sci* 2016; 32: 879-888.

27. Holman BL. Cardiac nuclear medicine: an overview. *Cardiovasc Radiol* 1979; 2(3): 141-148.

28. Halpern EJ. Triple-rule-out CT angiography for evaluation of acute chest pain and possible acute coronary syndrome. *Radiology* 2009; 252(2): 332-45.

29. Abdulla J, Abildstrom SZ, Gotzsche O, Christensen E, Kober L, Torp-Pedersen C. 64-multislice detector computed tomography coronary angiography as potential alternative to conventional coronary angiography: a systematic review and meta-analysis. *Eur Heart J* 2007; 28: 3042-50.

30. Pernès JM, Dupouy P, Auguste M, Aptecar E, Labbé R, Haquin G, Schoukroun G, Gaux JC. Place du coroscanner dans la

détection de la maladie coronaire chronique. *Sang Thrombose Vaisseaux* 2012; 24(5): 225-38.

31. Hajar R. Evolution of myocardial infarction and its biomarkers: A historical perspective. *Heart views* 2016; 17(4): 167-172.

32. Rosalki SB, Roberts R, Katus HA, Giannitsis E, Ladenson JH, Apple FS. Cardiac biomarkers for detection of myocardial infarction: Perspectives from past to present. *Clin Chem* 2004; 50: 2205-13.

33. Roberts R, Henry PD, Witteeveen SA, Sobel BE. Quantification of serum creatine phosphokinase isoenzyme activity. *Am J Cardiol* 1974; 33: 650-4.

34. Thygesen K, Alpert JS, Jaffe AS, Simoons ML, Chaitman BR, White HD; Joint ESC/ACCF/AHA/WHF Task Force for the Universal Definition of Myocardial Infarction, *et al.* Third universal definition of myocardial infarction. *Circulation* 2012; 126: 2020-35.

35. Roberts R, Sobel BE. Elevated plasma MB creatine phosphokinase activity. A specific marker for myocardial infarction in perioperative patients. *Arch Intern Med.* 1976 Apr;136(4): 421–424.

36. Organisation Mondiale de la Santé. Rapport annuel du directeur général en 1971. Genève: OMS 1971, 450 pages.

37. Ferguson JL, Beckett GJ, Stoddart M, Walker SW, Fox KA. Myocardial infarction redefined: The new ACC/ESC definition, based on cardiac troponin, increases the apparent incidence of infarction. *Heart* 2002; 88: 343-7.

38. Eagle KA, Lim MJ, Dabbous OH, Pieper KS, Goldberg RJ, Van de Werf F, et al.. A validated prediction model for all forms of acute coronary syndrome: estimating the risk of 6-month postdischarge death in an international registry. GRACE Investigators. *JAMA* 2004; 291: 2727-33

39. Yan AT, Yan RT, Huynh T, Casanova A, Raimondo FE, Fitchett DH, et al. Canadian Acute Coronary Syndrome Registry 2 Investigators. Understanding physicians" risk stratification of acute coronary syndromes: insights from the Canadian ACS 2 Registry. *Arch Intern Med* 2007; 169: 372-8.

40. Bradshaw PJ, Ko DT, Newman AM, Donovan LR, Tu JV. Validity of the GRACE (Global Registry of Acute Coronary Events) acute coronary syndrome prediction model for six month

post-discharge death in an independent data set. *Heart* 2006, 92: 905-9.

41. Yan AT, Yan RT, Tan M, Casanova A, Labinaz M, Sridhar K, et al. Risk scores for risk stratification in acute coronary syndromes: useful but simpler is not necessarily better. *Eur Heart J* 2007; 28: 1072-8.

42. Gu Y.L., Voors A.A., Zijlstra F., Hillege H.L., Struck J., Masson S., et al. Comparison of the temporal release pattern of copeptin with conventional biomarkers in acute myocardial infarction. *Clin Res Cardiol Off J Ger Card Soc* 2011; 100(12): 1069-76.

43. Bohyn E., Dubie E., Lebrun C., Jund J., Beaune G., Lesage P., et al. Expeditious exclusion of acute coronary syndrome diagnosis by combined measurements of copeptin,high-sensitivity troponin, and GRACE score. *Am J Emerg Med* 2014; 32(4): 293-6.

44. Lipinski M.J., Escárcega R.O., D'Ascenzo F., Magalhães M.A., Baker N.C., Torguson R., et al. A systematic review and collaborative meta-analysis to determine the incremental value of copeptin for rapid rule-out of acute myocardial infarction. *Am J Cardiol* 2014; 113(9): 1581-91.

45. Sudoh T, Kangawa K, Minamino N, Matsuo H. A new natriuretic peptide in porcine brain. *Nature* 1988; 332: 78–81.

46. Doust JA, Glasziou PP, Pietrzak E, Dobson AJ. A systematic review of the diagnostic accuracy of natriuretic peptides for heart failure. *ArchIntern Med* 2004; 164: 1978–84.

47. Doust JA, Pietrzak E, Dobson A, Glasziou P. How well does B-type natriuretic peptide predict death and cardiac events in patients withheart failure: systematic review. *BMJ* 2005; 330: 625.

48. Mueller C, Scholer A, Laule-Kilian K, Martina B, Schindler C, Buser P, et al. Use of B-type natriuretic peptide in the evaluation and managementof acute dyspnea. *N Engl J Med* 2004; 350: 647–54.

49. Kruger S, Graf J, Merx MW, Koch KC, Kunz D, Hanrath P, et al. Brain natriuretic peptide predicts right heart failure in patients with acute pul-monary embolism. *Am Heart J* 2004; 147: 60–5.

50. Dunn KL, Wolf JP, Dorfman DM, Fitzpatrick P, Baker JL, Goldhaber SZ. Normal D-dimer levels in emergency department patients suspected of acute pulmonary embolism. *J Am Coll Cardiol* 2002; 40(8): 1475–1478.

51. Righini M, Perrier A, De Moerloose P, Bounameaux H. D-dimer for venous thromboembolism diagnosis: twenty years after. *J Thromb Haemost* 2008; 6(7): 1059–1071.

52. Portraits de médecins. PARACELSE alias Philippus Auréolus Théophratus Bombast von Hohenheim: 1493-1541. [En ligne] Consulté le 28/08/19. Disponible à http://www.medarus.org/Medecins/MedecinsTextes/paracelse.ht ml.

53. Fiori MG, Nunzi MG. The earliest documented applications of X-rays to examination of mummified remains and archaeological materials: *J R Soc Med* 1995; 88: 67-69.

54. Gray P.H.K. Radiographie de momies de l'Egypte antique. *Radiographie et Photographie médicales* 1969; 9: 14-23.

55. Ruffer MA. Histologie et anatomie pathologique des momies d'Egypte. *Publications de la Société Linnéenne de Lyon* 1911; 30: 21-28.

56. Wells C. Bones, bodies and disease: evidence of disease and abnormality in early man. London: Thames and Huson 1964, 288 pages.

57. Classics in cardiology: Description of angina pectoris by william heberden. *Heart Views* 2006; 7: 118-9.

58. Fredrickson DS, Gordon RS Jr. Transport of fatty acids. *Physiol Rev* 1958; 38(4): 585-630.

59. Olson RE, Vester JW. Nutrition-endocrine interrelationships in the control of fat transport in man. *Physiol Rev* 1960; 40: 677-733.

60. Virchow R. Phlogose und Thrombose im Gefassystem. *Gesammelte Abhanndlungen zür wissensehaftlichen Medizin. F Meidinger Sohn and Company, Frankfurt-am-Main* 1856: 458-521.

61. Anitschkow N. Über die Veränderungen der Kaninchenaorta bei experimenteller Cholesterinsteatose. Beitr. *Pathol Anat* 1913; 56: 379–404.

62. Blackburn H. 20th-Century "Medical Marco Polos" in the Origins of Preventive Cardiology and Cardiovascular Disease Epidemiology. *The American Journal of Cardiology* 2012; 109 (5): 756.

63. Gofman J.W., Lindgren F.T., Elliott H. Ultracentrifugal studies of lipoproteins of human serum. *J. Biol Chem* 1949; 179: 973–979.

64. Gofman J.W. Serum lipoproteins and the evaluation of atherosclerosis. *Ann. N.Y. Acad. Sci.* 1956; 64: 590–595.

65. Keys A., Anderson J.T., Fidanza F., Keys M.H., Swahn B. Effects of diet on blood lipids in man, particularly cholesterol and lipoproteins. *Clin. Chem.* 1955; 1: 34–52.

66. Keys A. Coronary heart disease in seven countries. *Circulation* 1970; 41(1): 1–211.

67. Kannel W.B., Dawber T.R., Kagan A., Revotskie N., Stokes J. Factors of risk in the development of coronary heart disease—six year follow-up experience. The Framingham Study. *Ann. Intern. Med.* 1961; 55: 33–50.

68. Wilson P.W., Garrison R.J., Castelli W.P., Feinleib M., McNamara P.M., Kannel W.B. Prevalence of coronary heart disease in the Framingham Offspring Study: role of lipoprotein cholesterols. *Am. J. Cardiol.* 1980; 46: 649–654.

69. Akira Endo. A historical perspective on the discovery of statins. *Proc Jpn Acad Ser B Phys Biol Sci.* 2010 May 11; 86(5): 484–493.

70. Vagelos, P.R. and Galambos, L. Medicine, Science and Merck. *Cambridge University Press, Cambridge, United Kingdom* 2004. pp. 1–301.

71. Scandinavian Simvastatin Survival Study Group. Randomised trial of cholesterol lowering in 4444 patients with coronary heart disease: the Scandinavian Simvastatin Study (4S). *The Lancet* 1994; 344: 1383-89.

72. Lewis SJ et al. Effect of pravastatin on cardiovasculr events in older patients with myocardial infarction ans cholesterol levels in the average range. Results of the Cholesterol and Recurrent Events (CARE) trial. *Ann Intern Med* 1998; 129: 681-89.

73. Prevention of cardiovascular events and death with pravastatin in patients with coronary heart disease and a broad range of initial cholesterol levels. The Long term Intervention with Pravastatin in Ischemic Disease (LIPID) study group. *N Engl J Med* 1998; 339: 1349-57.

74. Nissen SE et al. Effect of very high-intensity statin therapy on regression of coronary atherosclerosis. The ASTEREOID trial. *JAMA* 2006; 295: 1556-65.

75. Sheperd J et al. Prevention of coronary heart disease with pravastatin in men with hypercholesterolemia. West of Scotland

Coronary Prevention Study Group (WOSCOPS). *N Engl J Med* 1995; 333: 1301-07.

76. Downs JR et al. Primary prevention of acute coronary events with lovastatin in men and women with average cholesterol levels: results of AFCAPS/TexCAPS: Air Force/Texas Coronary Atherosclerosis Prevention Study. *JAMA* 1998; 279: 1615-22.

77. Heart Protection Study of cholesterol lowering with simvastatin in 20536 high-risk individuals: a randomised placebo-controlled trial. *The Lancet* 2002; 360: 7-22.

78. Sever PS et al. ASCOT Investigators. Prevention of coronary and stroke events with atorvastatin in hypertensive patients who have average cholesterol concentrations, in the Anglo-Scandinavian Cardiac Outcomes Trial-Lipid Lowering Arm (ASCOT-LLA): a multicentre randomized controlled trial.*The Lancet* 2004; 361: 1149-58.

79. Colhoun HM et al. CARDS Investigators. Primary prevention of cardiovascular disease with atorvastatin in type 2 diabetes in the Collaborative-Atorvastatin Diabetes Study (CARDS): multicentre randomised placebo-controlled trial. *The Lancet* 2004; 364: 685-96.

80. Brown MS, Golstein JL. A receptor-mediated pathway for cholesterol homeostasis. *Science* 1986; 232: 34-47.

81. Kort Y, Bourguiba R, Abdelhedi H, Khammassi N, Cherif O. De Raoul à Wirshow: 600 ans d'histoires. *La revue de médecine interne* 2017; 38: N°S1.

82. Sabiston D. C., Jr Pulmonary embolism. In: Sabiston DC Jr (ed). Textbook of Surgery: The Biological Basis of Modern Medical Practice, *14th ed. Philadelphia: WB Saunders*, 1991; 1502–1512.

83. Westaby S. The foundations of cardiac surgery. *Landmarks in Cardiac Surgery. Oxford, UK: Isis Medical Media* 1997; 1–47.

84. Turpie AG. Thrombosis prophylaxis in the acutely ill medical patient: insights from the prophylaxis in MEDical patients with ENOXaparin (MEDENOX) trial. *Am J Cardiol.* 2000; 86(12B): 48-52.

85. Crafoord C, Jorpes E. Heparin as a prophylactic against thrombosis. *J Am Med Assoc* 1941; 116: 2831-5.

86. G. Meyer. À la recherche de la molécule idéale. Une brève histoire des anticoagulants. *Revue des Maladies Respiratoires* 2011; 28(8): 951-53.

87. Chast F. Histoire contemporaine des médicaments. Paris: la Découverte 1995, 280 pages.
88. Yusuf S, Wittes J, Friedman L. Overview of results of randomized clinical trials in heart disease. I. Treatments following myocardial infarction. *JAMA* 1988; 260(14): 2088-93.
89. Yusuf S et al. Effects of clopidogrel in addition to aspirin in patients with acute coronary syndromes without ST-segment elevation. *N Engl J Med* 2001; 345(7): 494-502.
90. Dillemann G. Acide acétyl salycilique et aspirine. *Rev Hist Pharm* 1977; 24(233): 99-105.
91. Miner J, Hoffhines A. The discovery of aspirin's antithrombotic effects. *Tex Heart Inst J* 2007; 34(2): 179-186.
92. Potain CE. La pression artérielle de l'homme à l'état normal et pathologique. Paris: Masson 1902, 216 pages.
93. Gallavardin L. La Tension Arterielle En Clinique. Sa Mesure, Sa Valeur Semeiologique. Paris: Masson 1920, 702 pages.
94. Caldwell JT. A Clinical Study of Blood Pressure. Unlan Press 2012 (1923), 328 pages.
95. Metropolitan Life Insurance. Instructions to medical Examiners. New-York MedLife Company.
96. La Rosa E. Histoire des médicaments antihypertenseurs. *Act Med Hypertension* 1996; 8(1): 13-15, 8(3): 49-51, 8(5): 95-97.
97. La Rosa E et al. Enhancement of antihypertensive activity with chlorothiazide. *Circulation* 1957; 16: 882-883.
98. Gijn JV. The PROGRESS Trial: Preventing Strokes by Lowering Blood Pressure in Patients With Cerebral Ischemia. *Stroke* 2002; 33: 319–320.
99. Nigel S. Beckett et al. Treatment of Hypertension in Patients 80 Years of Age or Older. *N Engl J Med* 2008; 358: 1887-1898.
100. Freis ED. The Veterans Administration Cooperative Study on Antihypertensive Agents. Implications for Stroke Prevention. *Stroke* 1974; 5: 76-77.
101. Bo Carlberg; Ola Samuelsson; Lars Hjalmar Lindholm. Atenolol in hypertension: is it a wise choice? *The Lancet* 2004; 364: 1684-89.
102. de Vries RJ, van den Heuvel AF, Lok DJ, et al. Nifedipine gastrointestinal therapeutic system versus atenolol in stable angina pectoris. The NetherlandsWorking Group on

Cardiovascular Research (WCN). *Int J Cardiol* 1996; 57: 143–150.

103. Husted SE, Ohman EM. Pharmacological and emerging therapies in the treatment of chronic angina. *The Lancet* 2015; 386: 691–701.

104. CIBIS-II Investigators and Committees The Cardiac Insufficiency Bisoprolol Study II (CIBIS-II): a randomised trial. *The Lancet* 1999; 353(9146): 9–13.

105. Packer M, Fowler MB, Roecker EB, et al. Effect of carvedilol on the morbidity of patients with severe chronic heart failure. Results of the carvedilol prospective randomized cumulative survival (COPERNICUS) study. *Circulation* 2002; 106: 2194–2199.

106. Hjalmarson A, Goldstein S, Fagerberg B, et al. Effects of controlled-release metoprolol on total mortality, hospitalizations, and well-being in patients with heart failure: the Metoprolol CR/XL Randomized Intervention Trial in congestive heart failure (MERIT-HF). MERIT-HF Study Group. *JAMA* 2000; 283(10): 1295–1302.

107. Poole-Wilson PA, Swedberg K, Cleland JGF, et al. Comparison of carvedilol and metoprolol on clinical outcomes in patients with chronic heart failure in the Carvedilol Or Metoprolol European Trial (COMET): randomised controlled trial. *The Lancet* 2003; 362: 7–13.

108. Manurung D, Trisnohadi HB. Beta blockers for congestive heart failure. *Acta Med Indones* 2007; 39(1): 44-8.

109. Freemantle N, Cleland J, Young P, Mason J, Harrison J. Beta Blockade after myocardial infarction: systematic review and meta regression analysis. *BMJ.* 1999; 318: 1730–1737.

110. Pajak A, Jankowski P, Kawecka-Jaszcz K, Surowiec S, Wolfshaut R, Loster M, et al. Changes in secondary prevention of coronary artery disease in the post-discharge period over the decade 1997-2007. Results of the Cracovian Program for Secondary Prevention of Ischaemic Heart Disease and Polish parts of the EUROASPIRE II and III surveys. *Kardiol Pol.* 2009; 67: 1353–1359.

111. Fleckenstein A., Tritthart H., Flackenstein B., Herbst A., Grun G. (1969). A new group of competitive divalent Ca-antagonists (iproveratril, D 600, prenylamine) with potent inhibitory effects on electromechanical coupling in mammalian myocardium. *Pflugers Arch* 1969; 307: R25.

112. Jamerson K et al for the ACCOMPLISH Trial Investigators. Benazepril plus Amlodipine or Hydrochlorothiazide for Hypertension in High-Risk Patients. *N Engl J Med* 2008; 359: 2417-2428.

113. Ruggenenti P et al for the Bergamo Nephrologic Diabetes Complications Trial – BENEDICT. Preventing Microalbuminuria in Type 2 Diabetes. *N Engl J Med* 2004; 351: 1941-1951.

114. Bakris G, Molitch M, Hewkin A; STAR Investigators. Differences in glucosetolerance between fixed-dose antihypertensive drug combinations in people withmetabolic syndrome. *Diabetes Care* 2006; 29(12): 2592-7.

115. Goldblatt H, Lynch J, Hanzal RF, Summerville WW. Studies on experimental hypertension: I. The production of persistent elevation of systolic blood pressure by means of renal ischemia. *J Exp Med* 1934; 59(3): 347-79.

116. Braun-Menendez E, Fasciolo JC, Leloir LF, Muñoz JM.The substance causing renal hypertension. *J Physiol* 1940; 98(3): 283-98.

117. Page I, Helmer O. A crystalline pressor substance (angiotonin) resulting from the reaction between renin and renin activator. *J Exp Med* 1940; 71: 29.

118. The CONSENSUS Trial Study Group. Effects of enalapril on mortality in severe congestive heart failure. Results of the Co-operative North Scandinavian Enalapril Survival Study (CONSENSUS). *New England Journal of Medicine* 1987; 316: 1429–35.
Pfeffer MA, Braunwald E, Moyé LA, Basta L, Brown EJ Jr, Cuddy TE et al. Effect of captopril on mortality and morbidity in patients with left ventricular dysfunction after myocardial infarction — results of the survival and ventricular enlargement trial. The SAVE Investigators. *New England Journal of Medicine* 1992; 327: 669–77.
The SOLVD Investigators. Effect of enalapril on mortality and the development of heart failure in asymptomatic patients with reduced left ventricular ejection fractions. *New England Journal of Medicine* 1992; 327: 685–91.

119. Packer M, Poole-Wilson PA, Armstrong PW, Cleland JG, Horowitz JD, Massie BM et al. Comparative effects of low and high doses of the angiotensin-converting enzyme inhibitor,

lisinopril, on morbidity and mortality in chronic heart failure. ATLAS Study Group. *Circulation* 1999; 100: 2312–8.

120. Granger CB et al for Study of Patients Intolerant of Converting Enzyme Inhibitors (SPICE) Investigators. Randomized trial of candesartan cilexetil in the treatment of patients with congestive heart failure and a history of intolerance to angiotensin-converting enzyme inhibitors. *American Heart Journal* 2000; 139(4): 609-617.

121. Lithell H et al for the SCOPE Study Group. The Study on Cognition and Prognosis in the Elderly (SCOPE): principal results of a randomized double-blind intervention trial. *J Hypertens* 2003; 21(5): 875-86.

122. Schrader J et al for the Acute Candesartan Cilexetil Therapy in Stroke Survivors Study Group. The ACCESS Study: evaluation of Acute Candesartan Cilexetil Therapy in Stroke Survivors. *Stroke* 2003; 34(7): 1699-703.

123. Dickstein K, Kjekshus J; OPTIMAAL Steering Committee of the OPTIMAAL Study Group. Effects of losartan and captopril on mortality and morbidity in high-risk patients after acute myocardial infarction: the OPTIMAAL randomised trial. Optimal Trial in Myocardial Infarction with Angiotensin II Antagonist Losartan. *The Lancet* 2002; 360(9335): 752-60.

124. Velazquez EJ et for the VALIANT Investigators. VALsartan In Acute myocardial iNfarcTion (VALIANT) trial: baseline characteristics in context. *Eur J Heart Fail* 2003; 5(4): 537-44.

125. Mann JF, Schmieder RE, McQueen M, et al. Renal outcomes with telmisartan, ramipril, or both, in people at high vascular risk (the ONTARGET study): a multicentre, randomised, double-blind, controlled trial. *The Lancet* 2008; 372(9638): 547–553.

126. Gradman A., Schmieder R., Lins R., Nussberger J., Chiang Y., Bedigian M. Antihypertensive aliskiren, a novel orally effective renin inhibitor, provides dose-dependent antihypertensive efficacy and placebo-like tolerability in hypertensive patients. *Circulation* 2005; 111: 1012–1018.

127. Parving H., Brenner B., McMurray J., Zeeuw D., Haffner S., Solomon S., et al. Aliskiren trial in type 2 diabetes using cardio-renal endpoints (ALTITUDE): rationale and study design. *Nephrol Dial Transplant* 2009; 24: 1663–1671.

128. Gheorghiade M., Böhm M., Greene S., Fonarow G., Lewis E., Zannad F., et al. Effect of aliskiren on postdischarge mortality and heart failure readmissions among patients hospitalized for heart failure: the ASTRONAUT randomized trial. *JAMA* 2013; 309: 1125–1135.

129. Krum H., Massie B., Abraham W., Dickstein K., Kober L., McMurray J., et al. Direct renin inhibition in addition to or as an alternative to angiotensinconverting enzyme inhibition in patients with chronic systolic heart failure: rationale and design of the Aliskiren Trial to Minimize OutcomeS in Patients with HEart failuRE (ATMOSPHERE) study. *Eur J Heart Fail* 2011; 13: 107–114.

130. Marey EJ. La circulation du sang à l'état physiologique et dans les maladies. Paris: Masson 1881, 745 pages.

131. Mackenzie J, Christian H. Oxford Medecine-Oxford University Press 1920; 2: 387-492.

132. Starling EH. The law of the heart. *Nature* 1922; 109: 13-15.

133. Kuhtz-Buschbeck JP, Drake-Holland A, Noble MIM, Lohff B, Schaefer J. Rediscovery of Otto Frank's contribution to science. *J. Mol. Cell. Cardiol.* 2018; 119: 96-103.

134. Jamie R. Mitchell, Jiun-Jr Wang. Expanding application of the Wiggers diagram to teach cardiovascular physiology. *Adv Physiol Educ* 2014; 38(2): 170–175.

135. Jean-Baptiste Michel. Conséquences tissulaires de l'activation du système rénine-angiotensine. *Bull. Acad. Natle Méd* 2004; 188(4): 611-620.

136. Garg R, Yusuf S. Overview of randomized trials of angiotensin-converting enzyme inhibitors on mortality and morbidity in patients with heart failure. Collaborative Group on ACE Inhibitor Trials. *JAMA* 1995; 273: 1450–1456.

137. Pitt B, Zannad F, Remme WJ, Cody R, Castaigne A, Perez A, Palensky J, Wittes J. The effect of spironolactone on morbidity and mortality in patients with severe heart failure. Randomized Aldactone Evaluation Study. N Engl J Med 1999; 341(10): 709-17.

138. Waagstein F, Bristow MR, Swedberg K, Camerini F, Fowler MB, Silver MA, Gilbert EM, Johnson MR, Goss FG, Hjalmarson A. Beneficial effects of metoprolol in idiopathic dilated

cardiomyopathy. Metoprolol in Dilated Cardiomyopathy (MDC) Trial Study Group.*The Lancet* 1993; 342(8885): 1441-6.

139. CIBIS Investigators and Committees, A randomized trial of beta-blockade in heart failure: the Cardiac Insufficiency Bisoprolol Study (CIBIS). *Circulation.* 1994; 90: 1765- 1773.

140. Colucci WSPacker MBristow MR et al. US Carvedilol Heart Failure Study Group, Carvedilol inhibits clinical progression in patients with mild symptoms of heart failure. *Circulation* 1996; 94: 2800- 2806.

141. Dargie HJ. Effect of carvedilol on outcome after myocardial infarction in patients with left-ventricular dysfunction: the CAPRICORN randomised trial. *Lancet* 2001 May 5; 357(9266): 1385-90.

142. Mackenzie J (1911) Digitalis. Heart 2: 273 – 386.

143. Ahmed A, Waagstein F, Pitt B, White M, Zannad F, Young JB, Rahimtoola SH. The effect of digoxin on mortality and morbidity in patients with heart failure. *N Engl J Med* 1997; 336(8): 525-33.

144. Collins JF, Egan D, Yusuf S, Garg R, Williford WO, Geller N and the DIG Investigators. Overview of the DIG trial. *Control Clin Trials* 2003; 24(6): 269S-276S.

145. Task force for diagnosis, treatment of acute, chronic heart failure 2012of the European Society of Cardiology, McMurray JJV, Adamopoulos S,Anker SD, Auricchio A, Bôhm M,et al. ESC Guidelines for the diagnosisand treatment of acute and chronic heart failure 2012: the task force forthe diagnosis and treatment of acute and chronic heart failure 2012 ofthe European Society of Cardiology. Developed in collaboration with theHeart Failure Association (HFA) of the ESC. *Eur Heart J* 2012; 33: 1787-847.

146. Camm AJ, Lip GYH, De Caterina R, Savelieva I, Atar D, Hohnloser SH,et al. 2012 focused update of the ESC guidelines for the management ofatrial fibrillation. An update of the 2010 ESC guidelines for the manage-ment of atrial fibrillation. Developed with the special contribution of theEuropean Heart Rhythm Association. *Eur Heart J* 2012; 33: 2719-49.

147. Vikram K. Yeragani, Manuel Tancer, Pratap Chokka, and Glen B. Baker. Arvid Carlsson, and the story of dopamine. *Indian J Psychiatry* 2010; 52(1): 87–88.

148. J.L. Anderson, D.S. Baim, S.A. Fein, R.A. Goldstein, T.H. LeJemtel, M.J. Likoff. Efficacy and safety of sustained (48 hour)

intravenous infusions of milrinone in patients with severe congestive heart failure: a multicenter study. *J Am Coll Cardiol* 1987; 9: 711-722.

149. R. Grose, J. Strain, M. Greenberg, T.H. LeJemtel. Systemic and coronary effects of intravenous milrinone and dobutamine in congestive heart failure. *J Am Coll Cardiol* 1986; 7: 1107-1113.

150. M. Packer, J.R. Carver, R.J. Rodeheffer, *et al.* Effect of oral milrinone on mortality in severe chronic heart failure. The PROMISE Study Research Group. *N Engl J Med* 1991; 325: 1468-1475.

151. M.S. Cuffe, R.M. Califf, K.F. Adams Jr., *et al.* Short-term intravenous milrinone for acute exacerbation of chronic heart failure: a randomized controlled trial. *JAMA* 2002; 287: 1541-1547.

152. Packer M. REVIVE II: multicenter placebo-controlled trial of levosimendan on clinical status in acutely decompensated heart failure. *American Heart Association Scientific Sessions; Dallas, TX*; November 14, 2005.

153. Mebazaa A., Nieminen M.S., Packer M., *et al.* Levosimendan vs dobutamine for patients with acute decompensated heart failure: the SURVIVE randomized trial. *JAMA* 2007; 297: 1883-1891.

154. D.A. Kass, R.J. Solaro. Mechanisms and use of calcium-sensitizing agents in the failing heart. *Circulation* 2006; 113: 305-315.

155. J.G. Cleland, J.R. Teerlink, R. Senior, *et al.* The effects of the cardiac myosin activator, omecamtiv mecarbil, on cardiac function in systolic heart failure: a double-blind, placebo-controlled, crossover, dose-ranging phase 2 trial. *Lancet* 2011; 378: 676-683.

156. R. Berlin. Historical Aspects of Nitrate Therapy. *Drugs* 1987; 33(4): 1–4.

157. Lewis T. Diseases of the heart. London: Macmillan & Co. 1933; 297 pages.

158. 160. Goldberg, L. Pharmacological properties of sorbide dinitrate. *Acta Physiologica Scandinavica* 1948; 15: 173-187.

159. Levy P, Compton S, Welch R, Delgado G, Jennett A, Penugonda N, Dunne R, Zalenski R. Treatment of severe decompensated heart failure with high-dose intravenous nitroglycerin: a

feasibility and outcome analysis. *Ann Emerg Med* 2007; 50(2): 144-52.

160. Cotter G, Metzkor E, Kaluski E, Faigenberg Z, Miller R, Simovitz A, Shaham O, Marghitay D, Koren M, Blatt A, Moshkovitz Y, Zaidenstein R, Golik A. Randomised trial of high-dose isosorbide dinitrate plus low-dose furosemide versus high-dose furosemide plus low-dose isosorbide dinitrate in severe pulmonary oedema. *Lancet* 1998; 351(9100): 389-93.

161. Carson P, Ziesche S, Johnson G, Cohn JN. Racial differences in response to therapy for heart failure: analysis of the vasodilator-heart failure trials. *J Card Fail* 1999; 5: 178-187.

162. Anne L. Taylor for the African-American Heart Failure Trial Investigators. Combination of Isosorbide Dinitrate and Hydralazine in Blacks with Heart Failure. *N Engl J Med* 2004; 35: 2049-2057.

163. Selçuk Şen, Soner Sabırlı, Tolga Özyiğit, and Yağız Üresin. Aliskiren: review of efficacy and safety data with focus on past and recent clinical trials. *Ther Adv Chronic Dis* 2013; 4(5): 232–241.

164. Zipes DP, Camm AJ, Borggrefe M, et al. ACC/AHA/ESC 2006 Guidelines for management of patients with ventricular arrhythmias and the prevention of sudden cardiac death: A report of the American College of Cardiology/American Heart Association Task Force and the European Society of Cardiology Committee for Practice Guidelines (writing committee to develop Guidelines for Management of Patients With Ventricular Arrhythmias and the Prevention of Sudden Cardiac Death): Developed in collaboration with the European Heart Rhythm Association and the Heart Rhythm Society. *Circulation* 2006; 114: 385-484.

165. Epstein AE, DiMarco JP, Ellenbogen KA, et al. 2012 ACCF/AHA/HRS focused update incorporated into the ACCF/AHA/HRS 2008 guidelines for device-based therapy of cardiac rhythm abnormalities: A report of the American College of Cardiology Foundation/American Heart Association Task Force on Practice Guidelines and the Heart Rhythm Society. *J Am Coll Cardiol* 2013; 61: 6-75.

166. Peter R. Vale, J M Isner, K Rosenfield. Therapeutic angiogenesis in critical limb and myocardial ischemia. *Journal of Interventional Cardiology* 2001; 14(5): 511-28.

167. Izhak Kehat, Dorit Kenyagin-Karsenti, Mirit Snir, Hana Segev, Michal Amit, Amira Gepstein, Erella Livne, Ofer Binah, Joseph Itskovitz-Eldor, and Lior Gepstein. Human embryonic stem cells can differentiate into myocytes with structural and functional properties of cardiomyocytes. *J Clin Invest* 2001; 108(3): 407–414.

168. Philippe Menasche. Cellular Therapy in Thoracic and Cardiovascular Disease. The annal of thoracic surgery 2007; 84(1): 339–342.

169. Braunwald E. The Path to an Angiotensin Receptor Antagonist-Neprilysin Inhibitor in the Treatment of Heart Failure. *Journal of the American College of Cardiology* 2015; 65(10): 1029-1041.

170. McMurray JJ, Packer M, Desai AS, et al. Baseline characteristics and treatment of patients in Prospective comparison of ARNI with ACEI to Determine Impact on Global Mortality and morbidity in Heart Failure trial (PARADIGM-HF). *Eur J Heart Fail* 2014; 16: 817-825.

171. Maddox Thomas M., Januzzi James L., Allen Larry A. et al. 2021 Update to the 2017 ACC Expert Consensus Decision Pathway for Optimization of Heart Failure Treatment: Answers to 10 Pivotal Issues About Heart Failure With Reduced Ejection Fraction: A Report of the American College of Cardiology Solution Set Oversight Committee. J Am Coll Cardiol. 2021; 77 (6): 772–810.

172. McMurray JJ, Solomon SD, Inzucchi SE, K.ber L, Kosiborod MN, Martinez FA et coll. pour le groupe d'investigateurs DAPA-HF. *Dapagliflozin in patients with heart failure and reduced ejection fraction.* N Engl J Med 2019; 381: 1-13.

173. Packer M, Anker SD, Butler J, et al., on behalf of the EMPEROR-Reduced Trial Committees and Investigators. Empagliflozin in Patients With Heart Failure, Reduced Ejection Fraction, and Volume Overload: EMPEROR-Reduced Trial. *J Am Coll Cardiol* 2021; 77: 1381-92.

174. Armstrong Paul W., Pieske Burkert, Anstrom Kevin J., Ezekowitz Justin, et al, for the VICTORIA Study Group. *Vericiguat in Patients with Heart Failure and Reduced Ejection Fraction.* N Engl J Med 2020; 382:1883-1893.

175. Tourbet M. Etudes statistiques des pertes subies par les français pendant la guerre 1914-1918. *Archives de médecine et pharmacie militaire* 1920; 73: 1-12 et 128-166.

176. Régnier C. Plaies du cœur en 1914-1918. *Arch Mal Cœur Vaiss Prat* 2003; 114: 45 et 115: 42.

177. Gibbon JH. Artificial maintenance of circulation during experimental occlusion of pulmonary artery. *Arch Surg* 1937; 34: 1105.

178. Crafoord C, Nylin G. Congenital coarctation of the aorta and its surgical treatment. J *Thorac Cardiovasc Surg* 1945; 14: 347.

179. Gross RE. Surgical relief for tracheal obstruction from a vascular ring. *N Engl J Med* 1945; 233: 586.

180. Blalock A, Taussig HB. The surgical treatment of malformations of the heart in which there is pulmonary stenosis or pulmonary atresia. *JAMA* 1945; 128: 189.

181. Bailey CP. The Surgical Treatment of Mitral Stenosis (Mitral Commissurotomy). *Chest* 1949; 15(4): 377–393.

182. Binet JP, Carpentier A, Langlois J, et al. Implantation de valves heterogenes dans le traitment des cardiopathies aortiques. *C R Acad Sci Paris* 1965; 261: 5733.

183. Estanove S, Bompard D. Histoire de la circulation extra-corporelle. *Circulation extra-corporelle. Principes et pratique* 2004. Rueil-Malmaison Armette.

184. Gibbon JH Jr. Application of a mechanical heart and lung apparatus to cardiac surgery. *Minn Med* 1954; 37: 171.

185. Kirklin JW, DuShane JW, Patrick RT, et al. Intracardiac surgery with the aid of a mechanical pump-oxygenator system (Gibbon type): report of eight cases. *Mayo Clin Proc* 1955; 30: 201.

186. Société de Chirurgie Vasculaire et Endoscopique de Langue Française. Histoire de la chirurgie vasculaire. [En ligne] Consulté le 03 septembre 2019. In http://www.vasculaire.com/fr/La-Chirurgie-Vasculaire/Histoire-de-la-chirurgie-arterielle/L-aurore-Le-debut-du-20eme-siecle.

187. Vineberg, A. and Miller, G. Internal mammary coronary anastomosis in the surgical treatment of coronary artery insufficiency. *Can Med Assoc J.* 1951; 64: 204–210.

188. Ochsner A, DeBakey M. The surgical treatment of coronary disease. *Surgery* 1937; 2(3): 428–455.

189. Cooley DA. In memoriam. Tribute to Rene Favaloro, pioneer of coronary bypass. *Tex Heart Inst J.* 2000; 27: 231–232.

190. Meade RH. History of thoracic surgery. *Springfield, Charles C. Thomas* 1961.

191. Degos L. Histoire de la greffe: de l'acte au droit et du droit à l'acte. *La Lettre du Pharmacologue, hors-série* 1996: 4-5.

192. Eric Favereau. « La boîte à outils futuriste des chirurgiens », *Libération* 27-28 janvier 2001, page 18.

193. Lafranco AR et al. Robotic surgery, a current perspective. *Ann Surg* 2004; 239(1): 14-21.

194. Kumar S, Marescaux J. *Telesurgery.* 2nd ed. Berlin: Springer-Verlag, 2008.

195. Chuan-Rong Chen, Tsung O. Cheng, Multicenter Study Group. Percutaneous balloon mitral valvuloplasty by the Inoue technique: A multicenter study of 4832 patients in China. *American Heart Journal* 1995; 129(6): 1197-1203.

196. Fawzy ME. Mitral balloon valvuloplasty. *J Saudi Heart Assoc* 2010; 22(3):125-32.

197. Cribier A, Savin T, Saoudi N, Rocha P, Berland J, Letac B. Percutaneous transluminal valvuloplasty of acquired aortic stenosis in elderly patients: an alternative to valve replacement? *The Lancet* 1986; 1(8472): 63-7.

198. Khambadkone S, Nordmeyer J, Bonhoeffer P. Percutaneous implantation of the pulmonary and aortic valves: Indications and limitations. *J Cardiovasc Med* 2007; 8(1): 57-61.

199. Cribier A, Eltchanninoff H. Histoire du TAVI et perspectives. *Réalités Cardiologiques* 2012; 288: 1-5.

200. Bonow RO, Carabello BA, Kanu C et al. ACC/AHA 2006 Guidelines for the management of patients with valvular heart disease: A report of the american college of cardiology/american heart association task force on practice guidelines. *Circulation* 2006; 114: 84-231.

201. Ulrich Sigwart. Non-surgical myocardial reduction for patients with hypertrophic obstructive cardiomyopathy. *European Heart Journal* 2001; Supplements 3(L).

202. MacWilliam JA. (1887) « Fibrillar contraction of the heart. » *J Physiol* 1887; 8: 296-310.

203. McWilliam J. Electrical stimulation of the heart in man. *BMJ* 1889; 1: 348-350.

204. Cousin MT. L'anesthésie-réanimation en France: des origines à 1965. Tome 1, Anesthésie. Paris; Budapest; Torino: L'Harmattan, coll.«Sciences et société» 2005, 333 pages.
205. Kouwenhoven WB, Jude JR, Knickerbocker GG. Closed-chest cardiac massage. *JAMA* 1960;173: 1064-7.
206. Julian DG. Treatment of cardiac arrest in acute myocardial ischemia. *The Lancet* 1961; ii:840–844.
207. Killip T 3rd, Kimball JT. Treatment of myocardial infarction in a coronary care unit. A two year experience with 250 patients. *Am J Cardiol* 1967; 20(4): 457-64.
208. Abildgaard PC. Tentamina electrica in animalibus instituta. *Societas Medical Havniensis Collectanea* 1775; 2: 157.
209. *Annual Reports of the Royal Humane Society for the Recovery of the Apparently Drowned* (London). 1774: 1-31.
210. Cakulev I, Efimov RI, Waldo LA. Cardioversion. Past, present, and future. *Circulation* 2009; 120: 1623-32.
211. Stillings D. The first defibrillator? *Med Prog Technol* 1974; 2: 205-6.
212. Previst JL, Battelli F. Le mort par les décharges électriques. *J Physiol* 1899; 1: 1085-1100.
213. Seymour Furman. Early History of Cardiac Pacing and Defibrillation. *Indian Pacing Electrophysiol J* 2002; 2(1): 2–3.
214. Beck CS, Pritchard WH, Feil HS. Ventricular fibrillation of long duration abolished by electric shock. *JAMA* 1947; 135: 985.
215. Gurvich N, Yuniev G. Restoration of regular rythm in the mammelian fibrillating heart in Russia. *Byull Eksper Biol Med* 1939; 8: 55-58.
216. Gurvich N. Fibrillation and defibrillation of the heart. *Medgiz Moscow* 1957.
217. Negovsky V. Method to terminate heart fibrillation. *Pathophysiology and Therapy of Agony and Clinical Death;* 1954: 41-45.
218. Humphrey H. Eight hours with Khrushchev. *Life Magazine,* January 12; 1959: 80-91.
219. Effert S. Automatic monitoring equipment and indication for implantation of electrical pacemakers. *German Thoraxchir Vasc Chir* 1963; 11: 158-166.
220. Lown B. The shock that cures: DC and cardioversion. *The Lost Art of Healing,* New-York; 1996: 188-201.

221. Pantridge JF, Geddes JS. A mobile intensive-care unit in the management of myocardial infarction. *Lancet* 1967; 2: 271-273.

222. Rho RW, Page RL. The automated external defibrillator. *J Cardiovasc Electrophysiol* 2007; 18: 896-899.

223. Kastor JA. Michel Mirowski and the automatic implantable defibrillator. *Am J Cardiol* 1989; 63(13): 977-82.

224. Schuder JC. Completely implanted defibrillator. *JAMA* 1970; 214(6): 1123.

225. Fye WB. « Julien Jean César Legallois ». *Clinical Cardiology* 1995; 18(10): 599–600.

226. Konstantinov IE. At the Cutting Edge of the Impossible. A Tribute to Vladimir P. Demikhov. *Tex Heart Inst J* 2009; 36(5): 453–458.

227. Syncardia Systems. 1000th Implant of the World's Only Approved Total Artificial Heart Performed. [Press release] 2012. Retrieved from www.syncardia.com.

228. Jemal A, Ward E, Hao Y, et al. Trends in the Leading Causes of Death in the United States, 1970-2002. *JAMA* 2005; 294(10): 1255-1259.

229. Graunt J. Natural and Political Observations Mentioned in a Following Index, and Made upon the Bills of Mortality, Londres, Roycroft and Dicas, 1662.

230. Langmuir A. William Farr: founder of modern concepts of surveillance. *International Journal of Epidemiology* 1976; 13-18.

231. Drury PME. Cholera, chloroform, and the science of medicine: a life of John Snow. *British Journal of Anaesthesia* 2003; 91(5): 768–769.

232. Oppenheimer GM. Becoming the Framingham study: 1947-1950. *American journal of public health* 2005; 95: 602-610.

233. Dawber TR, Moore FE, Mann GV. Coronary heart disease in the Framingham study. *Am J Public Health Nations Health* 1957; 47: 4–24.

234. McKee PA, Castelli WP, McNamara PM, Kannel WB. The natural history of congestive heart failure: the Framingham study. *N Engl J Med* 1971; 285: 1441–6.

235. Kannel WB, Gordon T, Schwartz MJ. Systolic versus diastolic blood pressure and risk of coronary heart disease: the Framingham study. *The American Journal of Cardiology* 1971; 27: 335–46.

236. Kannel WB, Castelli WP, McNamara PM, McKee PA, Feinleib M. Role of blood pressure in the development of congestive heart failure. The Framingham study. *N Engl J Med* 1972; 287: 781–7.

237. Wilson PW, D'Agostino RB, Levy D, Belanger AM, Silbershatz H, Kannel WB. Prediction of coronary heart disease using risk factor categories. *Circulation* 1998; 97: 1837–47.

238. Truett J, Cornfield J, Kannel W. A multivariate analysis of the risk of coronary heart disease in Framingham. *J Chronic Dis* 1967; 20(7): 511-24.

239. William B Kannel, Kalon Ho, and Thomas Thom. Changing epidemiological features of cardiac failure. *Br Heart J* 1994 Aug; 72(2): S3–S9.

240. Levy D, Kenchaiah S, Larson MG, et al. Long-term trends in the incidence of and survival with heart failure. *N Engl J Med* 2002; 347: 1397–402.

241. Vasan RS, Larson MG, Benjamin EJ, Evans JC, Reiss CK, Levy D. Congestive heart failure in subjects with normal versus reduced left ventricle ejection fraction: prevalence and mortality in a population-based cohort. *J am coll cardiol* 1999; 33: 1948–55.

242. Root HF, Bland EF, Gordon WH, White PD. Coronary atherosclerosis in diabetes mellitus: A postmortem study. *Journal of the American Medical Association* 1939; 113: 27–30.

243. Partamian JO, Bradley RF. Acute myocardial infarction in 258 cases of diabetes. Immediate mortality and five-year survival. *N Engl J Med* 1965; 273: 455–61.

244. Keen H, Rose G, Pyke DA, Boyns D, Chlouverakis C, Mistry S. Blood-Sugar and Arterial Disease. *The Lancet* 1965; 286: 505–8.

245. Wolf PA, Dawber TR, Thomas HE, Jr, Kannel WB. Epidemiologic assessment of chronic atrial fibrillation and risk of stroke: the Framingham study. *Neurology* 1978; 28: 973–7.

246. Keys A, Menotti A, Aravanis C, Blackburn H, Djordevic BS, Buzina R, Dontas AS, Fidanza F, Karvonen MJ, Kimura N, et al. The seven countries study: 2,289 deaths in 15 years. *Prev Med.* 1984; 13(2): 141-54.

247. Willett WC. The Mediterranean diet: science and practice. *Public Health Nutr* 2006; 9(1A): 105-10.

248. Reiser R. Saturated Fat in the Diet and Serum Cholesterol Concentration: A Critical Examination of the Literature. *American Journal of Clinical Nutrition* 1973; 26: 524-555.

249. Mann GV. Diet-Heart: End of an Era. The New England Journal of Medicine 1977; 297: 644-650.
250. Yudkin J. Diet and Coronary Thrombosis, Hypothesis and Fact. *The Lancet* 1957; 270: 155-162.
251. Livre de Daniel: Le rapas des dépostés. Daniel 1.1-2 à 1.17-21.
252. Collier R. Legumes, lemons and streptomycin: A short history of the clinical trial. *CMAJ* 2009; 180: 23–24.
253. Dodgson S J. The evolution of clinical trials. *The Journal of the European Medical Writers Association* 2006; 15: 20–21.
254. Medical Research Council. Clinical trial of patulin in the common cold. *Lancet* 1944; 2: 373-5.
255. Sir Geoffrey Marshall. Early Diagnosis of Pulmonary Tuberculosis. *Br Med J* 1937; 2(4013): 1103–1104.
256. The Heart Outcomes Prevention Evaluation Study Investigators. Effects of an angiotensin-converting-enzyme inhibitor, ramipril, on cardiovascular events in high-risk patients. *New England Journal of Medicine* 2000; 342(3): 145-53.
257. The Acute Infarction Ramipril Efficacy (AIRE) Study Investigators. Effect of ramipril on mortality and morbidity of survivors of acute myocardial infarction with clinical evidence of heart failure. *The Lancet* 1993; 342(8875): 821-828.
258. Hall AS, Murray GD, Ball SG on behalf of the AIREX Study Investigators. Follow-up study of patients randomly allocated ramipril or placebo for heart failure after acute myocardial infarction: AIRE Extension (AIREX) Study. *The Lancet* 1997; 349(9064): 1493-1497.
259. Ruggenenti P, Perna A, Remuzzi G on behalf of the GISEN Group. Ramipril in non-diabetic renal failure (REIN study). *The Lancet 1997;* 350(9079): 736-737.
260. Heart Outcomes Prevention Evaluation (HOPE) Study Investigators. Effects of ramipril on cardiovascular and microvascular outcomes in people with diabetes mellitus: results the HOPE study and MICRO-HOPE substudy. *The Lancet* 2000; 355: 253–9.
261. Lonn E, Yusuf S, Dzavik V, Doris C, Yi Q, Smith S, Moore-Cox A, Bosch J, Riley W, Teo K on SECURE Investigators. Effects of ramipril and vitamin E on atherosclerosis: the study to evaluate carotid ultrasound changes in patients treated with ramipril and vitamin E (SECURE). *Circulation* 2001; 103(7): 919-25.

262. Marre M, Lievre M, Chatellier G, Mann JF, Passa P, Ménard J; DIABHYCAR Study Investigators. Effects of low dose ramipril on cardiovascular and renal outcomes in patients with type 2 diabetes and raised excretion of urinary albumin: randomised, double blind, placebo controlled trial (the DIABHYCAR study). *BMJ* 2004; 328(7438): 495.

263. Bosch J, Lonn E, Pogue J, Arnold JM, Dagenais GR, Yusuf S; HOPE/HOPE-TOO Study Investigators. Long-term effects of ramipril on cardiovascular events and on diabetes: results of the HOPE study extension. *Circulation* 2005; 112(9): 1339-46.

264. Scheen AJ. DREAM study: prevention of type 2 diabetes with ramipril and/or rosiglitazone in persons with dysglycaemia but no cardiovascular desease. *Rev Med Liege* 2006; 61(10): 728-32.

265. Yusuf S, Sleight P, Pogue J, Bosch J, Davies R, Dagenais G.Effects of an angiotensin-converting-enzyme inhibitor, ramipril, on cardiovascular events in high-risk patients. The HeartOutcomes Prevention Evaluation Study Investigators. N EnglJ Med 2000; 342: 145–53.

266. EUROPA investigators. Efficacy of perindopril in reduction of cardiovascular events among patients with stable coronary artery disease: randomised, double-blind, placebo-controlled, multicentre trial (the EUROPA study). *The Lancet* 2003; 362(9386): 782-788.

267. Patel A on behalf of ADVANCE Collaborative Group. Effect of a fixed combination of perindopril and indapamide on macrovascular and microvascular outcomes in patients with type 2 diabetes mellitus (the ADVANCE trial): a randomised controlled trial. *The Lancet.* 2007; 370: 829-840.

268. HPS investigators. Randomized trial of the effects of cholesterol-lowering with simvastatin on peripheral vascular and other major vascular outcomes in 20,536 people with peripheral arterial disease and other high-risk conditions. *J Vasc Surg* 2007; 45(4): 645-654.

269. Waagstein F, Rutherford JD. The Evolution of the Use of β-Blockers to Treat Heart Failure. A Conversation With Finn Waagstein. Circulation 2017; 136: 889–893.

270. Parsons T, Shils EA. Toward a General Theory of Action. Theoretical Foundations for the Social Sciences. New-York: Robert Carkhuff, 2001.

271. Baubérot J. Ivan Illich, l'éthique médicale et l'esprit de la société industrielle. *Esprit* 1976; 454 (2): 288-314.

272. Dodier N, Darbon S. Eliot Freidson, La profession médicale. *Sciences Sociales et Santé* 1985; 3(1): 129-143.

273. The Atrial Fibrillation Follow-up Investigation of Rhythm Management (AFFIRM) Investigators. A Comparison of Rate Control and Rhythm Control in Patients with Atrial Fibrillation. *N Engl J Med* 2002; 347: 1825-1833.

274. ALLHAT Officers and Coordinators for the ALLHAT Collaborative Research Group. Major outcomes in high-risk hypertensive patients randomized to angiotensin-converting enzyme inhibitor or calcium channel blocker vs diuretic: The Antihypertensive and Lipid-Lowering Treatment to Prevent Heart Attack Trial (ALLHAT). *JAMA* 2002; 288(23): 2981-97.

275. Fletcher R, Fletcher SW. Clinical Epidemiology: The Essentials. New-York: Lippincott Williams and Wilkins 2013, 274 pages.

276. Feinstein AR. Clinical epidemiology. 3. The clinical design of statistics in therapy. *Ann Intern Med* 1968; 69: 1287–312.

277. Sur RL, Dahm P. History of evidence-based medicine. *Indian J Urol*; 27(4): 487–489.

278. Guyatt G. Evidence-based medicine. *ACP J Club* 1991; 114(2): A16.

279. Guyatt GH, Rennie D. Users' guides to the medical literature. *JAMA*. 1993; 270(17): 2096–2097.

280. Archie Cochrane. Effectiveness and efficiency: Random reflections on health services. Report on randomised controlled trials (RCTs). The Rock Carling fellowship 1971, 94 pages.

281. Djibril SAMB. Les thèses fondamentales de Cheick Anta Diop. *Ethiopiques* 1987. 44-45 (IV).

282. Fabian J. Out of Our Minds. Reason and Madness in the Exploration of Central Africa. California: University of California Press 2000, 335 pages.

283. Biebuyck DP. Lega. Ethique et beauté au coeur de l'Afrique. Bruxelles: Quo Vadis, 2002, 239 pages.

284. E. Bertrand. Histoire de la cardiologie en Afrique sub-saharienne. *Archives des maladies du coeur et des vaisseaux Pratique* 2013; 19(223): 50-54.

285. Dudley White P. Heart disease. Londres: MacMilan 1931, 939 pages.

286. Donnison CP. Civilization and Disease. London: Wood 1938, 222 pages.
287. Lachenal G. Le médecin qui voulut être roi - Sur les traces d'une utopie coloniale. Paris: Le Seuil, l'Univers historique 2017, 368 pages.
288. Anastase Dzudie, André Pascal Kengne, Walinjom F T Muna, Hamadou Ba, Alain Menanga, Charles Kouam Kouam, Joseph Abah, Yves Monkam, Christian Biholong, Pierre Mintom, Félicité Kamdem, Armel Djomou, Jules Ndjebet, Cyrille Wambo1, Henry Luma, Kathleen Blackett Ngu, Samuel Kingue, On behalf of the CCS investigator group. Prevalence, awareness, treatment and control of hypertension in a self-selected sub-Saharan African urban population: a cross-sectional study. *The Lancet* 2005; 365: 217–23.

Table des matières

www.ingramcontent.com/pod-product-compliance
Lightning Source LLC
Chambersburg PA
CBHW072057020426
42334CB00017B/1543